住院医师规范化培训精品案例教材

总主审：王成增　　总主编：姜　勇

风湿病学

本册主编　刘升云　张　磊　贺玉杰

郑州大学出版社

图书在版编目(CIP)数据

风湿病学 / 刘升云, 张磊, 贺玉杰主编. -- 郑州 : 郑州大学出版社, 2025. 5. --(住院医师规范化培训精品案例教材 / 姜勇总主编). -- ISBN 978-7-5773-0834-0

Ⅰ. R593.2

中国国家版本馆 CIP 数据核字第 202566MM89 号

风湿病学

FENGSHIBINGXUE

项目负责人	孙保营 李海涛	封面设计	苏永生
策 划 编 辑	陈文静	版式设计	苏永生
责 任 编 辑	陈文静	责任监制	朱亚君
责 任 校 对	丁晓雯		

出版发行	郑州大学出版社	地 址	河南省郑州市高新技术开发区
经 销	全国新华书店		长椿路 11 号(450001)
发行电话	0371-66966070	网 址	http://www.zzup.cn
印 刷	河南龙华印务有限公司		
开 本	850 mm×1 168 mm 1 / 16		
印 张	11	字 数	321 千字
版 次	2025 年 5 月第 1 版	印 次	2025 年 5 月第 1 次印刷

书 号	ISBN 978-7-5773-0834-0	定 价	49.00 元

编委会名单

总主审 王成增

总主编 姜 勇

编 委（以姓氏笔画为序）

丁德刚	王 叨	王 悦	王 薇	王义生	王成增
王金合	王伊龙	王秀玲	王怀立	王坤正	车 璐
艾艳秋	卢秀波	田 华	兰 超	邢丽华	邢国兰
朱 涛	朱长举	刘 丹	刘 红	刘升云	刘刚琼
刘会范	刘冰熔	刘淑娅	刘献志	闫东明	许予明
许建中	李 莉	李向楠	李淑英	余祖江	宋东奎
宋永平	宋学勤	张 大	张 磊	张英剑	张国俊
张金盈	张建江	陈志敏	范应中	岳松伟	郎 艳
房佰俊	赵 松	赵 杰	赵占正	赵先兰	姜 勇
姜中兴	贺玉杰	秦贵军	贾 勐	贾延劼	徐 敬
高剑波	高艳霞	郭瑞霞	黄 艳	曹 钰	符 洋
董建增	程敬亮	曾庆磊	窦启锋	魏新亭	

秘 书 王秀玲

作者名单

主　　编　刘升云　张　磊　贺玉杰

副 主 编　李天方　高冠民　郑朝晖

　　　　　　刘小军　史晓飞　王　培

编　　委　(以姓氏笔画为序)

丁艳霞(郑州大学第一附属医院)　　杨绮华(郑州大学第一附属医院)

王　培(河南省人民医院)　　　　　连超峰(郑州大学第一附属医院)

王丽梅(郑州大学第一附属医院)　　张　欣(郑州大学第一附属医院)

王晓莹(郑州大学第一附属医院)　　张　磊(郑州大学第一附属医院)

王晨琼(郑州大学第一附属医院)　　张广辉(新乡市第一人民医院)

卢甲盟(郑州大学第一附属医院)　　张丽娟(郑州大学第一附属医院)

史晓飞(河南科技大学第一附属医院)　张寅丽(郑州大学第一附属医院)

刘　谓(河南省人民医院)　　　　　武新峰(河南科技大学第一附属医院)

刘小军(郑州大学第一附属医院)　　郇　稳(郑州人民医院)

刘升云(郑州大学第一附属医院)　　郑朝晖(郑州大学第一附属医院)

刘丽君(郑州大学第一附属医院)　　胡文露(郑州大学第一附属医院)

刘佳佳(郑州大学第一附属医院)　　贺玉杰(郑州大学第一附属医院)

关文娟(郑州大学第一附属医院)　　高冠民(郑州大学第一附属医院)

江东彬(郑州大学第一附属医院)　　高聪聪(郑州大学第一附属医院)

孙金磊(郑州大学第一附属医院)　　郭金燕(郑州大学第一附属医院)

李　伟(郑州大学第一附属医院)　　韩　丹(郑州人民医院)

李　晶(郑州大学第一附属医院)　　韩立帅(郑州大学第一附属医院)

李天方(郑州大学第一附属医院)　　曾宏玲(郑州大学第一附属医院)

杨　璐(郑州大学第一附属医院)　　魏艳林(郑州人民医院)

编写秘书　刘佳佳

前 言

住院医师规范化培训是医学生向临床高层次医师成长的必经阶段，是临床知识和技能全面发展的重要阶段，也是临床诊疗中不可或缺的一部分。每位医生都是从住院医师成长起来的，只有通过全面系统的临床基本功训练、不断的临床实践和再实践，才能将理论和临床实践融会贯通，进而为成长为具有较高理论知识和娴熟临床技能的高级人才打下坚实基础。住院医师肩负着病史采集、病历书写及病情变化的基本处理等临床一线任务。培养一支优秀的住院医师团队对提高医疗质量至关重要，这不仅代表了一个医院的临床水平，还可以为下级医院输送优秀人才，有利于各级医疗机构培养具有良好的职业道德，扎实的医学理论知识和临床技能，能独立、规范地承担本专业常见多发疾病诊疗的临床医师，对于分级诊疗制度的实施至关重要。

本教材主要围绕国家出台的《住院医师规范化培训管理办法（试行）》和河南省出台的《河南省住院医师规范化培训考核管理实施细则》规定的培训目标和核心能力要求，结合培训考核标准，以其规定的相关病种为载体，采用"案例导入"的形式，加入临床思维的引导分析、最新诊疗进展、诊疗过程及相关临床操作规范等，强调培养住院医师临床思维能力。本教材共收集了 30 个临床风湿免疫科真实、经典的案例，不仅包括临床常见的风湿免疫病，如类风湿关节炎和强直性脊柱炎等，还加入了一些不常见但具有代表性的风湿性疾病，如嗜酸性肉芽肿性多血管炎等，采用了图文互动、通俗易懂的方式，体现融媒体特色，将部分内容制作为二维码（关节肌肉查体、自身抗体的检测及其意义等），旨在呈现一本精炼、实用的工具书，让住院医师在日常临床诊疗过程中遇到相关疾病可以随时查阅，以此提高年轻医生分析问题、解决问题的能力，使其形成良好的临床思维方法和人文关怀情操。本教材可作为广大住院医师实践、学习的范本，促进河南乃至国内住院医师临床综合能力的提升。

感谢各位编委能够在繁忙的临床工作中抽出宝贵时间参与本教材的编写。由于医学知识的不断更新和医疗技术的飞速发展，教材中难免存在疏漏与不足之处，恳请广大专家、同行提出宝贵意见，以便我们继续努力，日臻完善。

编者

2025 年 3 月

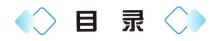

目 录

1

第四章　血管炎

第五章　炎性肌病

第六章　自身炎症性疾病及其他

第一章　关节炎

案例 1　**类风湿关节炎**

66 岁女性,4 年前无明显诱因出现多关节肿痛,未规律诊治,关节症状反复出现,后逐渐出现关节畸形。2 年前曾就诊于当地医院,查红细胞沉降率(ESR)、C 反应蛋白(CRP)、类风湿因子(RF)升高,诊断为"类风湿关节炎",给予口服"强的松、来氟米特、雷公藤、草乌甲素"治疗,具体用量不详,未遵医嘱用药,关节肿痛反复出现,并逐渐出现双手、双足关节畸形,双腕、双肘关节活动受限。半个月前多关节肿痛加重。今为进一步诊治来我院,查 ESR、CRP、RF、抗环瓜氨酸化蛋白抗体、抗角蛋白抗体、RA33 抗体阳性,给予糖皮质激素、甲氨蝶呤口服,症状缓解。

一、病历资料

(一)接诊

女性患者,66 岁。

1. 主诉　多关节肿痛 4 年,加重半个月。

2. 问诊重点　患者多关节肿痛,重点询问受累关节的部位和性质,有无伴随症状。此外,亦应问诊是否有其他系统症状,即所谓关节外表现。

3. 问诊内容

(1)诱发因素:有无寒冷刺激、感染、外伤等诱发因素。

(2)主要症状:是否存在关节肿胀、压痛、畸形,特殊关节(颈椎、肩、髋、颞颌关节)是否受累,关节肿痛的性质和持续时间,有无缓解和加剧因素。如存在关节晨僵,应询问晨僵的持续时间。

(3)伴随症状:有无发热、乏力、体重下降、脱发、口腔溃疡、眼干、口干、胸闷、气短、肢体麻木、皮疹、紫癜等。

(4)诊治经过:曾经在哪里就诊,做过哪些检查,做过哪些治疗,治疗效果如何。

(5)既往史:有无肝炎、结核病史,有无高血压、糖尿病病史,有无献血、输血、外伤、手术史。有无过敏史。

(6)个人史:生于何地,在何地久居,有无疫区、疫情、疫水接触史,有无职业相关有害物质接触史,有无烟酒嗜好。

(7)家族史:家族成员有无类似疾病史,有无家族遗传病史。

问诊结果

4 年前无明显诱因出现多关节肿痛,累及双手近端指间关节、双手掌指关节、双腕、双肘、双肩、双膝、双踝、双足跖趾关节,伴双手晨僵,持续时间>1 h,活动后晨僵缓解,无发热、皮疹、脱发、雷诺现象,无眼干、口干,未规律诊治。2 年前曾就诊于当地医院,查 ESR、CRP、RF 升高,诊断为"类风湿关节炎",给予口服"强的松、来氟米特、雷公藤、草乌甲素"治疗,具体用量不详,未遵医嘱用药,关节肿痛反复出现,并逐渐出现双手、双足关节畸形,双腕、双肘关节活动受限。半个月前上述关节肿痛加重,为进一步诊治来我院,门诊以"类风湿关节炎"诊断收入我科。发病来,神志清,精神可,饮食、夜眠欠佳,大小便正常,体重无明显增减。既往有高血压病史,目前控制可。无吸烟、饮酒史,无肝炎、结核病史。家族中无类似疾病发生。

4. 思维引导 ①患者多关节肿痛,多累及双手小关节,双侧对称,伴双手晨僵>1 h,RF 阳性,符合类风湿关节炎典型表现;②患者未规律诊治,关节症状反复出现,后逐渐出现关节畸形,病情控制差;③本次入院存在多关节肿痛,考虑类风湿关节炎(rheumatoid arthritis,RA)处于活动期。

(二)体格检查

1. 重点检查内容及目的 重点为关节检查,哪些关节受累,是否存在畸形、肿胀、压痛;关注有无皮下结节,特别是关节隆突部及受压部位的皮下;皮肤有无瘀点、紫癜、网状青斑、溃疡、坏疽等;肺部听诊要仔细辨别有无干、湿啰音;神经系统的查体要关注有无肢体麻木。

体格检查结果

专科检查:双手尺侧偏斜,左手第 5 指纽扣花畸形,左手第 3 指及右手第 2~5 指"天鹅颈"畸形(图1-1),双腕活动受限,双手第 1~5 掌指关节、第 1~5 近端指间关节、双腕压痛。双膝屈曲受限,双足跖侧偏斜,双膝、双足关节有压痛。

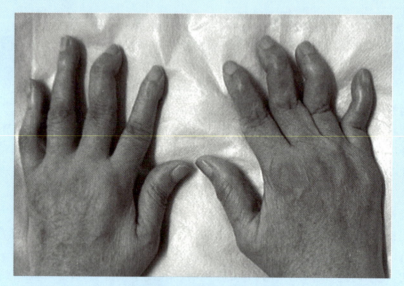

图1-1 指关节畸形

2. 思维引导 ①患者对称性多关节肿痛,双手、双足小关节受累为主,RF、抗环瓜氨酸化蛋白(anti-CCP)抗体阳性,符合 RA 表现;②应当进一步完善血常规、肝肾功能、ESR、CRP 等检查,协助评估病情活动度。

(三)辅助检查

1. 主要内容及目的

(1) 血常规:RA 病情活动期可有外周血白细胞升高、贫血、血小板计数升高。

(2) 尿常规:协助评估有无肾脏受累。

(3) 肝肾功能:肝肾功能不全时用药需调整。

(4) 炎症指标:ESR、CRP 是反映病情活动度的重要指标,病情缓解时可降至正常。

(5) 自身抗体:主要查 RF、抗 CCP 抗体、抗核周因子(APF)抗体、抗角蛋白抗体(AKA)、抗原纤维蛋白抗体(AFA)和抗突变型瓜氨酸化波形蛋白(MCV)抗体。其中抗 CCP 抗体敏感性和特异性都很高。RF 是 RA 病人血清中针对 IgG-Fc 片段上抗原表位的一类自身抗体,可分为 IgM、IgG 和 IgA 型。

(6) 关节 X 线:用于 RA 的诊断、关节病变评估、病变演变的监测。

(7) 胸部 CT:评估有无间质性肺病。

(8) 心脏彩超:评估是否有心脏受累。

辅助检查结果

(1) 血常规:白细胞(WBC)计数 8.76×10^9/L,中性粒细胞百分比(N%)59.1%,淋巴细胞百分比(L%)26.3%,嗜酸性粒细胞百分比(E%)4.8%,红细胞(RBC)计数 3.41×10^{12}/L,血红蛋白(Hb)103 g/L,PLT 322×10^9/L。

(2) 尿常规:RBC 阴性,蛋白阴性。

(3) 肝肾功能:谷丙转氨酶(ALT)17 U/L,谷草转氨酶(AST)19 U/L,白蛋白(Alb)41.8 g/L,球蛋白(Glb)32.2 g/L,血肌酐(Scr)79 μmol/L。

(4) 炎症指标:ESR 63 mm/h,CRP 28.16 mg/L。

(5) 自身抗体:ANA 1:320 核颗粒+核均质;RF 501.84 IU/mL;抗 CCP 195.6 RU/mL;AKA 阳性;RA33 阳性。

(6) 心脏彩超:主动脉瓣少量反流,左室舒张功能减退。

(7) 关节 X 线:可见双手腕间隙消失、融合,双手掌指关节(MCP)、近端指间关节(PIP)间隙消失、边缘侵蚀。双足跖趾关节侵蚀、半脱位。

(8) 心脏彩超:未见异常。

(9) 胸部 CT:未见明显异常。

---

2. 思维引导　该病例特点如下:①老年女性,慢性病程;②多关节肿痛、畸形;③ESR 及 CRP 等炎症指标升高;④自身抗体阳性,ANA、RF、抗 CCP、AKA、RA33 阳性;⑤X 线可见关节侵蚀、破坏。

(四)初步诊断

RA 是一种以侵蚀性、对称性多关节炎为主要临床表现的慢性、全身性自身免疫性疾病,其基本病理改变为侵袭性滑膜炎、血管翳形成。该患者表现为对称性多关节炎,已经出现关节畸形,伴有晨僵,X 线提示多发关节侵蚀破坏,RF 阳性,符合 1987 年美国风湿病学会(American College of Rheumatology,ACR)分类标准(表 1-1)7 条中的 6 条(符合 4 条即可诊断),可以确诊为 RA。

表 1-1　ACR1987 年修订的 RA 分类标准

1.晨僵(≥6 周)	关节及其关节周围晨僵持续至少 1 h
2.至少 3 个关节区的关节炎(≥6 周)	医生观察到 14 个关节区(双侧近端指间关节、掌指关节、腕、肘、膝、踝和跖趾关节)中至少 3 个关节区的关节有软组织肿胀或积液(不是单纯骨性隆起)
3.手关节炎(≥6 周)	腕、近端指间关节、掌指关节区中,医生观察到至少有 1 个区肿胀
4.对称性关节炎(≥6 周)	同时累及左右两侧相同的关节区(如近端指间、掌指关节或跖趾关节受累),但并不要求绝对对称
5.类风湿结节	医生观察到骨突起部位、伸肌表面或关节旁的皮下结节
6.血清 RF 阳性	任何检测方法证明血清中 RF 含量升高(所用方法在健康人群中阳性率<5%)
7.X 线改变	后前位手和腕 X 线片有典型的类风湿关节炎改变,必须包括侵蚀,或关节内部或其邻近部位有明显骨质脱钙(仅有骨性关节炎改变不够)

备注:7 条中符合 4 条即可诊断为 RA。

二、治疗经过

1.初步治疗

(1)糖皮质激素:泼尼松片 10 mg po qd。

(2)改善病情抗风湿药物(DMARDs):甲氨蝶呤片 12.5 mg po qw,同时补充叶酸 5 mg qw。

(3)补充叶酸、钙剂及维生素 D_3。

2.思维引导

治疗 RA 的常用药物包括 DMARDs[传统合成 DMARDs(甲氨蝶呤、来氟米特、柳氮磺吡啶、氯喹/羟氯喹等)、靶向合成 DMARDs(托法替布、巴瑞替尼、乌帕替尼等)、生物 DMARDs(TNF 拮抗剂、IL-6 拮抗剂、利妥昔单抗、CTLA-4 拮抗剂等)]、糖皮质激素(Glucocorticoids,GCs)、非甾体抗炎药(NSAIDs)及植物药等。其中 GCs 和 DMARDs 是治疗 RA 的主要药物。GCs 能够快速控制炎症,改善症状,但应尽快减量至停药,作为 DMARDs 起效前的"桥梁治疗(bridge therapy)",因此 GCs 应与 DMARDs 联合应用。RA 一经确诊,都应早期使用 DMARDs,首选的 DMARDs 是甲氨蝶呤(Methotrexate,MTX)。MTX 被称为锚定药物,是单药和联合用药的基础,只要没有禁忌证或不耐受,都应首选 MTX。起始用量一般为每周 7.5～15.0 mg,随餐或餐后马上顿服(剂量较大时亦可 24 h 内分次 2～3 次口服),并迅速加量至可耐受的最大剂量(一般 20～25 mg/周)。口服不耐受或需要剂量在 20 mg/周以上者,可考虑皮下注射,可改善胃肠道不适,并提高 MTX 生物利用度,从而增加疗效。既往尚有静脉或肌内注射给药用法。MTX 应用次日可口服叶酸 5～10 mg,降低 MTX 不良反应发生率,提高耐受性。MTX 不耐受或有禁忌证时可用来氟米特或柳氮磺吡啶代替。一般初始方案是小剂量 GCs 联合 MTX。当治疗失败时可以考虑在此基础上联合生物 DMARDs 或靶向合成 DMARDs。需要强调的是生物 DMARDs 或靶向合成 DMARDs 启用前须排除活动性感染和结核以及肿瘤性疾病。NSAIDs 只能减轻 RA 患者疼痛症状,不能改善预后,因此仅作为 RA 患者临时止痛使用,不宜长期使用,更不可两种或两种以上 NSAIDs 联用,不仅不能增加疗效,反而增加不良反应。

治疗后随访

患者应用 GCS、MTX 治疗 1 个月后关节肿痛缓解,复查血常规、肝肾功能未见异常,ESR、CRP 恢复正常。

三、思考与讨论

RA 是一种以侵蚀性、对称性多关节炎为主要临床表现的自身免疫性疾病。该患者主要表现为多关节肿痛、畸形,抗 CCP、RF 阳性,ESR、CRP 均偏高,支持 RA 的诊断。RA 患者往往以对称性小关节肿痛首发,治疗不及时可能出现关节畸形,且关节畸形不能逆转,影响关节的正常功能。因此,患者的早诊断、早治疗十分重要。

四、练习题

1. RA 与骨关节炎、强直性脊柱炎之间的鉴别点有哪些?
2. RA 最容易出现的脏器损害是什么?

五、推荐阅读

[1]葛均波,徐永健,王辰.内科学[M].9 版.北京:人民卫生出版社,2018.

[2]GARY S. FIRESTEIN,RALPH C. BUDD,SHERINE E. GABRIEL,et al. 凯利风湿病学(第 10 版)[M].栗占国,主译. 北京:北京大学出版社,2020.

[3] ALETAHA D,NEOGI T,SILMAN AJ,et al. 2010 Rheumatoid arthritis classification criteria:an American College of Rheumatology/European League Against Rheumatism collaborative initiative[J]. Arthritis Rheum,2010,62(9):2569-2581.

（韩 丹）

案例 2　类风湿关节炎合并神经系统病变

47 岁女性,1 年前出现右侧腕关节、肘关节、左侧踝关节肿痛,受凉及劳累时加重,休息时减轻,伴双手晨僵,每次持续大于 1 h,间断口服消炎镇疼药物,效果欠佳,关节症状反复出现,逐渐出现双手掌指关节、近端指间关节、双足跖趾关节肿痛。1 周前出现右侧腕关节无力,上抬困难,伴右手背面桡侧感觉减退。

一、病历资料

(一)接诊

女性患者,47 岁。

1. **主诉**　多关节肿痛 1 年,垂腕 1 周。

2. **问诊重点**　患者多关节肿痛,重点询问受累关节的部位、关节肿痛持续时间、加重或缓解的诱因、是否有伴随症状、诊疗经过、治疗效果等。亦应关注是否有其他系统症状。

3. **问诊内容**

(1)诱发因素:有无受凉、劳累、外伤等诱因。

(2)主要症状:关节肿痛可见于多种风湿免疫病,如类风湿关节炎、强直性脊柱炎、骨关节炎、痛风等,鉴别时应重点询问起病特点、血清学特点、影像学检查及疾病演变过程。垂腕多见于桡神经损伤,损伤部位不同,临床特征亦不同,最典型的症状是伸腕、伸指(拇指)功能减弱或丧失,常伴随虎口背侧感觉异常。若桡神经肘关节及以上部位损伤,还可能导致屈肘功能减弱。

(3)伴随症状:有无发热、皮疹、口腔溃疡、双手晨僵,有无上睑下垂、肌力减弱,有无胸闷、气短等症状。

(4)诊治经过:做过何种检验和检查,结果如何,主要关注血常规、自身抗体、关节影像学检查;曾应用何种药物治疗,具体剂量、效果如何,主要关注糖皮质激素及 DMARDs 的应用情况,以利于选择治疗方案。

(5)既往史:有血液、内分泌等系统疾病病史,可能引起关节疼痛;有无肝炎、艾滋病、结核等传染病病史,可能影响风湿病的用药治疗。

(6)个人史:有无吸烟、日光暴晒史,有无化学毒物接触史。

(7)家族史:风湿病有一定家族遗传倾向。

问诊结果

1 年前无明显诱因出现右侧腕关节、肘关节、左侧踝关节肿痛,受凉及劳累时加重,休息时减轻,伴双手晨僵,每次持续大于 1 h,无发热、皮疹、脱发、眼干、口干,无雷诺现象,无腰背痛、足跟痛,间断口服消炎镇痛药物,效果欠佳,上述关节症状反复出现。半年前逐渐出现双手掌指关节、近端指间关节、双足跖趾关节肿痛。1 周前出现右侧腕关节无力,上抬困难,伴右手背面桡侧感觉减退。无上睑下垂,无四肢肌力下降。

既往史、个人史、家族史无特殊。

4.思维引导 ①患者中年女性,慢性起病,主要表现为多关节肿痛、双手晨僵,近 1 周出现“垂腕”,考虑风湿免疫病可能性大,需要重点鉴别 RA、血管炎、皮肌炎等。②RA 多累及双手近段指间关节、掌指关节、腕关节、踝关节,也可出现多种关节外表现,如周围神经病变,通常 ESR、CRP 升高,RF 或抗 CCP 抗体多阳性,关节彩超或磁共振可见滑膜炎,放射学检查可见骨质疏松或破坏;血管炎有多种类型,其中 ANCA 相关性血管炎较常出现周围神经病变,通常血检可发现特异性抗体;皮肌炎多累及皮肤、骨骼肌肉、肺部,常见特异性皮疹及相关抗体。

(二)体格检查

1.重点检查内容及目的 患者主诉有多关节肿痛,重点检查关节受累的部位,有无肿胀、压痛、畸形、活动受限;患者单侧垂腕,需进行神经系统的查体,关注正中神经、尺神经以及桡神经的检查。此外,关注皮肤、肺部、心脏系统检查。

体格检查结果

T 36.2 ℃ R 16 次/min P 85 次/min BP 120/70 mmHg

轻度贫血貌,无皮疹、脱发、浅表淋巴结肿大,左侧第 2~3 近端指间关节、左腕关节、右侧第 3~5 近端指间关节、右侧第 2~3 掌指关节肿胀、压痛,双侧第 3 近端指间关节屈曲畸形,右腕下垂,右手虎口背侧浅感觉减退。

2.思维引导 患者多关节肿胀、压痛,近端指间关节屈曲畸形,考虑 RA 可能性大,右腕下垂(无外伤)考虑可能出现周围神经受累。需要进一步行实验室检查(血常规、肝功能、肾功能、血糖、传染病、ESR、CRP、抗核抗体、RF、抗 CCP 抗体、双手正位 X 线片、双上肢神经电图)。

（三）辅助检查

1. 主要内容及目的

（1）血常规：明确有无血细胞减少。

（2）肝肾功能、血糖：判断有无肝肾功能的损害、血糖升高。

（3）传染病：重点明确有无肝炎、HIV 感染。

（4）血沉、CRP：辅助评估疾病活动度。

（5）ANA、RF、抗 CCP 抗体：协助判断是否为 RA。

（6）双手正位 X 线片：评估有无关节骨质破坏。

（7）神经电图：判断垂腕原因是否为神经病变。

辅助检查结果

（1）血常规：WBC $8.5×10^9$/L，RBC $2.97×10^{12}$/L，Hb 92 g/L，PLT $538×10^9$/L，N% 69%。

（2）肝肾功能、血糖：正常。

（3）传染病：正常。

（4）炎症指标：ESR 67 mm/h，CRP 43 mg/L。

（5）ANA、RF、抗 CCP 抗体：ANA 1：100，RF 268 IU/mL，抗 CCP 抗体 837.3 RU/mL。

（6）双手正位 X 线片：双手及腕骨骨质疏松，局部骨质可见虫蚀样改变，双手近端指间关节、掌指关节、腕关节周围软组织肿胀。

（7）神经电图：右侧桡神经前臂近端传导速度明显减慢。

---

2. 思维引导

患者中年女性，慢性起病，多关节肿胀、压痛、变形，ESR、CRP 明显升高，RF、抗 CCP 抗体滴度显著升高，双手正位 X 线片可见骨质疏松、虫蚀样改变，符合 RA 诊断，且疾病活动度较高。患者近 1 个月来无明显诱因出现右腕不能上抬，神经电图提示右侧桡神经损伤，考虑 RA 引起周围神经炎（类风湿血管炎导致）。

（四）初步诊断

分析上述病史、查体、化验室检查结果，依据 2010 年 ACR 和欧洲抗风湿病联盟（European Congress of Rheumatology，EULAR）联合提出的 RA 分类标准，该患者评分为 9 分，可确诊 RA。故该患者诊断为：①类风湿关节炎；②周围神经炎。

2010 年 ACR/EULAR 分类标准见表 1-2，总分≥6 分，即可诊断为 RA，该分类标准适用人群：至少 1 个关节存在确定的临床滑膜炎，且不能用其他原因解释。值得指出的是，2010 年 ACR/EULAR 标准和 1987 年 ACR 标准并不冲突，二者互为补充。若患者已经出现 X 线证实的关节侵蚀破坏，符合 1987 年分类标准，就直接可以诊断 RA，而不必进入 2010 年 ACR/EULAR 分类标准的评分系统。

表 1-2 2010 年 ACR/EULAR 的 RA 分类标准

项目		评分
关节受累情况		（0~5 分）
	1 个中大关节	0
	2~10 个中大关节	1

续表 1-2

项目		评分
	1~3 个小关节	2
	4~10 个小关节	3
	>10 个关节,且至少一个为小关节	5
血清学指标		(0~3分)
	RF 和抗 CCP 抗体均阴性	0
	RF 或抗 CCP 抗体低滴度阳性	2
	RF 或抗 CCP 抗体高滴度阳性(正常上限 3 倍)	3
滑膜炎持续时间		(0~1分)
	<6 周	0
	≥6 周	1
急性时相反应物		(0~1分)
	CRP 和 ESR 均正常	0
	CRP 或 ESR 异常	1

备注:受累关节指关节肿胀疼痛,小关节包括掌指关节、近端指间关节、第 2~5 跖趾关节、腕关节,不包括第一腕掌关节、第一跖趾关节和远端指间关节;大关节指肩、肘、髋、膝和踝关节。

二、治疗经过

1. 初步治疗

(1)糖皮质激素:给予甲泼尼松 0.5 g ivgtt qd 冲击治疗 3 d 后改为泼尼松 30 mg qd po,后续根据病情逐渐减量。

(2)DMARDs:甲氨蝶呤 15 mg qw po,同时补充叶酸 5 mg qw。

(3)补充钙剂及维生素 D_3。

2. 思维引导　患者 RA 诊断明确,对于主要表现为关节受累的患者,可短期给予小剂量糖皮质激素联合 DMARDs 应用,若无禁忌,初始治疗时 DMARDs 均建议选择甲氨蝶呤,最大可耐受剂量的甲氨蝶呤效果欠佳时可考虑更换治疗方案。该患者近期出现周围神经病变,考虑 RA 相关周围神经病变,对于 RA 合并重要脏器损伤时应强化治疗方案,必要时可考虑糖皮质激素冲击治疗。

治疗后随访

患者治疗 1 个月后关节肿痛完全缓解,右腕下垂明显减轻。查体:关节肿胀消退、压痛消失,右腕可上抬。复查血常规、肝肾功能未见明显异常,ESR、CRP 均明显下降。

三、思考与讨论

除关节病变外,RA 还可能出现多种关节外表现,如类风湿结节、肺间质病变、血管炎、血细胞减少、周围神经病变等,此例患者出现了右侧桡神经病变。治疗类风湿关节炎的常用药物包括糖皮质激素、NSAIDs、传统 DMARDs、生物 DMARDs、小分子靶向药物及植物药。糖皮质激素抗炎作用强,能迅速缓解关节肿痛症状和全身炎症,但仅作为 DMARDs 的"桥梁治疗"。糖皮质激素治疗 RA 的原则是小剂量、短疗程,条件允许时应尽快递减糖皮质激素用量至停用。但对于有关节外表现,如伴有心、肺、眼等器官和神经系统受累,特别是新近出现的关节外重要组织损伤的患者,可予以中到大剂量糖皮质激素治疗。

四、练习题

1. 应用甲氨蝶呤治疗 RA 时应注意哪些问题?
2. RA 周围神经受累时如何判断?

五、推荐阅读

[1] 葛均波、徐永健、王辰. 内科学[M]. 9 版. 北京:人民卫生出版社,2018.

[2] GARY S. FIRESTEIN,RALPH C. BUDD,SHERINE E. GABRIEL,et al. 凯利风湿病学(第 10 版)[M]. 栗占国,主译. 北京:北京大学出版社,2020.

[3] SMOLEN JS, ALETAHA D, MCINNES IB. Rheumatoid arthritis[J]. Lancet, 2016, 388(10055): 2023-2038.

[4] ALETAHA D,SMOLEN JS. Diagnosis and management of rheumatoid arthritis: a review[J]. JAMA, 2018,320(13):1360-1370.

[5] ALETAHA D, NEOGI T, SILMAN AJ, et al. 2010 Rheumatoid arthritis classification criteria: an American College of Rheumatology/European League Against Rheumatism collaborative initiative[J]. Arthritis Rheum,2010,62(9):2569-2581.

（刘丽君）

案例 3 类风湿关节炎合并皮肤血管炎

62 岁女性,13 年前出现双手小关节、双膝关节肿胀、疼痛,伴双手晨僵,持续时间>30 min,就诊于当地医院,查类风湿因子:79 IU/mL,诊断为"类风湿关节炎",给予"泼尼松、双氯芬酸钠"口服数月,症状缓解后自行停药。其后多关节肿痛间断复发,累及双侧肩关节、腕关节、掌指关节、近端指间关节,间断应用糖皮质激素、甲氨蝶呤、来氟米特、肿瘤坏死因子受体抗体融合蛋白针及中药治疗,均未坚持用药。半年余前出现肢体皮肤紫癜、瘀斑、破溃。收住院后给予激素、环磷酰胺治疗,疼痛减轻,关节肿胀消退,紫癜、瘀斑减轻,病情好转出院。

一、病历资料

(一)接诊

女性患者,62 岁。

1. 主诉 多关节肿痛 13 年,皮肤紫癜半年余。

2. 问诊重点 关注受累关节及皮肤紫癜的部位和性质,问诊有无其他系统症状。

3. 问诊内容

(1)诱发因素:有无吸烟、寒冷刺激、感染、外伤等因素。

（2）主要症状：是大关节还是小关节、是多关节还是少关节受累，有无压痛，有无晨僵。关节肿痛的性质和持续时间，有无缓解和加剧因素。皮肤紫癜的发生与关节肿胀、疼痛的严重程度有无关系。

（3）伴随症状：有无发热、乏力、体重下降、脱发、口腔溃疡、眼干、口干等。

（4）诊治经过：曾经在哪里就诊，做过哪些检查，做过哪些治疗，治疗效果如何。

（5）既往史：有无肝炎、结核病史，有无高血压、糖尿病病史，有无献血、输血、外伤、手术史。有无过敏史。

（6）个人史：生于何地，在何地久居，有无疫区、疫情、疫水接触史，有无职业相关有害物质接触史。有无烟酒嗜好。

（7）家族史：家族成员有无类似疾病史，有无家族遗传病史。

问诊结果

　　62 岁女性，13 年前出现双手小关节、双膝关节肿胀、疼痛，伴双手晨僵，持续时间 >30 min，就诊于当地医院，查类风湿因子：79 IU/mL，诊断为"类风湿关节炎"，给予"泼尼松、双氯芬酸钠"口服数月，症状缓解后自行停药。12 年前再发多关节肿痛，累及双侧肩关节、腕关节、掌指关节、近端指间关节，间断应用糖皮质激素、甲氨蝶呤、来氟米特、肿瘤坏死因子受体抗体融合蛋白针及中药治疗，均未坚持用药。9 年前出现颞颌关节疼痛，查类风湿因子 176 IU/mL、抗 CCP 抗体 148.6 U/mL、ESR 116 mm/h，CRP 23.5 mg/L，考虑"类风湿关节炎"病情活动，给予醋酸泼尼松 10 mg bid、甲氨蝶呤 15 mg 每周 1 次、肿瘤坏死因子受体抗体融合蛋白针 50 mg 每周 1 次联合应用，病情缓解，逐渐减停药物。3 年前受凉、劳累后出现发热，关节疼痛加重，于当地医院就诊，给予"来氟米特"及不明成分"中药"维持治疗，病情控制欠佳。半年余前出现肢体皮肤紫癜、瘀斑、破溃，伴发热，至皮肤科就诊，给予"潘生丁、维生素 C"口服，效果欠佳。近半年体重下降 6 kg。既往史及个人史无特殊，无吸烟、饮酒史，无肝炎、结核病史。家族中无类似疾病发生。

---

　　4. 思维引导　①患者多关节肿痛 13 年，病史长，病情迁延反复，类风湿因子、抗 CCP 抗体阳性，在多家医院就诊，明确诊断为"类风湿关节炎"。②长期间断口服非甾体抗炎药、糖皮质激素、中药治疗，不规范应用甲氨蝶呤、来氟米特、生物制剂，总体治疗效果差。③患者出现紫癜样皮疹，需要鉴别是类风湿关节炎原发病所致还是合并了其他疾病的皮肤表现。④针对关节、皮肤进一步检查，评估病情，同时还要关注肺部的体格检查。

（二）体格检查

　　1. 重点检查内容及目的　要遵循全面而有重点的查体原则，患者关节、皮肤、肺部、心脏以及神经系统检查应作为重点。关节检查不要遗漏颞颌关节、颈椎关节的检查。关注有无皮下结节，特别是关节隆突部及受压部位的皮下，如前臂伸面、肘鹰嘴突附近、枕部、跟腱等处。检查皮肤病变的部位、大小、形态、性质，有无瘀点、紫癜、网状青斑、溃疡、坏疽等。肺部听诊要仔细辨别有无干、湿啰音。神经系统的查体要关注有无血管炎引起的多发性单神经炎等周围神经病变。

体格检查结果

　　T 37.8 ℃ P 68 次/min R 20 次/min BP 139/96 mmHg

　　库欣面容，表情忧虑，四肢皮肤可见不规则分布的紫癜、瘀斑、破溃（图 1-2A），双侧近端指间关节、双侧腕关节、双侧踝关节、双侧足趾关节、双侧膝关节肿胀、压痛阳性,关节有畸形,活动受限。手指关节畸形、皮肤瘀斑、破溃(图1-2B)。

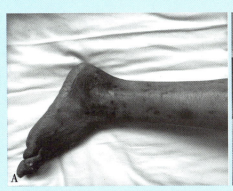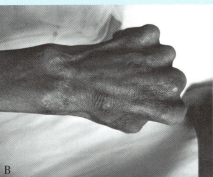

A. 下肢皮肤紫癜、瘀斑、破溃;B. 手指关节畸形、皮肤瘀斑、破溃

图1-2

2. 思维引导 ①患者存在对称性多关节肿胀、压痛、畸形、活动受限,符合典型的类风湿关节炎病变;②库欣面容,与长期应用激素有关;③皮肤紫癜、瘀斑、破溃,考虑皮肤血管炎,要与过敏性紫癜、系统性红斑狼疮、干燥综合征、感染性皮疹、药物性皮疹、糖尿病足等疾病相鉴别;④需要关注实验室及辅助检查结果,尤其自身抗体等免疫学检查结果,进一步确诊疾病和评估病情。关注肺部影像学有无间质性肺病等合并症。

(三)辅助检查

1. 主要内容及目的

(1)血常规:可有轻至中度贫血。活动期血小板可增高,与疾病活动相关。

(2)炎症指标:ESR和CRP常升高,和疾病的活动度相关。

(3)自身抗体RF:常常阳性,持续高滴度RF常提示预后不良。高滴度RF阳性、抗CCP抗体增高与类风湿血管炎相关。

(4)免疫复合物和补体:可出现各种类型的免疫复合物。在急性期和活动期,血清补体常有升高,合并血管炎时可出现低补体血症,可能与高滴度RF与补体C3结合相关。

(5)关节影像学检查:包括X线检查、MRI、超声,有助于类风湿关节炎的诊断、分期和疾病变化的监测,了解类风湿血管炎病变程度,指导疾病的治疗。

(6)胸部CT:有无肺间质病变、胸膜炎、结节等。

辅助检查结果

(1)血、尿常规:WBC 12.8×10^9/L,N% 69%,Hb 89 g/L,PLT 528×10^9/L;尿常规正常。

(2)肝肾功能:ALT 38 U/L,AST 22 U/L,Alb 33 g/L,Glb 26.8 g/L,Scr 63 μmol/L。

(3)补体C3 0.56 g/L,C4 0.78 g/L。

(4)炎症指标:ESR 138 mm/h,CRP 89 mg/L。

(5)自身抗体RF 316 IU/mL,抗CCP 228.2 RU/mL,AKA(+),APF(+)。

(6)胸部CT:双肺间质性炎症;双肺微小结节;双侧胸膜增厚。

（7）手 X 线片：骨质密度降低，关节间隙变窄，关节面毛糙硬化，指间关节形态欠自然，对位欠佳，软组织肿胀。

2. 思维引导　该病例特点如下：① RF、抗 CCP 抗体高滴度阳性，支持类风湿关节炎的诊断；②贫血、血小板增高、ESR 和 CRP 升高，疾病处于活动期；③手 X 线片骨质密度减低，关节间隙变窄，关节面毛糙硬化，指间关节形态欠自然，对位欠佳，软组织肿胀，符合类风湿关节炎影像学改变，CT 示合并间质性肺炎；④疾病长期控制不佳、RF 阳性等与类风湿血管炎相关。

（四）初步诊断

类风湿关节炎合并皮肤血管炎。

二、治疗经过

1. 初步治疗

（1）糖皮质激素：甲泼尼松龙注射液 60 mg ivgtt qd，5 d 后改为泼尼松片 0.5 mg/（kg·d），晨起顿服。早期应用激素快速控制活动性炎症，缓解急性期病情。

（2）环磷酰胺注射液 0.4 g ivgtt，每 2 周 1 次。联合免疫抑制剂更有效地控制血管炎炎症，协助激素减量，减少病情复发。

（3）补充钙剂及维生素 D_3，减少骨质疏松风险。

2. 思维引导　①在类风湿关节炎急性活动期可给予激素使关节炎症状得到迅速缓解。激素剂量依病情严重程度而调整，一般为小剂量激素应用，如出现严重的血管炎，常应用大剂量糖皮质激素。②激素联合 DMARDs 药物是 RA 相关血管炎的传统治疗方案，对于严重的血管炎，可联合环磷酰胺，疗效优于硫唑嘌呤。③近年来生物制剂如利妥昔单抗、托珠单抗也常常用于严重的或难治性血管炎的治疗。

治疗后随访

（1）症状：未再发热，关节疼痛缓解。

（2）体征：关节肿胀减轻，皮肤紫癜、瘀斑明显减少。

（3）血常规：WBC 11.6×10^9/L，N% 53%，Hb 98 g/L，PLT 187×10^9/L。

（4）肝肾功能：ALT 34 U/L，AST 30 U/L，Alb 39 g/L，Glb 22 g/L，Scr 68 mmol/L。

（5）炎症指标：ESR 16 mm/h，CRP 13.8 mg/L。

出院医嘱：

（1）泼尼松 30 mg po qd，环磷酰胺片 0.1 g po qd，后续根据病情缓解情况调整用量。

（2）1 个月后门诊复查血尿粪常规、肝肾功能、血糖、血沉、CRP，根据病情调整激素免疫抑制剂的用量。

（3）遵医嘱服药，定期复查。

三、思考与讨论

本例类风湿关节炎患者除了关节症状外，还合并关节外表现，即类风湿血管炎，血管炎表现为皮肤病变，紫癜、瘀斑、破溃。在治疗方案的选择上，要全面考虑，兼顾多系统的治疗。糖皮质激素疗效确切，但长期应用后，不良反应也很明显，在控制急性炎症基础上，把握时机，及时减停激素，合理选择 DMARDs,包括传统 DMARDs 和生物 DMARDs。在诊疗期间,要密切观察病情变化、监测血常规、尿常规、肝肾功能等指标。防治包括结核、乙肝、带状疱疹等感染的发生,减少药物性肝肾损伤。

类风湿关节炎不能根治,要早期诊断、早期治疗。本例患者病史长,断续应用多种药物治疗,总体效果差,属于难治性类风湿关节炎,治疗上不规范减停药物,迷信不明成分的所谓"中药""祖传秘方"等,致使病情迁延不愈,不断复发加重,出现类风湿血管炎等关节外病变。从中我们要吸取经验教训,对于明确诊断尤其预后不良的患者,应该做好与患者或家属的充分沟通交流,让患者参与治疗的决策,使其充分认识到规范治疗的意义及维持治疗的重要性,坚持长期随访和规范管理,在医生指导下根据病情调整治疗方案,使疾病在早期得到控制,达到临床缓解或者低疾病活动度,减少合并症发生的机会。

四、练习题

1. 在临床中有哪些表现为关节炎的疾病?
2. 类风湿血管炎的患病特点和治疗策略有哪些?

五、推荐阅读

[1] FRAENKEL L,BATHON JM,ENGLAND BR,et al. 2021 American College of Rheumatology Guideline for the Treatment of Rheumatoid Arthritis[J]. Arthritis Rheumatol,2021,73(7):1108-1123.

[2] 中华医学会风湿病学分会. 2018 中国类风湿关节炎诊疗指南[J]. 中华内科杂志,2018,57(4):242-251.

[3] 葛均波,徐永健,王辰. 内科学[M]. 9 版. 北京:人民卫生出版社,2018.

(刘 谓)

案例 4 强直性脊柱炎

24 岁男性,半年前无明显诱出现下腰背部疼痛,活动后减轻,休息后加重,于当地医院行"风湿骨痛、塞来昔布及中药治疗",无好转,自觉下腰背部疼痛逐渐加重。1 个月前出现夜间痛醒,翻身困难,影响睡眠,收住院后查 CT 示骶髂关节炎,MRI 髋关节积液,HLA-B27 阳性,给予美洛昔康治疗后症状快速改善。

一、病历资料

(一)接诊

男性患者,24 岁。

1. 主诉 下腰背部疼痛半年,加重 1 月余。

2. 问诊重点及技巧 患者青年男性,下腰背痛,病史半年,慢性反复性病程。应重点询问患者腰背部疼痛症状,有无炎性腰背痛(疼痛的诱因,白天重/夜间重、休息后加重/活动后加重),外周关节、关节外症状,伴随症状发热、乏力、消瘦等。既往诊疗经过、治疗效果等。腰背部疼痛是很常见的症状,强直性脊柱炎及腰椎间盘突出等疾病均可出现,因此需要询问主要症状及伴随症状特点,诊治经过及治疗效果等。

3. 问诊内容

（1）诱发因素：如劳累后加重或者久坐久躺后加重，有无外伤、饮食、天气等诱因。

（2）主要症状：重点询问腰背痛的部位、起病特点及起病时间，强直性脊柱炎（ankylosing spondylitis，AS）引起的腰背部疼痛为炎性腰背痛，在诊断中有很高的特异性和敏感性，多活动后缓解，休息后加重，夜间及晨起为重，可以在诱发因素影响下急性加重。其他腰背部疼痛为机械性疼痛。

（3）伴随症状：如有无视物不清、银屑病样皮疹、血尿、蛋白尿、心悸、胸闷、腹泻、腹痛等相关症状，视物不清可能提示葡萄膜炎；银屑病皮疹提示可能合并银屑病；血尿、蛋白尿可能提示肾受累；心悸提示可能合并心脏传导系统阻滞；炎性肠病可能提示肠道受累。

（4）诊疗经过：是否用药，尤其是非甾体抗炎药，何时开始用药、用何种药物、具体剂量、效果如何。炎性腰背痛在用 NSAIDs 治疗时，多会有一定程度的改善，这也是辅助诊断的依据。

（5）既往史：有无其他慢性病史，有无手术、外伤史；有无输血、献血史，有无传染病病史，预防接种史，有无食物、药物过敏史等。

（6）个人史：有无近期外出及疫区旅居史，有无有害物质、放射性物质接触史，吸烟史、饮酒史、冶游史。

（7）家族史：有无与患者类似疾病或家族遗传倾向的疾病。

问诊结果

半年前无明显诱因出现下腰背部疼痛，活动后减轻，休息后加重，晨起明显，无眼炎、反复口腔溃疡、皮疹，无发热，无口干、眼干、牙齿块状脱落，无足跟痛，无双手遇冷变白变紫，就诊于当地医院，诊疗不详，予"风湿骨痛、塞来昔布及中药治疗（具体剂量及用法不详）"，无明显好转，自觉下腰背部疼痛逐渐加重。1 个月前出现夜间痛醒，翻身困难，影响睡眠，今为进一步诊治来我院，门诊以"腰背痛原因待查：脊柱关节病？"收住我科。发病来，神志清，精神、食欲可，夜眠一般，大小便正常，体重近 2 个月下降约 4 kg。

无克罗恩病、溃疡性结肠炎、银屑病等病史。无脊柱关节病的家族史。

---

4. 思维引导　①青年男性，病史半年，炎性腰背痛。既往无炎性肠病、银屑病、溃疡性结肠炎等病史，考虑强直性脊柱炎可能性大，需要重点鉴别银屑病性关节炎、类风湿关节炎、腰椎间盘突出等关节疼痛性疾病。银屑病性关节炎中轴型可以表现为炎性腰背部痛，但通常有银屑病史或银屑病家族史。类风湿关节炎可出现腰背部疼痛，但多以对称性外周小关节肿痛为主，并有类风湿因子、抗环瓜氨酸抗体等免疫学阳性。腰椎间盘突出主要是腰背部机械性疼痛，表现为活动后加重，休息后好转，与强直性脊柱炎炎性腰背痛不同，并且磁共振检查可以明确看到腰椎间盘明显突出。②炎性腰背痛在 AS 诊断中有很高的特异性和敏感性炎，也是区分机械性腰背痛的重要提示，炎性腰背痛国际脊柱关节炎评估协会（Assessment of SpondyloArthritis internation Society，ASAS）诊断标准：40 岁前发病、隐袭起病、夜间痛、活动后症状改善、休息后症状无改善，5 条标准中至少符合 4 条。③仍需 HLA-B27 基因检测，骶髂关节影像学进一步明确下一步诊断。

（二）体格检查

1. 重点检查内容及目的　患者脊柱及关节检查应作为重点，应注意患者腰椎活动度、胸廓活动度、"4"字试验、骨盆挤压试验，同时注意有无皮疹、外周关节肿痛、虹膜炎、腹痛、腹泻、发热、关节畸形等。

体格检查结果

T 36.5 ℃ P 79 次/min R 19 次/min BP 101/66 mmHg

神志清晰,自由体位。发育正常,营养良好。皮肤黏膜色泽正常、弹性良好,无水肿,无皮疹。全身浅表淋巴结未触及肿大。头颅无外伤,无畸形。双侧眼睑无水肿,双侧结膜无充血。耳郭无畸形,听力正常。口腔黏膜无溃疡。胸廓无畸形。气管居中,以腹式呼吸为主,频率19 次/min,双肺呼吸运动对称,呼吸节律规整。心界无扩大,心率79 次/min,律齐,各瓣膜听诊区心音正常。腹软,肝、脾肋下未触及。双下肢无水肿。四肢肌力正常。

专科查体:枕墙距4 cm,侧弯、转动无受限,指地距10 cm,扩胸度2.0 cm,改良Schober 试验3.5 cm,腰部左右侧弯及后伸稍受限,双侧骶髂关节有压痛,右侧"4"字征(-),左侧"4"字征(-)。无皮疹,无皮肤脱屑,各肌腱附着点无压痛。疼痛评分5 分。

2. 思维引导 通过详细体格检查发现患者下腰痛考虑为炎症性疼痛,无银屑病皮疹、虹膜炎、炎症性肠病,需进一步完善实验室检查如血常规、尿常规、肝肾功能、电解质、凝血功能、传染病、血沉、C 反应蛋白、HLA-B27、类风湿因子、T-SPOT,完善影像学检查,如骨盆正位片、骶髂关节及髋关节磁共振,明确诊断。

(三)辅助检查

1. 主要内容及目的

(1)血常规:明确有无贫血、血小板增高等炎症状态。

(2)肝肾功能、电解质:判断有无肝肾功能的损害、内环境紊乱失衡。

(3)传染病、结核:重点明确有无乙型肝炎病毒感染,排除乙肝相关性关节炎及结核感染。

(4)尿常规:协助判断有无泌尿系受累。

(5)血沉、CRP:评价病情及炎症状态。

(6)人类白细胞抗原(HLA-B27):HLA-B27 阳性,是强直性脊柱炎的重要提示。

(7)类风湿因子:排除类风湿性关节炎。

(8)骨盆正位片:判断骶髂关节有无破坏。

(9)磁共振:判断骶髂关节及髋关节有无炎症。

辅助检查结果

(1)血常规:WBC 5.59×10⁹/L,Hb 151 g/L,PLT 248×10⁹/L。

(2)尿常规:RBC、尿蛋白(PRO)均阴性。

(3)血生化:Alb 50.1 g/L,Glb 24.2 g/L,AST 17 U/L,ALT 12 U/L,血尿素氮(BUN)4.12 mmol/L,肌酐(Cr)63 μmol/L,Na⁺ 141.7 mmol/L,K⁺ 3.59 mmol/L。

(4)炎症指标:CRP 26.7 mg/dl,ESR 47 mm/h。

(5)免疫学检查:HLA-B27(+),ANA(-)、RF(-)。

(6)影像学检查:骨盆X 线示双侧骶髂关节炎(图1-3A);MRI 示双侧骶髂关节炎(图1-3B)。

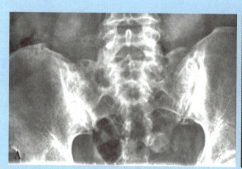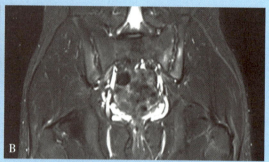

A. 骨盆正位片示双侧骶髂关节炎；B. 骶髂关节 MRI 示骶髂关节炎，关节面水肿性改变

图 1-3　骨盆 X 线及骶髂关节 MRI

2. 思维引导　病历总结：①青年男性，慢性病程；②腰背部炎症性疼痛>3 个月，胸廓活动度阳性，Schober 试验阳性，ESR、CRP 升高；③ HLA-B27 阳性；④骨盆 X 线及磁共振均提示双侧骶髂关节炎。

(四)初步诊断

依据 1984 年 AS 纽约标准和 2009 年 EULAR/ACR 有关中轴型脊柱关节炎(axial spondyloarthritis, ax-SpA)的分类标准均可分类诊断为强直性脊柱炎。具体如下。

1. 1984 年 AS 纽约标准

(1)下腰背痛持续至少 3 个月，疼痛随活动改善，但休息后不减轻。

(2)腰椎在前后和侧屈方向活动受限。

(3)胸廓扩展范围小于同年龄和性别的正常值。

(4)双侧骶髂关节炎 Ⅱ-Ⅳ级或者单侧骶髂关节炎 Ⅲ-Ⅳ级。

具备(4)，附加(1)~(3)条中任何 1 条可诊断 AS。

2. 2009 年 EULAR/ACR 有关 ax-SpA 的分类标准

起病年龄<45 岁和腰背痛>3 个月的患者，加上符合下述(1)或(2)中任何一种标准。

(1)骶髂关节影像学改变+1 个以上 SpA 特征。

(2)HLA-B27 阳性+其他 2 个以上 SpA 特征。

SpA 特征：①炎性背痛；②关节炎；③附着点炎(跟腱)；④眼葡萄膜炎；⑤指/趾炎；⑥银屑病；⑦克罗恩病/溃疡性结肠炎；⑧NSAIDs 反应良好；⑨SpA 家族史；⑩HLA-B27 阳性；⑪CRP 升高。

影像学骶髂关节炎：①MRI 提示骶髂关节活动性(急性)炎症，高度提示与 SpA 相关的骶髂关节炎；②明确的骶髂关节炎影像学改变(根据 1984 年修订的纽约标准)。

二、治疗经过

1. 初步治疗

(1)健康教育：嘱患者戒烟，适度锻炼。

(2)非甾体抗炎药：依托考昔 90 mg po qn，抗炎止痛。

2. 思维引导　患者青年男性，半年前出现炎性腰背痛，结合入院实验室检查，中轴型脊柱关节病-强直性脊柱炎诊断明确，根据 2022 年 EULAR 及 ASAS 更新的 AS 的治疗指南，和中华医学会风湿病学分会 2022 年更新的 AS 诊疗规范，中轴型脊柱关节病治疗药物首选依然是非甾体抗炎药。

治疗后随访

给予患者依托考昔 90 mg po,每日 1 次,治疗 2 周后,脊柱症状明显改善,复查 CRP,CRP 降至正常。

三、思考与讨论

AS 是一种慢性炎症性疾病,主要侵犯骶髂关节、脊柱、脊柱旁软组织及外周关节,可伴发关节外表现,严重者可发生脊柱畸形和强直。AS 的特征性标志和早期表现之一为骶髂关节炎,附着点炎为本病的特征性病理改变,脊柱受累晚期的典型表现为"竹节样改变"。强直性脊柱炎是脊柱关节炎(spondyloarthritis,SpA)的原型。2009 年国际脊柱关节炎评估协会(ASAS)将主要累及中轴的 SpA 称为中轴型 SpA,包括 AS 及 X 线检查未明确骶髂关节炎改变的中轴型 SpA,后者称为放射学阴性中轴型 SpA。尚不明确上述类别是有重叠的不同疾病,抑或单一疾病在发展进程或严重程度上的不同阶段。

本例患者满足影像学骶髂关节炎,同时存在 HLA-B27 阳性、炎性背痛,符合强直性脊柱炎诊断。2022 年 EULAR 及 ASAS 共同更新了 AS 的治疗指南,同时,中华医学会风湿病学分会也更新了我国 AS 诊疗规范,两个指南的更新对于 AS 及 SpA 的治疗具有指导意义。指南指出,AS 治疗目标如下。①缓解症状和体征:应达到临床缓解或低疾病活动度。ASAS 建议,达到 AS 病情活动度评分(ankylosing spondylitis disease activity score,ASDAS)<2.1 分,最好<1.3 分,消除或最大限度减轻症状,如背痛、晨僵和疲劳。②恢复躯体功能:最大程度地恢复患者身体功能,如脊柱活动度、社会活动能力和工作能力。③防止关节损伤:防止累及髋及中轴新骨形成、骨性强直和脊柱变形。④防止脊柱疾病的并发症:防止脊柱骨折、屈曲性挛缩,特别是颈椎。⑤提高生活质量:包括社会经济学因素、工作、病退、退休等。

AS 的治疗应包括非药物性治疗及药物治疗两大部分,在充分的药物治疗不能有效缓解病情时,可考虑行外科手术治疗(图 1-4)。

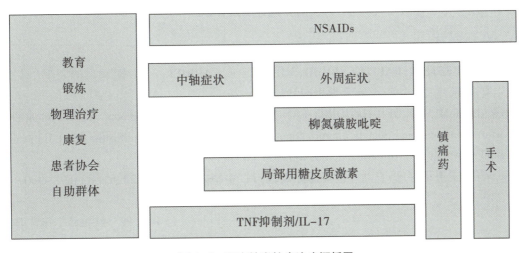

图 1-4 强直性脊柱炎治疗概括图

1. 非药物治疗 非药物治疗包括健康教育及功能锻炼,必要时给予物理治疗,因吸烟是功能预后不良危险因素之一,应鼓励患者戒烟。

2. 药物治疗

（1）NSAIDs：两部指南均推荐包括昔布类在内的 NSAIDs 作为治疗 AS 的一线用药。

（2）糖皮质激素：主要用于局部治疗顽固性外周关节炎、肌腱端炎及 SpA 并发的眼炎。

（3）DMARDs：两部指南推荐的 DMARDs 包括柳氮磺吡啶（SSZ）及甲氨蝶呤（MTX）、来氟米特（LEF）。指南认为目前无证据证明 SSZ 对于 AS 的中轴病变有效，SSZ 可改善 AS 的关节疼痛、肿胀和发僵，并可降低血清 IgA 水平及其他实验室活动性指标，对 SpA 患者的外周关节炎以及银屑病关节炎患者的皮疹有明显的治疗作用，对 SpA 的眼炎有一定的预防与治疗作用。使用 MTX 可明显改善外周关节炎，使炎性指标下降，NSAIDs 用量减少，但脊柱病变没有变化。LEF 对 AS 的外周关节炎治疗有效，但其不能改善中轴关节症状。部分难治性 AS 患者应用沙利度胺后，临床症状、ESR 及 CRP 均明显改善。

（4）生物制剂：对 NSAIDs 治疗后病情仍持续活动的 AS 患者应考虑使用生物 DMARDs，目前可供选择的药物包括肿瘤坏死因子（TNF）-α 抑制剂和白细胞介素（IL）-17A 抑制剂。推荐使用生物 DMARDs 的时机：使用至少 2 种 NSAIDs 治疗超过 4 周，症状仍未缓解和/或出现不良反应，ASDAS ≥ 2.1 或 Bath 强直性脊柱炎疾病活动指数（BASDAI）≥4。患有活动性葡萄膜炎和炎症性肠病（如克罗恩病、溃疡性结肠炎）者应慎用司库奇尤单抗。

3. 外科治疗

当 AS 患者功能受限或关节畸形显著影响生活质量，充分的药物治疗不能有效缓解病情时，可考虑行外科手术治疗。

此患者炎性腰背痛、脊柱活动度受限，结合实验室检查及影像学检查，强直性脊柱炎诊断明确；患者无脊柱外关节及其他表现，属于典型中轴型脊柱关节病，给予 NSAIDs 单药治疗，取得了比较好的疗效。如果患者在 NSAIDs 充分治疗疗效欠佳的情况下，根据指南建议，可启动生物制剂治疗。

四、练习题 ▶▶▶

1. 强直性脊柱炎的基本病理特点有哪些？

2. 什么是炎性腰背痛？

3. 简述典型的强直性脊柱炎的关节 X 线特点。

4. 2009 年 EULAR/ACR 有关 ax-SpA 的分类标准是什么？

五、推荐阅读 ▶▶▶

［1］GARY S. FIRESTEIN，RALPH C. BUDD，SHERINE E. GABRIEL，et al. 凯利风湿病学（第 10 版）［M］. 栗占国，主译. 北京：北京大学出版社，2020.

［2］RUDWALEIT M，VAN DER HEIJDE D，LANDEWÉ R，et al. The development of Assessment of Spondyloarthritis international Society classification criteria for axial spondyloarthritis（part II）：validation and final selection［J］. Ann Rheum Dis，2009，68（6）：777-783.

［3］黄烽，朱剑，王玉华等. 强直性脊柱炎诊疗规范［J］. 中华内科杂志，2022，61（8）：893-900.

（江东彬　魏艳林　张广辉）

案例 5 银屑病关节炎

47 岁男性,15 年前出现多关节肿痛伴银屑病皮损,未正规诊治。3 个月前出现双膝、右踝关节、双髋关节痛,左侧第 2 足趾趾炎,给予美洛昔康片及甲氨蝶呤片治疗。规律用药 12 周后关节症状明显好转,趾炎缓解不明显,联合应用 IL-17A 抑制剂治疗后,趾炎明显缓解。

一、病历资料

(一)接诊

男性患者,47 岁。

1. 主诉 多关节肿痛伴皮疹 15 年,加重 3 个月。

2. 问诊重点及技巧 中年男性患者,以关节肿痛为主要表现,出现多关节肿痛,问诊时要注意询问有哪些关节肿痛,有无关节外症状,例如银屑病、葡萄膜炎、炎性肠病及前驱感染史;此外该患者伴有皮疹,应询问皮疹相关特点,关注患者有无额外的伴发症状或其他系统累及的临床表现。

3. 问诊内容

(1)诱发因素:应注意询问患者受累关节发作有无诱因。

(2)主要症状:肿痛关节的关节数目、是否对称、肿痛关节的具体位置分布,肿痛关节是否有晨僵、畸形及活动受限;有无新发受累关节。应注意询问皮疹的具体性状及变化情况,出现的时间、频率、位置、伴随症状(如瘙痒、发热、出血、脱屑等),皮疹出现或消退的可能有关因素,是否与季节因素相关等。

(3)伴随症状:注意询问患者有无雷诺现象、脱发,有无口腔及外阴溃疡,有无腹痛腹泻、尿频尿急、眼炎。

(4)诊疗经过:本次就诊前做过的检验和检查,用药否,用何种药,具体剂量、效果如何。

(5)既往史:既往有无高血压、糖尿病、心脏疾病、结核等病史,预防接种情况,有无手术、外伤、输血史,有献血史,有无药物和食物过敏史。

(6)个人史:生于何地,在何地久居,有无疫区、疫情、疫水接触史,有无职业相关有害物质接触史,有无吸烟、饮酒、冶游史、静脉药瘾史。

(7)家族史:有无银屑病、强直性脊柱炎、类风湿关节炎家族史。

问诊结果

47 岁男性,15 年前无明显诱因出现多关节肿痛,累及双膝关节、右踝关节,伴皮温增高,无近端指间关节、腕关节、腰背、髋关节疼痛,无发热、眼炎、雷诺现象、口眼干燥、口腔溃疡。全身散在红色的斑块状皮疹,上覆银白色鳞屑、直径 1~5 cm 不等,散在分布于头皮,双下肢、背部,伴瘙痒,点状出血。间断至当地医院门诊就诊给予对症治疗(具体不详),皮疹消退,关节肿痛反复发作。3 个月前无明显诱因再次现双膝关节、右踝关节肿痛伴双侧髋部疼痛,双侧交替发作,左侧第 2 足趾肿胀,呈"腊肠样"改变。无腰背痛,无晨僵,无发热、眼炎、雷诺现象、口眼干燥、口腔溃疡。遂来我院就诊。

---

4. 思维引导 多关节肿痛,累及双膝、右踝关节、双髋关节,需考虑炎性关节病。患者典型银屑

病皮疹,有"腊肠趾样"改变,需考虑银屑病关节炎(psoriatic arthritis,PsA)可能。

(二)体格检查

1. 重点检查内容及目的 关节及皮肤情况应作为重点。关节相关检查应关注关节及关节周围组织是否有压痛、肿胀、皮温升高以及关节功能检查(通常包括主动运动和被动运动情况)、畸形。应注意髋关节屈曲、伸展、内收、外展等活动情况查体。皮肤的检查应关注皮损的分布、面积、具体性状等。此外,全身各主要系统的体格检查亦应仔细进行,应重点注意患者眼部情况的体格检查,有无发红等。有助于把握系统受累情况以及排除其他因素所关联的鉴别诊断。

体格检查结果

T 36.2 ℃ P 68 次/min R 16 次/min BP 121/74 mmHg

神志清楚,自主体位。头皮、双下肢、背部均可见斑块状红色皮损,上覆银色鳞屑,刮除最上层的银白色屑可见鳞屑呈层状特点,直径1~5 cm不等。全身浅表淋巴结未触及。双眼视力正常,无结膜充血、水肿。气管居中,双侧呼吸运动正常,心、肺听诊未见明显异常。腹软,肝、脾肋下未触及,双下肢无水肿。四肢肌力正常。脊柱活动正常,无侧凸、前凸、后凸,棘突无压痛、叩击痛。双膝关节,右踝关节压痛伴肿胀、皮温升高,双髋部压痛,左髋关节叩痛,左侧第2足趾肿胀,呈"腊肠样"改变。余关节无肿胀、压痛、畸形,肌肉无萎缩。"4"字试验阴性。

---

2. 思维引导 通过详细体格检查发现患者皮肤病变符合银屑病皮损表现,银屑病患者出现关节肿痛、附着点炎、典型的"腊肠趾"等肌肉骨骼症状,须考虑银屑病关节炎。

(三)辅助检查

1. 主要内容及目的

(1)血常规:结果与疾病活动有一定相关性。脊柱关节炎病情活动期可有贫血,血小板升高。

(2)尿常规:协助评估有无肾受累。

(3)肝肾功能:评估有无异常,为后续治疗做准备。

(4)炎症指标:目前尚无特异性实验室检测指标。急性活动期可有ESR、CRP升高。

(5)类风湿关节炎抗体全套:部分患者血清RF阳性,少数患者血清抗CCP阳性,两者最常见于破坏性和/或多关节炎型PA,但偶尔在无关节炎的严重银屑病患者中亦可检测到。

(6)HLA-B27基因检测:中轴型、多关节型或少关节型伴中轴关节受累的PsA患者,HLA-B27阳性率分别为56%、24%及31%,HLA-B27与附着点炎、指(趾)炎和对称性骶髂关节炎的发生相关。

(7)影像学检查:①X线平片检查主要表现为关节骨侵蚀、关节间隙狭窄、骨质增生、骨溶解、关节强直和末端新骨形成。侵蚀性改变类似于类风湿关节炎,但随着疾病的进展,新骨形成和骨溶解同时发生,严重时可导致"笔帽样"畸形等表现。②MRI能发现关节的早期病变,且无辐射,并可评估疾病的活动性及关节的结构破坏程度,包括骨髓炎、滑囊炎、附着点炎及关节腔积液等。此外还可观察关节的骨侵蚀、脂肪沉积、关节面硬化、关节僵硬和新骨形成。

辅助检查结果

(1)血常规:RBC $4.1×10^{12}$/L,WBC $5.8×10^9$/L,Hb 116 g/L,PLT $138×10^9$/L。

(2)尿常规:未见明显异常。

（3）肝肾功能：ALT 31 U/L，AST 18 U/L，Alb 41 g/L，Glb 26 g/L，Scr 62 μmol/L。

（4）炎症指标：ESR 39 mm/h，CRP 17.47 mg/L。

（5）类风湿关节炎抗体：RF、抗 CCP 为阴性。

（6）HLA-B27 基因检测：HLA-B27 阳性。

（7）影像学检查：骨盆 DR 示双侧骶髂关节炎。左侧骶髂关节间隙狭窄。骶髂关节 MRI 示双侧骶髂关节炎，小部分呈陈旧性改变，建议结合临床及实验室检查；左侧髋关节滑液稍多，左侧股骨大转子外侧缘软组织轻度水肿。

2. 思维引导　该病例特点可做如下总结：①中年男性，慢性病程，青年起病；②多关节肿痛，累及双膝关节、右踝关节、双髋关节；③趾炎；④典型的寻常型银屑病皮疹；⑤ESR、CRP 升高；⑥RF、抗 CCP 抗体阴性；⑦HLA-B27 阳性。

（四）初步诊断

依据 2006 年银屑病关节炎分类（Classification of Psoriatic Arthritis，CASPAR）标准，该患者同时存在外周关节炎、骶髂关节炎和附着点炎，同时各项目评分之和达到 3 分，可以诊断为 PsA。银屑病关节炎 CASPAR 分类标准如下。

炎性关节病（关节、脊柱、附着点）+以下项目评分≥3 分。

1. 银屑病皮损的证据：（1）（2）（3）之一。

（1）现患银屑病：风湿科医师或皮肤科医师鉴定目前存在银屑病皮损或头皮病变。（2 分）

（2）银屑病个人史：患者本人、家庭医生、皮肤科医师、风湿科医师或其他可信任的健康中心提供的银屑病病史。（1 分）

（3）银屑病家族史：患者提供的一级或二级亲属的银屑病病史。（1 分）

2. 银屑病性甲营养不良：就诊时发现典型的银屑病性甲营养不良，包括指甲剥离、指甲凹陷、过度角化。（1 分）

3. 类风湿因子阴性。（1 分）

4. 指（趾）炎：（1）或（2）之一。

（1）当前存在的整个指（趾）肿胀的表现。（1 分）

（2）病史：风湿科医师记录的指（趾）炎病史。（1 分）

5. 近关节端新骨形成放射学证据：手足 X 线片可见关节边缘边界不清的骨化（需排除骨赘形成）。（1 分）

二、治疗经过

1. 初步治疗

（1）一般治疗：主要是非药物治疗，包括物理治疗、戒烟、减重、锻炼等。强烈推荐 PsA 患者戒烟。低强度的锻炼。

（2）药物治疗：美洛昔康 15 g qd po，口服联合甲氨蝶呤片 15 mg 每周 1 次，逐渐加量至 20 mg 每周 1 次口服，病情控制后逐渐减量，维持量 5~10 mg 每周 1 次。

2. 思维引导 1　PsA 是一种异质性疾病，部分患者可发展为重症，需多学科协作治疗，必要时与皮肤科医生协作。风湿科医师应以治疗 PsA 的肌肉骨骼症状为主，肌肉骨骼受累情况不同，药物治疗反应亦不同。2019 年 EULAR 在关于 PsA 的推荐意见中，将 PsA 分为多关节炎型、单/寡关节炎型、中轴关节炎型和附着点炎型四种临床表型，不同类型的 PsA 药物治疗策略略有不同。患者关节累及双膝关节、右踝关节、双髋关节，关节受累数小于等于 4 个，符合单/寡关节炎型，且有高

ESR/CRP、趾炎不良预后因素,最终选择非甾体类药物联合传统 DMARDs(csDMADs)。

治疗后随访

　　患者应用美洛昔康片 15 mg qd po 及甲氨蝶呤片 20 mg qw po 连续治疗 12 周,治疗后双膝关节、右踝关节、双髋关节疼痛明显好转,但左侧第二足趾肿胀未见明显好转。

患者病情变化的可能原因及应对

　　本例患者关节累及双膝关节、右踝关节、双髋关节,关节受累数≤4 个,属于单/寡关节炎型,同时有高 ESR/CRP、趾炎不良预后因素。使用非甾体类药物联合 csDMARDs 后关节症状较前好转,趾炎缓解不明显。根据 2019 年 EULAR 在关于 PsA 的推荐意见调整治疗方案,在单/寡关节炎型 PsA 患者中,对 csDMARDs 治疗未达标者,应遵循多关节炎型 PsA 的关于生物制剂 DMARDs(bDMARDs)、JAK 抑制剂的应用原则。

　　患者加用 IL-17A 抑制剂后双膝关节、右踝关节、双髋关节持续缓解,左侧第二足趾肿胀明显缓解。

　　3. 思维引导 2　①患者接受非甾体类药物联合 csDMARD 药物。应用后关节症状明显缓解,而趾炎缓解不明显。②对 csDMARDs 治疗未达标者,应遵循多关节炎型 PsA 的关于 bDMARDs 的应用原则,伴有银屑病皮损的患者,建议优先选择 IL-17A 抑制剂或 IL-12/23 抑制剂。③与患者充分沟通后,选用 IL-17A 抑制剂。

三、思考与讨论

　　该患者患银屑病且伴外周多关节肿痛、趾炎,同时类风湿因子阴性、ESR、CRP 升高,支持 PsA 的诊断。PsA 患者往往同时有银屑病的皮肤和/或指甲损害及关节炎的表现,但由于其临床表现十分多样,在实际临床工作中延迟诊断甚至漏诊的现象并不少见。不少患者往往因银屑病而首诊于皮肤科,因此皮肤科医师在识别、诊断 PsA 的工作中扮演着重要的角色,风湿科与皮肤科医师的共同协作将有助于更好地诊断和管理 PsA。

　　PsA 的诊断需与类风湿关节炎进行鉴别,尤其是对称性多关节炎型 PsA,其对称性多关节、小关节受累的特点与类风湿关节炎十分相似,但 PsA 患者 RF 为阴性,且常侵犯远端指间关节,常伴有特殊的指甲病变、指(趾)炎、附着点炎,X 线的特征性表现为除外骨赘的新骨形成,这些特征均可协助与类风湿关节炎进行鉴别。此外,部分 PsA 患者会出现中轴关节受累,约 5% 的患者仅有中轴关节受累而无外周关节病变,与强直性脊柱炎十分相似,亦需注意鉴别。通常情况下 PsA 的脊柱和关节病变不对称,颈椎受累更多见,且发病多见于年龄较大的患者,整体症状相对较轻;而强直性脊柱炎患者多为青年,病变自骶髂关节、腰椎逐渐向上进展,病变多双侧对称。此外,PsA 还需与骨关节炎及脊柱关节炎谱系的其他疾病进行鉴别。

　　目前,PsA 的治疗手段主要包括 NSAIDs、csDMARDs、糖皮质激素(多为短期、局部应用)、bDMARDs 以及靶向合成 DMARDs(tsDMARDs)。在制订银屑病关节炎的治疗方案时,临床表现的多样性使临床决策变得十分复杂。患者常同时出现多个临床表现,而并非所有的治疗对各种表现都有效。2019 年 EULAR 在关于 PsA 的推荐意见中,将 PsA 分为多关节炎型、单/寡关节炎型、中轴关节炎型和附着点炎型四种临床表型,不同类型的 PsA 药物治疗策略有所不同。2022 年 6 月,银屑病和 PsA 研究与评估组(the Group for Research and Assessment of Psoriasis and Psoriatic Arthritis, GRAPPA)发布了最新的基于循证医学的 PsA 治疗推荐,涵盖了 PsA 的六种病变类型:外周关节炎、中轴性病变、附着点炎、指/趾炎、皮肤银屑病和甲银屑病。指南对于上述六种类型分别给出了相应的治疗建议,同时对于 csDMARDs、bDMARDs、tsDMARDs 和激素的选用均给出了相应的推荐。

四、练习题

1. PsA 主要有哪几种临床表型?

2. 如何诊断 PsA?

3. 如何多学科治疗及管理 PsA 患者?

五、推荐阅读

[1] COATES LC, SORIANO ER, CORP N, et al. Group for Research and Assessment of Psoriasis and Psoriatic Arthritis (GRAPPA):updated treatment recommendations for psoriatic arthritis 2021[J]. Nat Rev Rheumatol,2022,18(8):465-479.

[2] GARY S. FIRESTEIN,RALPH C. BUDD,SHERINE E. GABRIEL,et al. 凯利风湿病学(第 10 版)[M]. 栗占国,主译. 北京:北京大学出版社,2020.

[3] 苏茵,王彩虹,高晋芳等. 银屑病关节炎诊疗规范[J]. 中华内科杂志,2022,61(8):883-892.

(高聪聪 贺玉杰)

案例 6 反应性关节炎

57 岁女性,尿频、尿急 1 月余后出现右髋关节痛,伴右下肢活动受限、行走困难,MR 提示右髋关节积液,抗感染及 NSAIDs 应用效果欠佳,并出现 2 次口腔溃疡。入院查尿培养大肠埃希菌,C 反应蛋白及血沉显著升高,HLA-B27 阳性,诊断为"反应性关节炎 泌尿系感染",莫西沙星抗感染及依托考昔治疗后好转出院。

一、病历资料

(一)接诊

女性患者,57 岁。

1. **主诉** 尿频、尿急 1 月余,右髋关节痛 1 个月。

2. **问诊重点** 患者中老年女性,尿频、尿急后,亚急性、单侧髋关节痛起病,须重点询问其诱因、前驱症状、发病形式、伴随症状、诊疗过程、治疗效果、有无家族史及相似症状者。

3. **问诊内容**

(1)诱发因素:重点询问可疑的尿感是否有明确诱发因素及与关节炎症状出现的时间间隔。

(2)主要症状:患者单侧髋关节痛起病,注意询问疼痛部位、形式、持续时间、疼痛程度、缓解加重因素。

(3)伴随症状:有无合并银屑病、外周关节肿痛、结膜炎、腹泻、尿道炎等伴随症状。

(4)诊治经过:本次就诊前做过何种检验和检查,结果如何,以利于诊断和下一步检查;用药否、用何种药,具体剂量、效果如何,以利于迅速选择药物。但避免用既往诊断代替此次问诊的诊断。

(5)既往史:有无高血压、冠心病、肠病、眼病等慢性病史,有无肝炎、艾滋病、结核等传染病病史,有无外伤史,有无输血史。

(6)个人史:有无药物、化学和放射性毒物接触史,有无过敏史。

(7)家族史:家族中有无腰背痛、关节痛、皮疹、银屑病等疾病病史。

问诊结果

患者中老年女性,1个多月前无明显诱因出现尿频、尿急,尿色发红,无发热、腰痛等不适,至当地诊所就诊,具体检查不详,考虑"泌尿系感染",予"消炎药"等治疗,3 d后上述症状好转停药。约1个月前,出现右髋关节阵发性隐痛,无放射痛,无发热、关节红肿、皮温增高,无下肢感觉异常、麻木、无力,休息后可稍缓解。后逐渐加重,活动、承重时明显,逐渐伴右下肢活动受限、行走困难,无腰背、外周等全身其他关节疼痛,至当地医院行骶髂关节MR提示"右髋关节积液、右腹股沟区滑膜炎",予以"双氯芬酸钠、头孢克洛、氨基葡萄糖"治疗,疼痛程度略减轻,仍有反复。1周前再次到当地医院就诊,查ANA弱阳性、ENA谱阴性、HLA-B27阳性、T-SPOT阴性,考虑"髋关节病变",予"氟比洛芬酯"镇痛,关节痛症状仍间断加重。自发病以来,患者曾出现2次口腔溃疡,每次2～3个散发,直径1 cm左右,稍有疼痛,持续1周左右可自行缓解。无发热、腹泻、光过敏、脱发、口干眼干、外阴溃疡,无银屑病、虹膜炎病史。今为求进一步诊治,门诊以"右髋关节痛原因待查"收入院。自发病以来,食欲正常,睡眠正常,大小便正常,精神正常,体重无减轻。余既往史、个人史及家族史无特殊。

---

4. 思维引导　患者中老年女性,亚急性起病,既往体健,无过敏史,无家族遗传史。初发症状为泌尿系感染,经治疗尿频、尿急症状好转,后出现右髋关节痛伴有间断口腔溃疡,1个月来髋关节痛进行性加重。无明显外伤、劳累史。外院MR提示"右髋关节积液、右腹股沟区滑膜炎",初步应用非甾体抗炎药、抗生素治疗稍缓解,但症状仍反复加重。暂无提示骨肿瘤、神经系统疾病证据,仍考虑与关节感染、炎症性关节炎相鉴别,后者包括脊柱关节炎、类风湿关节炎、结缔组织病、晶体性关节炎、血管炎等,可进行进一步全面体格检查及抗体筛查。

(二)体格检查

1. 重点检查内容及目的　患者关节感染、炎性关节炎可能性大,应注意有无发热、脱发、光过敏、皮温升高,有无淋巴结、肝大、脾大,全身皮肤黏膜有无苍白、皮疹、瘀点、瘀斑,有无关节红肿、疼痛、活动受限、畸形等。

体格检查结果

T 36.4 ℃ P 78 次/min R 17 次/min BP 110/75 mmHg

神志清,精神可,无贫血貌,无脱发,全身皮肤未见瘀点、瘀斑,未见口腔溃疡,双侧颈部、锁骨上、锁骨下、腋窝、腹股沟未触及肿大淋巴结,脊柱无压痛、叩击痛,颈椎无活动受限,外周关节无肿痛、活动受限、畸形,右侧髋关节压痛伴有活动受限,皮温正常,右侧"4"字试验阳性。

---

2. 思维引导　患者当前口腔溃疡已愈合好转,查体阳性症状暂仅右髋关节压痛伴有活动受限,右侧"4"字试验阳性,需进一步完善右髋关节影像学及抗体、血清学检查,鉴别感染及炎症性关节炎。

(三)辅助检查

1. 主要内容及目的

(1)血常规:明确有无合并慢性病贫血,炎症活动时亦可见白细胞、血小板升高。

(2)尿常规、必要时尿培养:评估当前有无合并泌尿系感染。

(3)肝肾功能、电解质:既往用药种类多,评估有无肝肾功能的损害、内环境紊乱。

(4)炎症指标:评估全身炎症状态,复查时亦可用于炎症性疾病疗效评估。

(5)PCT、G/GM 试验、病毒抗体或定量:协助判断、初步筛查有无合并全身细菌、真菌、病毒感染,前驱感染恢复或局部感染时,外周血检查可能阴性。

(6)血/关节液/骨髓细菌培养:发热、局部关节积液多、可疑骨髓炎时,用于排查病原菌及药敏。

(7)抗体筛查:用于排查类风湿关节炎、脊柱关节炎、结缔组织病等可引起炎性关节炎的疾病。

(8)脏器及淋巴结超声:用于排查有无合并其他脏器感染、肝大、脾大、淋巴结肿大。

(9)胸部 CT:判断有无肺部感染。

(10)关节 MRI:用于评估受累关节内部情况,有无合并关节积液、滑膜炎、附着点炎、肌肉软组织受累等。

辅助检查结果

(1)血常规:白细胞 $9.6×10^9/L$,红细胞 $4.10×10^{12}/L$,血红蛋白 117 g/L,血小板 $304×10^9/L$,N% 77.0%,L% 8.1%。

(2)尿常规:隐血(+),白细胞(+++),蛋白(±),比重 1.004,亚硝酸盐(+),红细胞 $0/\mu L$,白细胞 $507/\mu L$。

(3)尿培养及药敏:大肠埃希菌$>10^6 CFU/mL$。

(4)肝肾功能:未见明显异常。

(5)炎症指标:CRP 53.50 mg/L,ESR 65.00 mm/h。

(6)PCT、G/GM 试验、病毒抗体或定量:均未见明显异常。

(7)抗体筛查:HLA-B27 阳性,类风湿因子、抗 CCP 抗体、ANA、ENA 谱均阴性。

(8)脏器及淋巴结超声:未见异常。

(9)胸部 CT:未见异常。

(10)关节 MRI:右侧髋臼、右侧股骨头、右侧股骨颈异常信号,考虑骨髓水肿。双侧髋关节腔积液,右侧为著(图 1-5)。

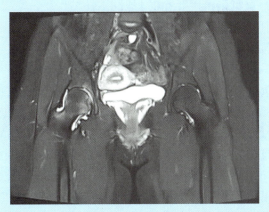

图 1-5　髋关节 MR 平扫可见右侧髋关节骨髓水肿并关节腔积液

2.思维引导　患者中老年女性,亚急性起病,泌尿系感染后出现单侧寡关节痛,尿液检查提示合并泌尿系感染,病史及相关实验室检查未发现合并创伤性关节炎、晶体性关节炎及其他风湿相关炎性关节炎证据。考虑符合反应性关节炎诊断。

反应性关节炎通常为急性发病。患者一般表现为非对称性寡关节炎,常发生在诱发性感染后1~4周。反应性关节炎的各种临床表现包括前驱性肠道或泌尿生殖器感染症状、中轴和/或外周的肌肉骨骼症状和体征、关节外症状和体征。其肌肉骨骼特征包括关节炎、附着点炎、指/趾炎和背痛四大表现。反应性关节炎的关节外表现多种多样:①眼部症状,如结膜炎、前葡萄膜炎、表层巩膜炎和角膜炎;②泌尿生殖道症状,如尿痛、盆腔痛、尿道炎、子宫颈炎、前列腺炎、子宫附件炎或膀胱炎;③胃肠道症状,如腹泻;④口腔病损,包括无痛性黏膜溃疡;⑤皮疹和其他皮肤改变,如脓溢性皮肤角化病,少数病例还有结节性红斑;⑥类似银屑病的指/趾甲改变;生殖器病变,如环形龟头炎;⑦心脏表现不常见,但包括病程缓慢的瓣膜病,尤其是主动脉瓣关闭不全。值得注意的是,反应性关节炎并无特异性的黏膜皮肤或其他表现。

反应性关节炎通常定义为一种感染后发生的关节炎,但受累关节中不能培养出病原体,一般被视为脊柱关节炎中的一个类型,部分患者合并 HLA-B27 阳性。反应性关节炎是依据特征性表现并排除其他疾病的临床诊断,目前没有单一的确诊办法,也缺乏得到充分验证的诊断标准。一般同时满足下列 3 个条件时,可疑诊反应性关节炎:①特征性的肌肉骨骼表现,如外周关节的寡关节炎(多为下肢不对称受累)、附着点炎、指/趾炎和炎性背痛。②关节外前驱感染证据,如尿道炎或腹泻病史,但须注意未发现致病微生物也不能排除反应性关节炎,有研究表明约 50% 的患者未识别出病原体,此时,感染的诊断完全依赖于病史;须注意部分病毒疫苗接种 1~3 周后接种者亦有可能出现关节症状。③无明确证据显示寡关节炎、单关节炎或附着点炎有其他可能性更大的病因,如其他 SpA、创伤性关节炎、晶体性关节炎,以及其他类型的炎性多关节炎,如银屑病关节炎、类风湿关节炎和系统性红斑狼疮、化脓性关节炎、链球菌感染后关节炎、莱姆病关节炎等。这些疾病均要详细的病史、体格检查和实验室检查加以排除。

(四)初步诊断

分析上述病史、查体、化验室检查结果,患者有单侧髋关节炎,有前驱泌尿系感染证据,检查未发现其他如 SpA、创伤性关节炎、晶体性关节炎的证据,支持以下诊断:①反应性关节炎;②泌尿系感染。

二、治疗经过

1.初步治疗

(1)抗感染治疗:莫西沙星氯化钠注射液 0.4 g qd ivgtt。

(2)抗炎止痛治疗:依托考昔 90 mg qd po。

2.思维引导　患者有前驱泌尿系感染症状,当前尿常规及尿培养提示大肠埃希菌感染,反应性关节炎诊断明确。故治疗需同时考虑抗感染及针对关节炎症状的治疗。

反应性关节炎的治疗重点包括以下几个方面:①针对引起关节炎的感染进行治疗,特别是有泌尿生殖道感染的患者。②针对关节炎的治疗。因大部分患者为自限性,且很少出现关节损伤伴明显持续性症状,因此初始治疗的目标是缓解关节炎症状,主要是应用 NSAIDs。若无禁忌证(如消化道出血、过敏、心血管病史或肾状态受限),建议采用 NSAIDs 抗炎剂量对症治疗,如萘普生 500 mg,一日 2~3 次;双氯芬酸 50 mg,一日 3 次;或吲哚美辛 50 mg,一日 3~4 次。疼痛和炎症的控制可能需要最大抗炎剂量和持续用药。通常至少需要 2 周才能充分完成一种 NSAIDs 的尝试性治疗。效果存在个体差异,在确定有效药物之前可能需要尝试一种以上的 NSAIDs。没有证据表明 NSAIDs 会缩短病程或对病程产生其他影响。若是患者耐药,则可采用关节内和/或全身性糖皮质激素治疗。

NSAIDs 和糖皮质激素反应的患者,即总共 4 周使用了至少 2 种 NSAIDs 但疗效均不充分,且需要超过 7.5 mg 的泼尼松或等效糖皮质激素持续治疗 3～6 个月以上,应采用 DMARDs 治疗。通常是柳氮磺吡啶或甲氨蝶呤。非生物制剂类 DMARDs 依然无效的难治性患者,则会使用 TNF 抑制剂。但这类反应性关节炎疗法的依据仅来源于临床经验和少量资料。③治疗关节外表现时,包括眼部受累、黏膜和皮肤表现等,可能还需其他干预措施,多依据临床经验,以及用于此类表现或其他疾病中相似表现的治疗。

大多数患者预后良好,关节炎可在发作后的 6～12 个月内自发缓解。但一些患者会有持续性轻度肌肉骨骼症状,其他患者会出现关节损伤的影像学证据并进展为更慢性的 SpA。

治疗后随访

(1)症状:右侧髋关节疼痛较前好转。

(2)查体:右侧髋关节压痛伴有活动受限,右侧"4"字试验阳性。

(3)辅助检查:有以下几个方面。

1)血常规:WBC 5.70×10^9/L,RBC 3.95×10^{12}/L,Hb 112 g/L,PLT 312×10^9/L,N% 40.9%,L% 43.3%。

2)尿常规隐血阴性、白细胞阴性、蛋白阴性,比重 1.004,亚硝酸盐阴性,红细胞 0/μL,白细胞 38/μL。

3)肝肾功能、电解质未见明显异常。

4)炎症指标:CRP 12.37 mg/L,ESR 49.00 mm/h。

三、思考与讨论

即使在风湿病科,反应性关节炎也是罕见病。反应性关节炎公认的定义是和共存关节外感染或近期前驱关节外感染有关的关节炎。反应性关节炎的肌肉骨骼表现通常在某种致病病原体急性感染后的 1～4 周出现。所有患者都至少存在一种下列表现:不对称性寡关节炎(常累及下肢)、附着点炎、指/趾炎和炎性背痛。关节炎患者的实验室检查结果可能包括前驱感染的证据、急性期反应物升高和炎性关节液表现。诊断依据是患者存在特征性的肌肉骨骼特征和其他临床特征、具有前驱或正在发生的肠道或泌尿生殖道感染,且排除了关节炎的其他原因。个别患者 HLA-B27 检测阳性。治疗方面,需同时考虑抗感染及针对关节炎症状的治疗。对于大多数患者,建议关节炎初始治疗采用抗炎剂量的 NSAIDs。NSAIDs 疗效不充分时,建议给予关节内糖皮质激素治疗。NSAIDs 和关节内注射糖皮质激素的疗效都不充分时,建议使用低到中等剂量的全身性糖皮质激素。对于 NSAIDs 治疗至少 4 周仍无明显疗效且需要采用超过 7.5 mg 的泼尼松或等效糖皮质激素持续治疗 3～6 个月及以上的患者,建议尝试使用非生物制剂类 DMARDs。偶有患者对 NSAIDs 和非生物制剂类 DMARDs 耐药,可使用 TNF 抑制剂。大多数患者预后良好,关节炎可在发作后的 6～12 个月内自发缓解。但一些患者会有持续性轻度肌肉骨骼症状,其他患者会出现关节损伤的影像学证据并进展为更慢性的脊柱关节炎。

四、练习题

1. 反应性关节炎的诊断标准是什么?

2. 反应性关节炎的鉴别需要考虑哪些疾病?

3. 反应性关节炎的治疗原则是什么?

五、推荐阅读

[1]中华医学会风湿病学分会.反应性关节炎诊断及治疗指南[J].中华风湿病学杂志,2010,14（10）:702-704.

[2]GARY S. FIRESTEIN,RALPH C. BUDD,SHERINE E. GABRIEL,et al. 凯利风湿病学（第10版）[M].栗占国,主译.北京:北京大学出版社,2020.

（王晓莹）

案例7 肠病性关节炎

25岁男性,3个月前双膝关节肿痛,当地查炎性指标升高,药物治疗后症状缓解不明显。入院后追问病史,既往有炎性肠病病史,诊断肠病性关节炎,予以泼尼松联合柳氮磺胺吡啶治疗,好转后出院。

一、病历资料

（一）接诊

男性患者,25岁。

1. 主诉 双膝关节肿痛3个月。

2. 问诊重点及技巧 患者症状以关节炎为主要表现,问诊时应了解关节炎的性质、诱因、伴随症状,同时应注意应问诊是否伴随其他系统症状。

3. 问诊内容

（1）诱发因素:问诊时应注意询问关节炎起病情况,有无诱因,关节炎出现前有无饮酒史,关节炎出现1个月前是否反复出现腹痛、腹泻、尿急、尿频等症状,有无外伤史。

（2）主要症状:累及关节数及部位,有无晨僵,持续时间及转归。

（3）伴随症状:合并及伴随症状,有无炎性腰背疼痛、跟腱炎、虹膜睫状体炎、"腊肠指（趾）"、银屑病、炎性肠病、口腔溃疡、外阴溃疡、结节红斑;有无其他系统累及表现如光过敏、面部红斑、蛋白尿等表现。

（4）诊疗经过:既往关节彩超、磁共振、炎性指标、免疫指标等检查情况,使用哪些治疗,是否有效（非甾体抗炎药）。

（5）既往史:应当注意询问有无炎性肠病、外伤史、血友病,炎性肠病可出现关节肿痛,同时有肠道表现,如腹痛、腹泻、里急后重、黏液脓血便、腹部包块等。膝关节外伤可引起关节肿痛。血友病可出现关节肿痛,同时有出血倾向。

（6）个人史:有无吸烟、饮酒史。

（7）家族史:有无强直性脊柱炎或银屑病或其他风湿性疾病家族史。

问诊结果

3个月前无诱因双膝关节肿痛,伴皮温升高,活动受限,伴腹痛、腹泻、黏液脓血便,里急后重。不伴发热、盗汗、乏力,不伴口腔、会阴部溃疡,不伴足底足跟疼痛,不伴腰背部疼痛。就诊于当地诊所诊断"滑膜炎",予以"双氯芬酸",服用后症状减轻,停用后关节再次出现肿痛。当地化验血尿常规、肝肾功能正常,ESR 及 CRP 轻度升高,建议来我院进一步就诊。既往 3 年前诊断"溃疡性结肠炎",间断药物治疗。无结核史,无风湿性疾病家族史。

4. 思维引导 患者 3 年前诊断为溃疡性结肠炎,间断治疗,目前仍间断出现腹痛、腹泻、黏液脓血便、里急后重,说明溃疡性结肠炎治疗效果不佳。此次出现关节炎,考虑患者肠病性关节炎可能性较大。但仍需要与反应性关节炎、痛风、类风湿关节炎等进行鉴别。反应性关节炎在出现关节症状前 1 个月有明显感染证据,此患者虽然有腹部症状,但既往有炎性肠病,与炎性肠病症状一致,考虑反应性关节炎可能性不大。患者关节炎发作前无高嘌呤饮食,痛风急性发作可能性不大。类风湿关节炎主要见于中老年女性,以对称性小关节炎为主,但亦可以大关节起病,需要完善检查后排除。血友病一般有明确出血倾向,此患者既往无出血倾向,基本排除。青年男性,双膝关节炎、非甾体抗炎药使用有效,既往有炎性肠病病史,因此考虑肠病性关节炎可能较大,需进一步完善检查进行证实。

(二)体格检查

1. 重点检查内容及目的 患者应以关节检查作为重点。关节及脊柱查体应注意关节肿胀程度、压痛程度、有无腘窝囊肿,有无跟腱炎,有无"腊肠指(趾)",脊柱前屈、背身、侧弯、旋转是否受限,胸廓活动度、Schober 试验、"4 字"试验是否异常。此外尚须注意皮肤有无痤疮样皮疹、银屑病,会阴部有无溃疡,有无葡萄膜炎。

体格检查结果

T 36.1 ℃ P 70 次/min R 18 次/min BP 128/70 mmHg

神志清晰,自由体位。口腔、肛周、会阴部无溃疡,肛周无脓肿,皮肤无皮疹、出血点。颈部、锁骨上、腋窝淋巴结无肿大。双眼视力正常,无虹膜睫状体炎。气管居中,双侧呼吸运动正常,双侧呼吸音无增强或减弱,无干、湿啰音。心界无扩大,心率 70 次/min,律齐,心音无增强或减弱,未闻及奔马律及心脏杂音。腹软,腹部未触及包块,右下腹压痛,无反跳痛。肝、脾肋下未触及。双下肢无水肿。四肢肌力正常。双膝关节皮温升高,皮肤不红,右膝关节肿胀 2 级压痛(+++),左膝关节肿胀 2 级压痛(+++)。脊柱活动自如,枕墙距 0 cm,胸廓活动度 6 cm,指地距 5 cm,Schober 试验 7 cm,双侧"4 字"试验阴性。无"腊肠指(趾)"。余查体正常。

2. 思维引导 通过详细体格检查发现患者无口腔溃疡、肛周溃疡、肛周脓肿、肛周窦道、腹部无包块。枕墙距 0 cm,胸廓活动度 6 cm,指地距 5 cm,Schober 试验 7 cm,双侧"4 字"试验阴性。无"腊肠指(趾)",无银屑病,淋巴结无肿大。应当进一步完善常规化验、HLA-B27、肠镜、自身抗体、相应影像学检查,协助诊断。

(三)辅助检查

1. 主要内容及目的

(1)血常规:结果与疾病活动有一定相关性。肠病性关节炎活动期可有白细胞升高、贫血、血小板升高。

(2)尿常规:协助评估有无肾受累。

(3)粪便常规+潜血:了解有无感染,消化道出血情况。

(4)肝肾功能:疾病活动时可有低白蛋白血症、高球蛋白血症。

(5)炎症指标:通常查 ESR 及 CRP,病情活动期升高,病情控制后恢复正常。

（6）自身抗体：主要查抗中性粒细胞胞浆抗体（antineutrophil cytoplasmic antibody，ANCA），即ANCA 4 项，包括 c-ANCA、p-ANCA、PR3-ANCA、MPO-ANCA；可出现阳性，抗核抗体（antinuclear antibody，ANA）谱、RF、抗 CCP 抗体多阴性。

（7）HLA-B27：肠病性关节炎患者多数阳性。

（8）肠镜及病理：评估胃肠道情况。

（9）关节超声/影像学检查：彩超提示有无积液、滑膜增生、骨侵蚀、双轨征等。影像学检查提示：有无骶髂关节炎、关节间隙狭窄、骨质破坏。

辅助检查结果

（1）血常规：WBC 9.5×10^9/L，N% 78%，L% 16%，E% 4.3%，RBC 5.8×10^{12}/L，Hb 120 g/L，PLT 290×10^9/L。

（2）尿常规：RBC 阴性，蛋白阴性。

（3）粪便常规+潜血：无细菌，潜血阴性。

（4）肝肾功能：ALT 35 U/L，AST 26 U/L，Alb 40 g/L，Glb 25 g/L，Scr 70 μmol/L。

（5）炎症指标：ESR 43 mm/h，CRP 75 mg/L。

（6）自身抗体：c-ANCA 1∶100，RF、抗 CCP 抗体、ANA、ENA 谱阴性。

（7）HLA-B27：阳性。

（8）肠镜及病理：肠道黏膜充血、水肿，大量溃疡形成，结肠大量淋巴细胞浸润，隐窝炎明显（图 1-6A、图 1-6B）。

（9）关节彩超：关节积液、滑膜增生（图 1-6D）。

（10）磁共振：骶髂关节未发现骶髂关节炎（图 1-6C）。

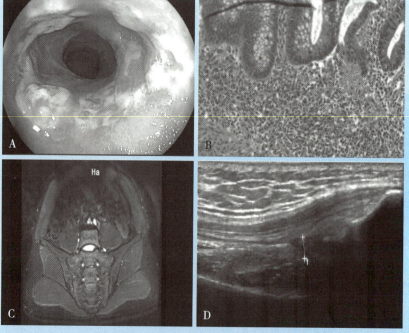

A.肠道大量溃疡，表面覆盖白苔；B.肠道病理大量淋巴细胞浸润，隐窝炎；C.骶髂磁
共振未发现异常；D.超声提示滑膜炎，关节腔积液

图 1-6　肠镜、病理、磁共振及超声结果

2. **思维引导** 该病例特点可做如下总结:①青年男性,慢性病程;②炎性肠病病史;③彩超提示关节炎;④ESR 及 CRP 等炎症指标升高;⑤HLA-B27 阳性;⑥RF、抗 CCP 抗体阴性;⑦非甾体抗炎药物有效。

(四)初步诊断

依据 2011 年国际脊柱关节炎评估协会(ASAS)提出的外周型脊柱关节炎分类标准,最终诊断:肠病性关节炎。具体如下。

仅有外周表现[关节炎、附着点炎或指(趾)炎],并且有 1 个及以上 SpA 特征:①葡萄膜炎;②银屑病;③克罗恩病/溃疡性结肠炎;④前驱感染史;⑤HLA-B27 阳性;⑤影像学提示骶髂关节炎。或 2 个及以上其他 SpA 特征:①关节炎;②附着点炎;③指(趾)炎;④既往炎性腰背痛史;⑤SpA 家族史。

二、治疗经过

1. 初步治疗

(1)糖皮质激素:醋酸泼尼松片 1 mg/(kg·d),口服。
(2)免疫抑制剂:柳氮磺胺吡啶 2 mg/(kg·d),口服。
(3)补充钙剂及维生素 D_3。

2. **思维引导** 对于肠病性关节炎的治疗目前国内外缺乏治疗指南,根据国内外指南,所有中轴型脊柱关节炎患者在整个治疗过程中都建议功能锻炼和戒烟,并考虑物理治疗。当出现关节症状时,以非甾体抗炎药作为基础用药,当病情较顽固难以控制时,可选择 TNF 抑制剂积极治疗。对于外周性脊柱关节炎的治疗,目前尚缺乏专家共识意见,但在中轴性脊柱关节炎治疗指南中,若患者以外周关节为主要表现时,推荐使用柳氮磺吡啶,并可局部注射糖皮质激素治疗。目前炎性肠病患者最重要的长期治疗目标是临床缓解、黏膜愈合、生活质量改善和致残率降低。溃疡性结肠炎的治疗主要以氨基水杨酸制剂作为基础用药,包括美沙拉嗪、柳氮磺胺吡啶;当氨基水杨酸制剂控制不佳时,考虑加用糖皮质激素。依据严重程度决定患者治疗方案。当糖皮质激素或上述免疫抑制剂不能控制症状时,考虑使用生物制剂治疗,首选 TNF 抑制剂,推荐英夫利昔单抗。AS 伴随情况并不影响炎性肠病性预后,而炎性肠病对 AS 有单向正相关的因果关系,提示在肠病性关节炎患者治疗中,需要优先考虑炎性肠病的治疗。目前,鲜有针对肠病性关节炎而制定的国际共识。2014 年 Olivieri 等首次提出了意大利的肠病性关节炎治疗共识,肠病性关节炎的治疗将脊柱关节炎分为中轴型脊柱关节炎和外周型脊柱关节炎,将炎性肠病分为活动性炎性肠病和缓解期炎性肠病,设定不同的治疗方案,如下。①非甾体抗炎病:炎性肠病活动期避免使用,缓解期可短期<2 周使用环氧合酶 COX2 选择性抑制剂,如艾瑞昔布控制脊柱关节炎相关症状。②TNF 抑制剂:推荐使用英夫利昔和阿达木单抗;依那西普有诱发炎性肠病的风险,应避免使用;其他 TNF 抑制剂也可尝试应用治疗肠病性关节炎。在炎性肠病活动期,TNF 抑制剂按照炎性肠病的治疗方案使用,缓解期按照 ASAS 的脊柱关节炎治疗方案逐渐减量。③糖皮质激素、氨基水杨酸制剂:按照炎性肠病或外周性脊柱关节炎的治疗指南使用。

治疗后随访

经激素联合柳氮磺胺吡啶抗炎治疗 2 个月后,患者无腹痛、腹泻、关节炎症状。炎性指标下降:ESR 15 mm/h,CRP 6.6 mg/L。

三、思考与讨论

　　该患者主要表现为关节炎,既往有炎性肠病,肠镜及病理提示炎性肠病;彩超提示关节炎,HLA-B27 阳性。支持肠病性关节炎诊断。肠病性关节炎是指溃疡性结肠炎和克罗恩病引起的关节炎的统称,可以累及中轴关节和外周关节。有 15%~20% 的炎症性肠病患者可出现外周关节炎。关节炎可与肠病同时或在肠病后发生,少数发生于肠病前。往往就诊于消化科,因此消化科医生应了解更多风湿病特征,从而使患者得到较好诊治。

　　肠病性关节炎是脊柱关节炎中的一种。脊柱关节炎是一组以脊柱关节受累为特征的慢性炎症性风湿性疾病,具有特定的病理生理、临床、放射学和遗传特征。临床上可有中轴脊柱骨关节受累,多表现为慢性腰背痛、晨僵等不适;也可有外周关节炎、指(趾)炎、韧带和肌腱末端在骨的附着点炎,并可有一定的关节外表现。尽管如此,传统分类标准将脊柱关节炎按临床特征分为强直性脊柱炎、反应性关节炎、银屑病关节炎、肠病性关节炎和未分化脊柱关节炎,因其实用性,目前依然被临床广泛使用。炎性肠病是免疫相关的胃肠道器质性疾病,主要包括溃疡性结肠炎、克罗恩病和未定型炎性肠病,临床上以腹泻伴黏液或脓血、腹痛、体重减轻和发热等为主要表现。肠病性关节炎也称作炎症性肠病相关的脊柱关节炎,是脊柱关节炎传统分类中的一种亚型,通常指伴有炎性肠病的脊柱关节炎。目前国内外缺乏治疗指南,同时疾病的检测需要关注关节和肠道两个方面,这给治疗带来了巨大挑战。患者在使用传统药物治疗时关节症状减轻,肠道症状也减轻,激素逐渐减量,病情处于稳定,但仍须继续随访。

　　肠病性关节炎在治疗过程中应警惕患者反复复发。由于肠病性关节炎是交叉学科,需要消化科、风湿科医生共同商议为患者制订治疗方案。炎性肠病轻重程度影响关节炎活动与否。因此在治疗肠病性关节炎时更应关注肠道病变情况。根据炎性肠病轻重程度制订治疗手段,这样才可使患者病情快速稳定。在病情检测过程中不仅要监测 ESR、CRP 等炎性指标,而且需要复查胃肠镜。当患者对传统药物效果欠佳时可考虑使用生物制剂。目前生物制剂治疗肠病性关节炎的治疗周期如何,以及如何减量仍没有共识可参考,仍须不断随访观察。

四、练习题

　　1.外周型脊柱关节炎分类标准有哪些?
　　2.简述肠病性关节炎治疗原则。

五、推荐阅读

[1]GARY S. FIRESTEIN,RALPH C. BUDD,SHERINE E. GABRIEL,et al. 凯利风湿病学(第 10 版)[M]. 栗占国,主译. 北京:北京大学出版社,2020.

[2]RUDWALEIT M,VAN DER HEIJDE D,LANDEWÉ R,et al. The Assessment of SpondyloArthritis International Society classification criteria for peripheral spondyloarthritis and for spondyloarthritis in general[J]. Ann Rheum Dis,2011,70(1):25-31.

[3]OLIVIERI I,CANTINI F,CASTIGLIONE F,et al. Italian Expert Panel on the management of patients with coexisting spondyloarthritis and inflammatory bowel disease[J]. Autoimmun Rev,2014,13(8):822-830.

[4]中华医学会消化病学分会炎症性肠病学组. 炎症性肠病诊断与治疗的共识意见(2018 年,北京)[J]. 中华消化杂志,2018,38(5):292-311.

[5]王雷,魏智民,黄烽.肠病性关节炎的诊断与治疗[J]. 临床内科杂志,2021,38(5):293-296.

(武新峰　史晓飞)

案例8 骨关节炎

70岁男性,10年前无明显诱因出现双膝关节肿痛,就诊于当地医院,诊断为"关节炎",自行口服镇痛药物(具体不详)治疗,关节疼痛控制可。7 d前登山后出现双膝关节疼痛加重,伴双膝关节肿胀,行走困难,遂收入院,给予依托考昔抗炎镇痛,硫酸软骨素、维生素D营养关节,关节疼痛好转后出院。

一、病历资料

(一)接诊

男性患者,70岁。

1. 主诉 双膝关节疼痛畸形10年,加重7 d。

2. 问诊重点及技巧 患者长期多关节疼痛,慢性起病,近期有加重,应注意询问主要症状及伴随症状特点,如受累关节是否呈对称性,有无累及小关节,有无晨僵、关节肿痛,休息或运动能否使症状减轻,加重的因素,是否伴随关节外表现(如发热、皮疹、口腔溃疡、眼炎等),另外应注意询问诊治经过及治疗效果等。

3. 问诊内容

(1)诱发因素:既往有无受凉、劳累、外伤等诱发因素。

(2)主要症状:双膝关节疼痛的性质、程度、持续时间、诱发及加重因素(如行走、劳累、上下楼、蹲下及站起是否加重,休息是否减轻等),膝关节活动受限及晨僵。

(3)伴随症状:双膝关节有无肿胀,有无其他关节疼痛,是否伴有晨僵等。

(4)诊治经过:既往相关科室如疼痛科、骨科、风湿免疫科的就诊经过,化验、检查(尤其关节X线片)结果,治疗方法及效果。

(5)既往史:应有无肝炎、艾滋病、结核等传染病病史,有无外伤史,有无骨质疏松等疾病。

(6)个人史:从事何种工作(尤其注意询问有无从事重体力劳动经历),有无药物、化学和放射性毒物接触史,有无吸烟饮酒史。

(7)家族史:有无风湿性疾病家族史。

> **问诊结果**
>
> 70岁男性,农民,既往经常外出从事建筑工作。10年前无明显诱因出现双膝关节肿痛,左侧较右侧严重,上下楼梯时加重,休息后好转,伴双膝关节、双手2~5指远端指关节畸形;伴晨僵,晨僵时间小于半小时,无发热、雷诺现象,无银屑病皮疹,就诊于当地医院,诊断为"关节炎",给予"布洛芬"治疗,关节疼痛好转。10年来间断出现双膝关节疼痛,自行口服镇痛药物(具体不详)治疗,关节疼痛控制可。7 d前登山后出现双膝关节疼痛加重,伴双膝关节肿胀,行走困难,今为求进一步诊治来门诊。自发病以来,食欲正常,睡眠正常,大小便正常,精神正常,体重无减轻。

4. 思维引导 患者老年男性,慢性起病,双膝关节肿痛为主要表现,关节症状多于活动时及劳累后明显,休息可明显减轻,无明显关节外症状及体征,考虑膝骨关节炎(Osteoarthritis,OA)可能性大,须重点鉴别类风湿关节炎和强直性脊柱炎。类风湿关节炎是以对称性小关节受累为主的关节炎,以近端指间关节、掌指关节、腕关节受累为主,晨僵多超过 30 min,血清类风湿因子阳性,放射学提示侵蚀性关节炎表现。强直性脊柱炎好发于青年男性,主要为骶髂关节及脊柱受累,也可以出现膝、踝、髋关节受累,主要病理表现为附着点炎,晨僵明显,患者通常有炎性腰背痛,放射学提示骶髂关节炎,HLA-B27 阳性。银屑病关节炎,好发于中年人,起病相对缓慢,以近端指间关节、掌指关节、跖关节及膝关节等四肢关节受累为主,病程中常有银屑病,或家族史有银屑病,并有皮肤或指甲改变。

(二)体格检查

1. 重点检查内容及目的　患者膝骨关节炎可能性大,需要与类风湿关节炎、强直性脊柱炎、银屑病性关节炎鉴别,应注意有无皮疹、指甲营养不良,各关节有无明显肿胀、压痛和畸形,有无关节活动受限和骨摩擦感,有无关节部位结节,四肢活动是否自如。

体格检查结果

T 36.5 ℃ R 22 次/min P 85 次/min BP 125/65 mmHg

神志清晰,自由体位。皮肤黏膜无异常。颈部、锁骨上、腋窝淋巴结无肿大。五官无明显异常。气管居中,双侧呼吸运动正常,双侧呼吸音无增强或减弱,无干、湿啰音。心界无扩大,心率 85 次/min,律齐,心音无增强或减弱,未闻及奔马律及心脏杂音。腹软,肝、脾肋下未触及。双下肢无水肿。四肢肌力及感觉正常。双膝活动稍受限,膝关节内翻,伴压痛,双膝屈伸时有活动受限和骨摩擦感,双手第 2~4 远端指间关节骨性膨大。

---

2. 思维引导　通过详细体格检查发现患者关节症状主要累及双膝、双肩及远端指间关节,活动时明显,伴有轻度关节肿胀,无明显关节外表现。考虑全身性骨关节炎可能性大,须进一步完善类风湿关节炎相关抗体、HLA-B27、血沉、C 反应蛋白及受累关节平片进一步明确诊断。

(三)辅助检查

1. 主要内容及目的

(1)血常规:明确有无慢性病性贫血和其他血细胞异常。

(2)尿常规:有无蛋白尿、血尿。

(3)肝肾功能:判断有无肝肾功能不全,影响用药安全。

(4)炎症指标:通常查血沉、C 反应蛋白,炎性关节病活动时常有炎症指标升高。

(5)自身抗体:主要查抗核抗体谱、类风湿因子、抗 CCP 抗体,多用于鉴别诊断。

(6)DR:有无关节间隙变窄、骨质疏松、骨质增生。

(7)关节超声:可识别软骨破坏、滑膜炎、关节积液及骨赘。

(8)关节 MRI:大多数症状典型的骨关节炎不需要检查此项,但 MRI 对早期骨关节炎诊断有重要意义,可在出现明显 X 线表现前的节段识别出骨关节炎。

辅助检查结果

(1)血常规:WBC $7.8×10^9$/L,N% 75%,L% 20%,RBC $5.8×10^{12}$/L,Hb 130 g/L,PLT $290×10^9$/L。

(2)尿常规:RBC 阴性,蛋白阴性。

（3）肝肾功能：ALT 35 U/L，AST 26 U/L，Alb 40 g/L，Glb 25 g/L，Scr 70 μmol/L。

（4）炎症指标：ESR 15 mm/h，CRP 2 mg/L。

（5）自身抗体：抗核抗体阴性、类风湿因子 15 IU/mL（0～20）、抗 CCP 抗体阴性。

（6）DR：双手骨质密度降低，骨小梁稀疏，各远端指间关节间隙明显变窄、畸形。双膝关节间隙狭窄，并骨赘形成（图 1-7）。

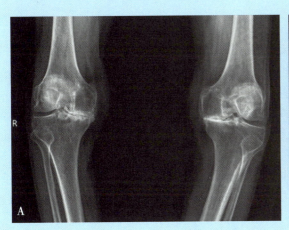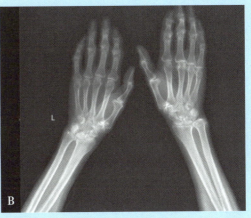

A. 双膝关节 DR（正位）；B. 双手关节 DR（正位）

图 1-7

2. 思维引导　病例特点总结如下：①老年男性，长期慢性病程；②双膝关节受累，以疼痛为主，活动后加重、休息后减轻，体格检查双膝内翻，活动时骨摩擦感；③双手关节受累，以远端指间关节受累为主，表现为骨性膨大；④化验结果：抗核抗体、类风湿因子、抗 CCP 抗体、血沉、CRP 均正常；⑤影像学：DR 提示膝关节骨质增生、内侧间隙狭窄，双手远端指间关节骨质增生，有别于类风湿关节炎和银屑病关节炎。

（四）初步诊断

依据中国骨关节炎诊疗指南（2018 版）分类标准（表 1-3），可以诊断为膝骨关节炎。

表 1-3　膝关节骨关节炎的分类标准

序号	症状或体征
1	近 1 个月内反复的膝关节疼痛
2	X 线片（站立位或负重位）示关节间隙变窄、软骨下骨硬化和/或囊性变、关节边缘骨赘形成
3	年龄≥50 岁
4	晨僵时间≤30 min
5	活动时有骨摩擦音（感）

注：满足诊断标准 1+（2、3、4、5 条中的任意 2 条）可诊断为膝关节骨关节炎。

背景知识

骨关节炎是最常见的关节疾病，也是引起关节功能障碍甚至残疾的主要原因，是关节软骨纤维化、皲裂、溃疡和脱失而致的退行性疾病，主要表现为关节疼痛、肿胀、功能障碍等，好发于中老年人,与年龄、肥胖、炎症、创伤、关节不稳定、积累性劳损或先天性疾病、遗传和体质因素等有关。骨关节炎的疼痛是一种混合现象,涉及外周和中枢神经机制,并且受多种因素的调节,受累关节的损伤是骨关节炎疼痛的外周敏化和中枢敏化的关键因素。

二、治疗经过

1. 初步治疗

(1)一般治疗:包括患者教育、体重管理、运动锻炼、物理治疗及辅助器具。

(2)非甾体抗炎药:依托考昔 60 mg qd po,拟于症状缓解后逐渐停用。

(3)关节营养药物:硫酸软骨素、双醋瑞因等。

2. 思维引导

患者骨关节炎诊断明确,其治疗应以阶梯化与个体化治疗为原则,以达到减轻疼痛、改善或恢复关节功能、提高患者生活质量并延缓疾病进展的目的。具体包括患者教育、运动和生活指导及物理治疗。主要通过减轻关节负担(如减重、行动辅助)和改善关节功能(如规律锻炼)达到疗效。药物治疗以关节局部外用非甾体抗炎药作为首选,对于疼痛持续或疼痛严重患者,推荐口服制剂,治疗过程中须警惕肝肾功能异常、胃肠道和心血管不良事件。另外对于口服药物效差,关节功能严重受损者可考虑外科手术。

治疗后随访

(1)症状:口服依托考昔后关节疼痛明显减轻。

(2)查体:屈膝、伸膝时无疼痛,仍有骨摩擦感,活动度不能达到正常范围,左侧第 3 近端指间关节,双手第 2~4 远端指间关节骨性增大。

三、思考与讨论

骨关节炎是一种常见于年龄≥40 岁、女性、肥胖(或超重)或有创伤史者的关节退行性疾病,可以导致关节疼痛、畸形和功能障碍。明确诊断是疾病治疗的重要前提。对于疑似患者,首选 X 线检查,必要时可进行 MRI 以及关节超声等检查进一步明确退变部位和退变程度并进行鉴别诊断。骨关节炎确诊后,需要对患者进行全面的疾病评估,包含病变部位、疼痛程度、合并疾病等多个方面,以便为患者制订针对性的治疗方案。骨关节炎的治疗应以阶梯化与个体化治疗为原则,以达到减轻疼痛、改善或恢复关节功能、提高患者生活质量、延缓疾病进展和矫正畸形为目的,具体治疗包括基础治疗、药物治疗、修复性治疗和重建治疗。局部外用非甾体抗炎药可作为疼痛的一线治疗药物,尤其适用于合并胃肠疾病、心血管疾病或身体虚弱的患者。疼痛症状持续或中重度疼痛患者,推荐选择口服非甾体抗炎药,但须警惕其胃肠道和心血管不良事件。骨关节炎为慢性疾病,需要长期用药,需要做好患者随诊工作,并注意患者临床疗效及用药安全性,需要定期随访,复查血常规、肝肾功能、血沉等。

四、练习题

1. 骨关节炎诊断标准是什么?

2. 如何做好患者的随诊工作? 如何观察患者的临床疗效及用药安全性?

五、推荐阅读

[1]中华医学会骨科学分会关节外科学组,中国医师协会骨科医师分会骨关节炎学组,国家老年疾病临床医学研究中心(湘雅医院),等.中国骨关节炎诊疗指南(2021年版)[J].中华骨科杂志,2021,41(18):1291-1314.

[2] KOLASINSKI SL, NEOGI T, HOCHBERG MC, et al. 2019 American College of Rheumatology/Arthritis Foundation Guideline for the Management of Osteoarthritis of the Hand, Hip, and Knee[J]. Arthritis Rheumatol, 2020, 72(2):220-233.

(江东彬 高冠民)

案例9 痛风性关节炎

45岁男性,5年前饮酒后出现左足第一跖趾关节肿痛,镇痛治疗后好转。后该关节肿痛反复发作,均与饮食有关,且逐渐累及膝踝关节,出现足部痛风石。3 d前上述症状再次发作入院,查血尿酸升高,双足双源CT可见足部痛风石结晶。诊断为痛风性关节炎,给予依托考昔抗炎治疗后关节肿痛缓解。嘱患者低嘌呤饮食,加用别嘌醇降尿酸治疗,1年后血尿酸水平维持在250～300 μmol/L,足部痛风石有所缩小。

一、病历资料

(一)接诊

男性患者,45岁。

1. 主诉 左足第一跖趾关节反复肿痛5年,再发3 d。

2. 问诊重点及技巧 病史的询问应集中围绕中青年男性出现关节肿痛常见的病因进行询问,重点询问发病诱因,有无其他关节受累、伴随症状及具有鉴别意义的体征,症状的演变发展过程、相应的治疗及治疗后病情的变化。

3. 问诊内容

(1)诱发因素:如发病前饮酒、进食高嘌呤食物,如海鲜、肉汤等,过度运动、疲劳、关节局部损伤等。

(2)主要症状:急性或慢性发作,疼痛达峰时间,缓解方式及缓解时间,关节疼痛的部位、程度、性质,持续时间,可否自行缓解;是否合并关节红肿、皮温升高等;是否有其他关节受累。

(3)伴随症状:关节局部是否伴有痛风石,是否有发热、皮疹、腰背痛、足跟痛、虹膜炎等。

(4)诊治经过:既往就诊的血常规、尿常规、肝肾功能、血脂等化验指标,超声、放射等影像学结果,既往药物治疗情况,包括用何种药物、具体剂量、效果如何。

(5)既往史:高血压、糖尿病、高脂血症等为痛风(Gout)相关的伴发症及危险因素,须注意是否合并此类疾病;有无手术、外伤史。

(6)个人史:有无吸烟、饮酒史。

(7)家族史:因多数风湿性疾病存在一定的遗传倾向,询问家族史有助于疾病的诊断及鉴别诊断。如家族中有无类似的关节炎患者,可询问有无其他免疫性疾病患者,有无"弯腰驼背"患者,有无银屑病家族史。

> **问诊结果**
>
> 　　5 年前饮酒后出现左足第一跖趾关节肿痛，局部皮肤发红伴皮温升高，初可耐受，后疼痛迅速加剧，24 h 达高峰，不能耐受触碰，行走困难，否认口干、眼干、皮疹、发热，否认腰背痛、虹膜炎史，至当地医院就诊，口服镇痛药物治疗，3 d 后缓解。后该关节肿痛反复发作，均与饮食有关，并逐渐累及双踝、双膝关节，且发作频率及疼痛缓解时间增加。1 年前左足第一跖趾关节局部形成隆起包块。3 d 前进食海鲜后关节肿痛再次发作，进行性加重，今为进一步诊治来我院。既往体健，无高血压、糖尿病、高脂血症病史，无冠心病病史及脑血管意外疾病史。有吸烟史 10 余年，偶有饮酒，否认酗酒史。否认家族有类似疾病史。

　　4. 思维引导　①患者中年男性，慢性病程，间断急性发作，主要表现为高嘌呤饮食后左足第一跖趾等关节肿痛伴局部包块形成，1 周内可缓解。②患者 5 年未规律诊治，且反复自服药物，须排查肝肾是否有药物损伤。③须考虑排除外伤、免疫性、代谢性、感染性等原因导致的关节炎表现。类风湿关节炎多为对称性小关节炎，强直性脊柱炎多伴有炎性腰背痛，银屑病关节炎多伴有银屑病个人史及家族史，骨关节炎慢性起病，较少出现关节红肿，且多发生于老年人。结合患者病史特征，痛风可能性大，应在查体时重点行关节查体。

（二）体格检查

　　1. 重点检查内容及目的　根据问诊的初步结果，患者应高度怀疑痛风，应着重检查关节肿胀、压痛的部位、是否伴有局部皮温升高及活动受限，关节周围包块大小、质地、活动度等。痛风石存在有助于痛风的诊断。患者出现右膝、双踝关节肿痛，应注意有无小关节受累、脊柱活动度下降及银屑病皮疹，与其他关节炎鉴别。

> **体格检查结果**
>
> 　　T 36.5 ℃　P 76 次/min　R 18 次/min　BP 130/80 mmHg
>
> 　　专科查体：双踝、右膝关节、左足第一跖趾关节肿胀，压痛明显，局部皮肤红、皮温高，活动受限，余关节无肿胀、压痛、活动受限。左足第一跖趾关节可见一隆起皮下结节，质硬呈黄白色，约 2 cm×2 cm，活动度欠佳。脊柱活动度正常，头皮、躯干及四肢皮肤无皮疹。

　　2. 思维引导　患者关节肿痛为痛风常见部位，关节周围包块符合痛风石特点，结合患者起病诱因及特点，考虑痛风诊断基本成立。应进一步完善血尿酸、关节局部双源 CT 等检查核实。完善炎症指标评估全身炎症状态，长期高尿酸血症会导致肾功能不全及泌尿系结石，应注意完善肾功能、泌尿系彩超。

（三）辅助检查

　　1. 主要内容及目的

　　（1）血、尿、粪常规检查：血常规中的白细胞及其构成比例有助于判断是否存在感染所致关节炎。尿常规有助于判断有无长期高尿酸血症所致慢性肾脏病。粪隐血试验有助于判断有无消化道出血等镇痛药物应用禁忌。

　　（2）肝肾功能、电解质、血糖、血脂：肝功能有助于判断有无肝功能异常等镇痛药物应用禁忌。肾功能、电解质用来检查血尿酸水平及是否合并肾功能不全。血糖、血脂有助于进一步判断有无糖尿病、高脂血症等代谢性疾病。

（3）ESR、CRP：患者多关节肿痛，炎症指标有助于了解关节炎的全身炎症状态。

（4）RF、抗 CCP 抗体、HLA-B27：排查患者有无合并类风湿关节炎或强直性脊柱炎的可能。

（5）泌尿系彩超：了解患者有无长期高尿酸血症所致泌尿系结石，若患者出现肾功能不全，有助于判断肾功能不全的病程。

（6）双足双源 CT：可直观反映患者左足关节周围包块是否为痛风石。

辅助检查结果

（1）血、尿、粪常规：血常规示 WBC 14.83×10^9/L，HB 106 g/L，PLT 402×10^9/L，NEUT 12.31×10^9/L，NEUT% 83%；尿、粪常规未见明显异常。

（2）肝肾功能、电解质、血糖、血脂：ALT 19 U/L，AST 11 U/L，碱性磷酸酶（ALP）242 U/L，γ-谷氨酰转移酶（GGT）442 U/L，总胆固醇（TB）56.4 g/L，Alb 31.1 g/L；肾功能，Cr 63 μmol/L，尿酸（UA）460 μmol/L；电解质、血脂、血糖均正常。

（3）炎症指标：CRP 106.54 mg/L；ESR 77.0 mm/h。

（4）免疫学检查：RF、抗 CCP 抗体、HLA-B27 均阴性。

（5）泌尿系彩超：未见明显异常。

（6）双足双源 CT：双足多发尿酸盐沉积影，左足第一跖趾关节周围大量尿酸盐沉积影（图 1-8）。

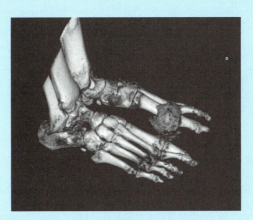

图 1-8　双足双能 CT

---

2. 思维引导　该病例特点可做如下总结：①中年男性，慢性病程，间断急性发作。起病关节为左足第一跖趾关节，表现为红肿热痛，反复发作；关节局部有痛风石；血尿酸增高，双源 CT 可见局部大量尿酸盐结晶沉积；诊断考虑痛风性关节炎。②患者虽有膝、踝关节受累，但无 RA、AS 家族史，且免疫相关检查未发现相关证据，故暂不考虑合并 RA、AS。③除此之外，痛风性关节炎还应与假性痛风（焦磷酸钙沉积症）等其他晶体性关节炎相鉴别。

（四）初步诊断

依据 2015 年 ACR/EULAR 痛风分类标准（表 1-4），患者可诊断为痛风性关节炎。

该分类标准以关节滑囊或痛风结节中找到尿酸盐结晶（MSU）为诊断痛风的"金标准"，强调至少一个外周关节或关节囊出现肿胀、疼痛或压痛时，考虑痛风性关节炎。如果出现症状的关节、关节囊或痛风石中存在尿酸盐结晶，可以确诊痛风，不需要进一步的评分。如果不符合上述条件，进入下列按积分诊断的程序，总分≥8 分可诊断痛风（表 1-4）。

血清尿酸是该分类标准的必需指标,理想的情况下,血清尿酸水平评估应该是在发作 4 周后,没有经过降尿酸治疗的情况下测量并记录最高测定值。

表 1-4　2015 年 ACR/EULAR 痛风分类标准

第一步（纳入标准）	至少一个外周关节或关节囊发作性肿胀、疼痛或压痛

符合本条件时采用下列评分体系

第二步（充分标准）	出现症状的关节、关节囊中存在尿酸盐晶体或痛风石	→ 符合充分标准	→ 诊断为痛风

若不符合,进入第三步

		评估项目		分类	得分	
第三步积分诊断流程评估项目分类得分	（一）临床方面	发作时情况	关节受累情况	累及踝关节或足中段发作（无第一跖趾关节受累）	1	总分≥8分
				第一跖趾关节受累	2	
		发作时特点（包括既往发作）	a.受累关节红肿（病人报告或医生发现）b.受累关节无法忍受的触痛或压痛	符合1个发作特点	1	
				符合2个发作特点	2	
				符合3个发作特点	3	
		发作的时间特点	无论是否抗炎治疗,符合以下至少2项:a.24 h之内疼痛达峰值 b.14 d之内疼痛缓解 c.2次发作间期疼痛完全缓解	有1次典型发作	1	
				反复典型发作	2	
		痛风石的临床证据	痛风石为皮下结节,常见于关节、耳廓、双肘鹰突滑囊、指腹、肌腱,表面皮肤菲薄血供丰富,破溃后可向外排出粉笔屑样尿酸盐结晶	存在	4	
	（二）实验室检查	血尿酸水平（尿酸酶法）	应在发作4周后（即发作间期）且还未行降尿酸治疗的情况下进行检测,必要时重复检测,取检测的最高值进行评分	<4 mg/dL（<240 μmol/L）	-4	
				4~6 mg/dL（240~360 μmol/L）	0	
				6~8 mg/dL（360~480 μmol/L）	2	
				8~10 mg/dL（480~600 μmol/L）	3	
				≥10 mg/dL（≥600 μmol/L）	4	
		关节液分析	对发作关节或者滑囊的滑液行偏振光显微镜检查（应由受过培训者进行评估）	尿酸盐阴性	-2	
	（三）影像学表现	发作关节或滑囊进行影像学检查	超声表现有"双轨征"双能CT有尿酸盐沉积	存在（任何一个）	4	
		痛风相关骨质破坏的影像学证据	X线显示手和/或足至少1处痛风相关骨侵蚀	有	4	

二、治疗经过 »»

1. 初步治疗

（1）非药物治疗：低嘌呤饮食，减少饮酒，控制体重。

（2）药物治疗：依托考昔片，每日 1 次，每次 120 mg，口服。

2. 思维引导 1 痛风非药物治疗的总体原则是改变生活方式。饮食方面需要限制食用动物内脏、贝壳类食物、沙丁鱼等高嘌呤的食物，减少中等嘌呤食物的摄入。戒烟限酒，若患者肥胖则需控制体重，建议 BMI 控制在 $18.5 \sim 23.9$ kg/m^2。除此之外，还需要控制痛风相关伴发病及危险因素，如高血压、糖尿病、高脂血症、肥胖等。痛风的急性发作期治疗原则是快速控制关节疼痛和炎症。EULAR、英国风湿病学会（British Society for Rheumatology，BSR）、2023 版中国内分泌学会（Chinese Society Endocrinology，CSE）和 ACR 均推荐 NSAIDs、秋水仙碱、糖皮质激素。秋水仙碱和 NSAIDs 均为一线药物，对于糖皮质激素的推荐稍有不同（表 1-5）。当存在治疗禁忌或治疗效果不佳时可考虑短期应用糖皮质激素。若患者对上述药物均不耐受，也可考虑应用 IL-1 受体拮抗剂。目前暂无证据支持弱阿片类及阿片类镇痛药对痛风的急性发作有效。

表 1-5 痛风急性发作期各指南药物选择

指南	一线推荐	二线推荐
2016 版 EULAR	秋水仙碱、NSAIDs、糖皮质激素	IL-1 受体拮抗剂
2017 版 BSR	秋水仙碱、NSAIDs	糖皮质激素 IL-1 受体拮抗剂
2020 版 ACR	秋水仙碱、NSAIDs、糖皮质激素	有条件推荐 IL-1 受体拮抗剂
2023 版 CSE	秋水仙碱、NSAIDs、糖皮质激素	IL-1 受体拮抗剂

注：EULAR，欧洲抗风湿病联盟；BSR，英国风湿病学会；CSE，中国高尿酸血症与痛风诊疗指南；ACR，美国风湿病学会。

3. 治疗效果及降尿酸治疗

患者入院后，给予依托考昔 120 mg/次，每日 1 次，口服，治疗 5 d 后患者关节症状明显缓解，能自由行走。复查白细胞及炎症指标均较前明显降低，ESR 由入院 77 mm/h 降低为 45 mm/h，CRP 已恢复正常。查 HLA-B*5801 基因阴性，加用别嘌醇降尿酸治疗，0.25 g/次，每日 1 次，口服。

4. 思维引导 2 治疗方案效果明显，患者关节症状明显缓解，能自由行走，复查 ESR、CRP 均明显降低。患者血尿酸较前明显升高，可能与沉积于关节及其周围组织的尿酸盐晶体重新溶解释放入血有关。因血尿酸水平波动可诱发痛风急性发作，故在急性期不建议开始降尿酸治疗。如果在稳定的降尿酸治疗过程中出现痛风急性发作，无需停用降尿酸药物，可同时进行抗炎镇痛治疗。对于尿酸负荷较重的痛风患者，可能很难将其痛风急性期过渡到慢性期而启动降尿酸治疗，这种情况下，可考虑直接启动降尿酸治疗。对于各指南降尿酸治疗时机的选择见表 1-6。

目前，国际上降尿酸治疗的药物主要分为两种：第一种是抑制尿酸生成药物即黄嘌呤氧化酶抑制剂（XOI），代表药物是别嘌醇和非布司他；第二种是促尿酸排泄药物，代表药物是丙磺舒和苯溴马隆。在使用第二种药物时一般要注意多饮水及使用碱化尿液的药物。目前别嘌醇仍然是推荐的一线药物，非布司他和苯溴马隆各指南推荐稍有不同（表 1-7），此外，近几年还推出一些降尿酸治疗的新药。临床上具体选择何种药物进行降尿酸治疗，除了依靠各指南的推荐外，还要考虑到患者的具体情况，包括合并症等。

需要补充的是，ACR 指南不推荐苯溴马隆是因为美国曾发现服用该药后会导致肝衰竭，因此，被美国食品药品监督管理局(Food and Drug Administration,FDA)禁止使用。ACR指南强调对于有心血管疾病和事件的患者,不建议使用非布司他;对于慢性肾脏病(CKD)≥3期的患者强烈推荐XOI,而不是丙磺舒。CSE建议当患者的估算肾小球滤过率(eGFR)<30 mL/(min·1.73 m²)时,降尿酸药物优先选用非布司他。BSR指南在患者对XOI有禁忌或不耐受时推荐促尿酸排泄药,肾功能正常或轻度损害的患者优选磺吡酮(200~800 mg/d)或丙磺舒(500~2 000 mg/d);肾功能轻度至中度损害患者选苯溴马隆(50~200 mg/d)。

别嘌醇疗效显著、价格低廉,但携带HLA-B*5801基因型的人群易出现别嘌醇超敏反应,致死率高达30%。亚洲和非裔美国人群携带此基因型的频率较高,因此ACR、EULAR和CSE均建议此人群在使用别嘌醇治疗之前,进行HLA-B*5801基因检测,阳性者禁用别嘌醇。

表1-6　痛风急性发作期各指南降尿酸治疗指征

指南	治疗指征
2016版EULAR	每年痛风发作次数≥2次;痛风石;尿酸性关节病;肾结石;年轻(<40岁)、血尿酸>480 μmol/L或合并其他疾病(肾功能受损、高血压、缺血性心脏病、心功能衰竭)的初次痛风发作。
2017版BSR	每年痛风发作次数≥2次;痛风石;慢性痛风性关节炎;关节损伤;肾损伤;尿路结石病史;利尿剂使用;原发性痛风发病较早。
2020版ACR	每年痛风发作次数≥2次;痛风石;痛风导致的影像学损伤;曾有过1次以上痛风发作但发作次数每年<2次; 初次痛风发作包括以下情况之一:CKD≥3期;血尿酸≥540 μmol/L;存在泌尿系结石。
2023版CSE	痛风性关节炎发作≥2次; 或痛风性关节炎发作1次且同时合并下述任意一项:年龄<40岁、血尿酸>480 μmol/L、有痛风石或关节腔尿酸盐沉积证据、尿酸性肾石症或肾功能损害(eGFR<90 mL/min)、高血压、糖耐量异常或糖尿病、血脂紊乱、肥胖、冠心病、脑卒中、心功能不全。

表1-7　痛风急性发作期各指南降尿酸治疗药物的选择

治疗	2016版EULAR	2017版BSR	2023版CSE	2020版ACR
一线治疗	别嘌醇	别嘌醇	别嘌醇	别嘌醇
二线治疗	非布司他 或促尿酸排泄药	非布司他	非布司他 苯溴马隆	非布司他

痛风患者降尿酸治疗目标各大指南略有争议(表1-8),大多数意见为血尿酸长期维持在360 μmol/L以下。若患者已出现痛风石、慢性痛风性关节炎或痛风性关节炎频繁发作,治疗目标降至300 μmol/L以下,直至痛风石完全溶解且关节炎频发症状改善,可调整治疗目标为360 μmol/L以下,并长期维持。人体中尿酸有重要的生理功能,血尿酸过低可能增加患阿尔兹海默症、帕金森病等神经退行性疾病的风险。因此在降尿酸治疗过程中,血尿酸不宜低至180 μmol/L以下。本例患者有痛风石,尿酸控制水平需控制在180~300 μmol/L,该患者长期波动在250~300 μmol/L,痛风石逐渐溶解。

表 1-8 痛风尿酸控制目标

指南	尿酸控制目标
2016 版 EULAR	降尿酸的目标应该是血尿酸水平低于 6 mg/dL（360 μmol/L）； 对于痛风石或者经常痛风发作的患者，降酸目标应该是低于 5 mg/dL（300 μmol/L），这样能够促进晶体更快溶解； 血尿酸水平不应该长期低于 3 mg/dL（180 μmol/L）。
2017 版 BSR	血尿酸最初目的是降低及维持 sUA≤5 mg/dL（300 μmol/L）（目标水平），以预防尿酸盐结晶的进一步形成，同时消除现有的结晶。血尿酸越低，尿酸盐结晶消除速度就越快。 当痛风石已消除且患者仍然无症状时，可以调整 ULT 剂量，维持 sUA≤6 mg/dL（360 μmol/L）（相对较宽松的目标水平），以避免晶体沉积和极低 SUA 可能引起的副作用。
2020 版 ACR	本版指南提出所有接受降尿酸治疗（Urate-Lowering Therapy，ULT）的患者，达到并维持血尿酸<6 mg/dL（360 μmol/L），并未提及痛风石患者降至血尿酸<5 mg/dL（300 μmol/L），可能缺乏足够的推荐证据； 而对于既往指南中提出的 ULT 血尿酸最低不能<3 mg/dL（180 μmol/L），本版指南亦未提及。
2023 版 CSE	痛风患者降尿酸治疗目标为血尿酸<360 μmol/L，并长期维持； 若患者已出现痛风石、慢性痛风性关节炎或痛风性关节炎频繁发作，降尿酸治疗目标为血尿酸<300 μmol/L，直至痛风石完全溶解且关节炎频繁发作症状改善，可将治疗目标改为血尿酸<360 μmol/L，并长期维持； 因人体中正常的尿酸水平有其重要的生理功能，血尿酸过低可能增加阿尔茨海默病、帕金森病等神经退行性疾病的风险。因此建议，降尿酸治疗时血尿酸不低于 180 μmol/L。

治疗后随访

治疗随访至 1 年时，患者血尿酸水平维持在 250~300 μmol/L，左足痛风石较前有所缩小。

三、思考与讨论 »»

关于痛风的诊治从 ACR 指南到 EULAR 共识，再到经历数次更新的国内指南，对风湿科医师临床诊疗给予了很好的指导。本病例完全按照 2015 年 ACR/EULAR 痛风分类标准进行诊断，该标准指出，如果出现症状的关节、关节囊或痛风石中存在尿酸盐结晶，可以确诊痛风，不需要进一步的评分。

痛风的急性发作是由于血尿酸浓度超过其正常溶解度，沉积于关节及其周围组织，诱导单核-巨噬细胞活化产生 TNF-α、IL-6 等致炎因子而引起关节炎发作，待炎症缓解后关节及周围组织内的尿酸盐重新溶解释放入血，引起尿酸处于高水平。痛风急性发作期，NSAIDs、秋水仙碱、糖皮质激素均为一线药物，但应综合考虑，对于肾功能不全，非甾体抗炎药和秋水仙碱均非合适之选，甚至可能进一步加重损伤。

关于降尿酸治疗开始的时机，我国痛风指南认为痛风应在急性期缓解至少 2 周后开始降尿酸治疗，但有的患者关节肿痛反复发作，无启动降尿酸治疗的合适时机。2012 年 ACR 指南建议在开始有效抗炎治疗的基础上"可以"启动降尿酸治疗，2020 年 ACR 指南依旧作为有条件推荐，同时可以结合患者意愿；而 2016 年 EULAR 建议中提到目前相关研究并未得到一致结论。考虑本患者尿酸负荷较重，加之目前存在痛风石，在患者疼痛大幅度改善后便启动了降尿酸治疗。

该患者病史 5 年,其间未规范诊治,造成该患者未能及诊治的原因可能如下:①医生对痛风患者教育不足,导致患者未正规诊治,出现痛风石。②患者本人对疾病认识不重视,不痛不治现象普遍。因此,在我们实际的临床工作中,一定要对患者做好疾病知识教育,让患者科学的认识疾病,以免造成不可挽回的后果,给患者及家庭带来巨大的损失。

四、练习题 »»

1.高尿酸血症的常见原因有哪些?

2.急性痛风性关节炎典型临床表现有哪些?

3.原发性高尿酸血症和痛风的防治目的是什么?

4.降尿酸药物的分类及常见药物有哪些?

五、推荐阅读 »»

[1]GARY S. FIRESTEIN,RALPH C. BUDD,SHERINE E. GABRIEL,et al. 凯利风湿病学(第 10 版)
[M]. 栗占国,主译. 北京:北京大学出版社,2020.

[2]NEOGI T,JANSEN TL,DALBETH N,et al. 2015 Gout classification criteria:an American College of Rheumatology/European League Against Rheumatism collaborative initiative[J]. Ann Rheum Dis,2015,74(10):1789-1798.

（魏艳林）

第二章　系统性红斑狼疮

案例 10　狼疮肾炎

26 岁女性,1 个月前出现蝶形红斑。2 周前出现双下肢凹陷性水肿,泡沫尿,尿量约 1000 mL/d。5 d 前当地医院发现血尿、蛋白尿。收入我院后查低补体血症、抗核抗体等多种自身抗体阳性,诊断为"系统性红斑狼疮 狼疮肾炎",给予糖皮质激素、免疫抑制剂(吗替麦考酚酯)治疗,病情好转后出院。

一、病历资料

(一)接诊

女性患者,26 岁。

1. 主诉　面部红斑 1 个月,双下肢水肿 2 周。

2. 问诊重点及技巧　患者首发表现为面部红斑,应重点询问是否伴随其他皮肤黏膜相关的临床表现。水肿常见于心脏、肝及肾疾病,也可以是系统性疾病脏器受累的表现,应注意询问水肿的性质、加重和缓解的因素,诊治经过及治疗效果等。

3. 问诊内容

(1)诱发因素:有无过敏史、日光或紫外线暴露史、受凉、感染等诱发因素。

(2)主要症状:面部红斑,注意询问并观察红斑的大小、具体部位、形状。

(3)伴随症状:有无心慌、胸闷、呼吸困难;有无恶心、呕吐、腹胀;有无泡沫尿、尿量减少、体重增加;有无下肢水肿部位疼痛。

(4)诊治经过:是否用药,何时开始用药、用何种药物,具体剂量、效果如何。

(5)既往史:有无肝炎、结核、高血压病、心脏病、肝、肾疾病病史。

(6)个人史:有无近期日光或紫外线暴露史,有无化学性物质、放射性物质、有毒物质接触史。

(7)婚育史:询问婚姻状况,如已婚应询问是否有自发性流产等不良妊娠史。

(8)家族史:有无自身免疫性疾病家族史。

问诊结果

1 个月前无明显诱因出现双侧颊部蝶形红斑,跨过鼻梁,不伴瘙痒、疼痛,未在意。2 周前出现双下肢凹陷性水肿,泡沫尿,尿量约 1000 mL/d,无心慌、胸闷、食欲缺乏、腹痛、腹胀,无尿频、尿急、尿痛,无口干、眼干、口腔溃疡、关节肌肉疼痛、雷诺现象。5 d 前至当地医院,查血常规:白细胞 $5.88×10^9$/L、血红蛋白 118 g/L、血小板 $155×10^9$/L;尿常规:蛋白(+++),红细胞 134 个/μL,

白细胞 107 个/μL。为进一步诊治至我院就诊，门诊以"系统性红斑狼疮 狼疮肾炎"收入院。发病以来，精神可，食欲正常，睡眠欠佳，大小便正常，体重增加 2kg。无自身免疫性疾病家族史。

4. 思维引导 典型的蝶形红斑主要见于系统性红斑狼疮（systemic lupus erythematosus，SLE），表现为颧部对称性水肿性红斑，通过鼻梁相连，是 SLE 最具特征性的皮疹。考虑到患者合并大量蛋白尿，临床应当想到狼疮肾炎（lupus nephritis，LN）的可能性。此外应注意鉴别有无过敏性皮炎，肾受累时要鉴别有无原发性肾脏疾病。

（二）体格检查

1. 重点检查内容及目的 患者颜面部、心肺、腹部、双下肢应作为重点。颜面部尤其注意检查有无眼睑水肿、睑结膜苍白、巩膜黄染，近期有无视力下降；观察面部皮疹的位置、颜色、形状、大小、有无脱屑、水疱、破溃等；毛发分布情况，有无脱发、眉毛脱落；口腔主要关注有无口腔黏膜溃疡、龋齿。除了颜面部，还需要仔细检查全身皮肤，特别是四肢远端有无血管炎样表现，如网状青斑、雷诺现象、紫癜、指（趾）端点状缺血、结节性红斑、皮肤溃疡、坏疽等。听诊心率是否正常、心脉率是否一致，心脏各瓣膜听诊区有无异常杂音，肺部听诊有无啰音、呼吸音减弱，腹部是否膨隆，是否有移动性浊音阳性，肝、脾是否可触及等。双下肢水肿，主要观察双下肢的颜色、触摸皮温，是否有凹陷性水肿，两侧是否对称。

体格检查结果

T 36.5 ℃ P 88 次/min R 17 次/min BP 130/82 mmHg

神志清楚，精神可，自主体位，表情自如，查体合作。全身皮肤黏膜无黄染，面部蝶形红斑，跨过鼻梁，伴脱屑，无瘙痒、水疱、溃烂，无皮下出血、皮下结节。头发分布、色泽正常。眉毛无脱落，眼睑无水肿。结膜无充血、水肿、苍白。巩膜无黄染、斑点。无龋齿，无口腔溃疡、出血。心、肺、腹查体无异常。双下肢对称性凹陷性水肿，无压痛、皮温正常。

---

2. 思维引导 通过详细体格检查发现患者有面部蝶形红斑、双下肢凹陷性水肿，提示系统性红斑狼疮可能性大。应当进一步完善常规化验、自身抗体、相应影像学检查，必要时行肾穿刺活检术，协助诊断并明确肾病理类型，指导预后。此外应注意排除感染及肿瘤性疾病。

（三）辅助检查

1. 主要内容及目的

（1）血常规：SLE 累及血液系统可能会出现白细胞减少（特别是淋巴细胞减少）、贫血（约 10% 为 Coombs 试验阳性的溶血性贫血）、血小板减少。结果异常与 SLE 疾病活动有一定相关性。

（2）尿常规和 24 h 尿蛋白定量：明确有无蛋白尿、血尿、白细胞尿、管型尿，协助评估有无肾受累。

（3）生化指标：肾受累时可有低白蛋白血症、血肌酐升高、高钾血症、低钙血症、高磷血症，肾病综合征可能会出现高脂血症。合并自身免疫性肝病时可能出现转氨酶、胆管酶、胆红素升高；肌酶升高提示可能出现肌肉损害或合并炎性肌病。

（4）血凝试验：评估有无凝血功能异常。

（5）传染病：评估有无传染性疾病。

（6）炎症指标、补体和免疫球蛋白：通常查总补体（CH50）、C3 和 C4，血沉、C 反应蛋白、免疫球蛋白 IgG、IgM、IgA。补体低下，提示 SLE 病情活动，病情稳定后多数人补体会恢复正常。病情活动期可能会出现血沉、C 反应蛋白及免疫球蛋白升高,稳定后会恢复正常。

（7）自身抗体:主要查抗核抗体谱,包括抗核抗体、抗 dsDNA 抗体、抗 ENA 抗体谱,抗磷脂综合征相关抗体包括抗心磷脂抗体、狼疮抗凝物、抗 β$_2$-糖蛋白 1 抗体、梅毒血清试验,抗组织细胞抗体如抗红细胞膜抗体(现以 Coombs 试验测得)。部分患者血清可能会出现类风湿因子和抗中性粒细胞胞浆抗体阳性。

（8）甲状腺功能和甲状腺抗体:多数患者可能会合并桥本甲状腺炎、甲状腺功能减退症,少部分患者可能会合并甲状腺功能亢进症。

（9）感染指标:查 PCT、G/GM、病毒及 T-SPOT 评估有无感染,为后续大剂量激素治疗排除相关禁忌。

（10）心电图:评估是否有心脏受累。

（11）心脏、腹部彩超:心脏彩超评估是否有心脏受累、心包积液、肺动脉高压,腹部彩超评估肝、脾、肾大小和形态是否正常。

（12）胸部 CT:评估是否合并肺部受累、胸腔积液、感染等。

（13）肾穿刺活检术:明确肾病理类型,指导治疗,评估预后。

辅助检查结果

（1）血常规:WBC 6.94×10^9/L,RBC 4.58×10^{12}/L,Hb 115.0 g/L,PLT 176×10^9/L。

（2）尿常规:蛋白(+++),红细胞 105.00/μL,白细胞 98.00/μL,24 h 尿蛋白定量 4.21 g。

（3）生化指标:白蛋白 28.3 g/L,总胆固醇 6.06 mmol/L,甘油三酯 2.24 mmol/L,电解质、血糖、肾功能、肌酶谱无异常。

（4）血凝试验:正常。

（5）传染病筛查:阴性。

（6）炎症指标、补体和免疫球蛋白:C3 0.18 g/L,C4 0.05 g/L,血沉 45.00 mm/h,CRP、免疫球蛋白均正常。

（7）自身抗体:抗核抗体(IgG 型)1∶1000(++),抗双链 DNA 抗体(IgG 型)阳性(+),抗双链 DNA 抗体 IgG 型 421.1 IU/mL,抗组蛋白抗体阳性(+),抗核小体抗体阳性(+),抗 Ro52 抗体强阳性(+++),抗 SSA 抗体强阳性(+++),抗 nRNP/Sm 抗体阳性(++),抗心磷脂抗体、抗 β$_2$-糖蛋白 1 抗体、狼疮抗凝物、ANCA、Coombs 试验均阴性。

（8）甲状腺功能及抗体:正常。

（9）感染指标:PCT、G/GM、病毒及 T-SPOT 均为阴性。

（10）心电图:正常心电图。

（11）心脏和腹部彩超:心房心室结构正常,肺动脉压 29 mmHg,肝胆胰脾肾未见明显异常。

（12）胸部 CT:未见异常。

（13）肾脏病理:弥漫节段增生性狼疮肾炎［Ⅳ-(A)型 LN］,评分:活动性指数/慢性化指数(AI/CI)12/0。

---

2. 思维引导 该病例特点可做如下总结:①青年女性,急性病程;②多脏器受累:具体表现为典型的面部蝶形红斑和肾受累,表现为大量蛋白尿、血尿、白细胞尿;③补体 C3、C4 水平下降;④自身抗体阳性:抗核抗体、抗 dsDNA 抗体等多种自身抗体。

（四）初步诊断

依据 2019 年 EULAR/ACR 有关 SLE 的分类标准(表 2-1),总分≥10 分即可诊断,该患者急性皮肤狼疮(6分)、补体C3和C4水平下降(4分)、抗dsDNA抗体阳性(6分)、肾病理证实为Ⅳ-(A)型LN(10分),总分26分,可以诊断为系统性红斑狼疮。根据2003年国际肾脏病学会(International Society of Nephrology, ISN)和肾脏病理学会(Renal Pathology Society, RPS)(ISN/RPS)制定的LN分类标准进行分型(表2-2)。诊断明确之后要根据患者受累脏器和严重程度进行疾病活动度的评估。有多种标准可用于疾病活动度评估,现用的标准有SLEDAI、SLEDAI-2000、SLAM、BILAG等。较为简明实用的为SLEDAI-2000(表2-3),该患者面部皮疹、蛋白尿、血尿、脓尿、低补体血症、抗dsDNA抗体阳性,SLEDAI-2000评分为18分,属于重度疾病活动。

表2-1　2019年EULAR/ACR有关SLE的分类标准

入围标准:ANA阳性史(Hep2免疫荧光法≥1:80) (要求至少包括1条临床分类标准以及总分≥10分可诊断)		
临床标准	定义	权重
全身状态	发热>38.3 ℃	2
血液系统	白细胞减少症<$4×10^9$/L	3
	血小板减少症<$100×10^9$/L	4
	溶血性贫血	4
神经系统症状	谵妄	2
	精神异常	3
	癫痫	5
皮肤黏膜病变	非瘢痕性脱发	2
	口腔溃疡	2
	亚急性皮肤狼疮或盘状狼疮	4
	急性皮肤狼疮	6
浆膜炎	胸膜或心包渗出液	5
	急性心包炎	6
肌肉骨骼症状	关节受累	6
肾脏	尿蛋白>0.5 g/24 h	4
	肾脏病理WHO Ⅱ或Ⅴ型狼疮肾炎	8
	肾脏病理WHO Ⅲ或Ⅳ型狼疮肾炎	10
免疫学	抗心磷脂抗体/$β_2$GP1/狼疮抗凝物一项及以上阳性	2
	补体:C3或C4下降	3
	C3和C4下降	4
	SLE特异性抗体:抗dsDNA或Sm抗体阳性	6

附加标准:①如果该标准能被其他比SLE更符合的疾病解释,不计分;②标准至少出现一次就足够;③至少符合一条临床标准且总分≥10分可诊断;④标准不必同时发生;⑤在每个定义纬度,只取最高分。

表2-2 国际肾脏病协会和肾脏病理学会(ISN/RPS)2018年修订的LN分类标准

1. Ⅰ型：系膜轻微病变性LN（Class Ⅰ，Minimal mesangial LN） 光镜下基本正常，免疫荧光可见系膜区免疫复合物沉积。
2. Ⅱ型：系膜增生型LN（Class Ⅱ，Mesangial proliferative LN） 光镜下可见系膜细胞增生（≥4个细胞核出现在系膜区基质中，不包括血管极）或系膜基质增多，伴系膜区免疫复合物沉积； 免疫荧光或电镜下可见少量孤立的上皮下或内皮下沉积物。
3. Ⅲ型：局灶性LN（Class Ⅲ，Focal LN） 活动或非活动性、局灶、节段或球性、毛细血管内细胞增多或毛细血管外增生性肾小球肾炎，受累肾小球占全部肾小球的50%以下；可见局灶性的内皮下免疫复合物沉积，伴有或无系膜增生。
4. Ⅳ型：弥漫性LN（Class Ⅳ，Diffuse LN） 活动或非活动性病变，呈弥漫性、节段或球性的肾小球内增生病变，或新月体性肾小球肾炎，受累肾小球占全部肾小球的50%以上，常伴弥漫性内皮下免疫复合物沉积，伴或不伴系膜病变。此型也包括弥漫性白金耳形成而极少伴或不伴球性增生。
5. Ⅴ型：膜性LN（Class Ⅴ，Membranous LN） 免疫荧光或电镜下可见球性或节段性上皮下连续性免疫复合物沉积，或光镜下可见因上皮下免疫复合物沉积所致的形态学改变，伴或不伴系膜病变。Ⅴ型膜性LN可合并Ⅲ型或Ⅳ型病变，应作出复合性诊断，如Ⅲ+Ⅴ型，Ⅳ+Ⅴ型等，并可进展为Ⅵ型硬化性LN。
6. Ⅵ型：严重硬化性LN（Class Ⅵ，Advanced sclerosing LN） 超过90%的肾小球呈球性硬化，不再伴活动性病变。

表2-3 系统性红斑狼疮疾病活动度评分（SLEDAI-2000）

分数	项目	定义
8	癫痫发作	最近开始发作的，除外代谢、感染、药物所致
8	精神症状	严重紊乱干扰正常活动。除外尿毒症、药物影响
8	器质性脑病	智力的改变伴定向力、记忆力或其他智力功能的损害并出现反复不定的临床症状，至少同时有以下两项：感觉紊乱、不连贯的松散语言、失眠或白天瞌睡、精神活动增多或减少。除外代谢、感染、药物所致
8	视觉受损	SLE视网膜病变，除外高血压、感染、药物所致
8	脑神经异常	累及脑神经的新出现的感觉、运动神经病变
8	狼疮性头痛	严重持续性头痛，麻醉性镇痛药无效
8	脑血管意外	新出现的脑血管意外。应除外动脉硬化
8	血管炎	溃疡、坏疽、有触痛的手指小结节、甲周碎片状梗死、出血或经活检、血管造影证实
4	关节炎	2个以上关节痛和炎性体征（压痛、肿胀、渗出）
4	肌炎	近端肌痛或无力伴CPK/醛缩酶升高，或肌电图改变或活检证实
4	管型尿	颗粒管型或红细胞管型
4	血尿	>5个RBC/HP，除外结石、感染和其他原因
4	蛋白尿	>0.5 g/24 h，新出现或近期增加
4	脓尿	>5个WBC/HP，除外感染

续表 2-3

分数	项目	定义
2	脱发	新出现或复发的异常斑片状或弥散性脱发
2	皮疹	新出现或复发的炎症性皮疹
2	黏膜溃疡	新出现或复发的口腔或鼻黏膜溃疡
2	胸膜炎	胸膜炎性胸痛伴胸膜摩擦音、渗出或胸膜肥厚
2	心包炎	心包炎性疼痛伴以下至少一项：心包摩擦音、渗出或经心电图/超声证实
2	低补体血症	CH50、C3 或 C4 低于正常值下限
2	抗 dsDNA 抗体水平升高	Fan 方法检测应>25%，或高于正常
1	发热	>38 ℃，须除外感染因素
1	血小板降低	<100×10^9/L
1	白细胞减少	<3×10^9/L，须除外药物因素

注：轻度活动≤6 分；中度活动 7~12 分；重度活动≥12 分。

二、治疗经过

1. 初步治疗

（1）糖皮质激素：甲泼尼龙 0.5 g 每日 1 次 静脉冲击治疗 3 d，后序贯泼尼松片 0.5 mg/(kg·d) 晨起顿服。

（2）免疫调节剂：羟氯喹片 0.2 g 每日 2 次 口服。

（3）免疫抑制剂：吗替麦考酚酯 1.0 g 每日 2 次 口服。

（4）其他：应用血管紧张素转换酶抑制剂（ACEI）类药物辅助降低尿蛋白、保护肾，补充钙剂及维生素 D$_3$。

2. 思维引导

系统性红斑狼疮是一种高度异质性的自身免疫性疾病，多系统受累和免疫学异常（特别是抗核抗体阳性）是 SLE 的主要特点。SLE 病因未明，可能与下列因素有关：①遗传；②环境因素（感染、食物、日光、药物等）；③雌激素。该病好发于育龄期女性，女性发病年龄峰值为 15~40 岁，女∶男比例为(10~12)∶1。SLE 的临床表现多种多样，可累及全身各个系统或脏器，病程和疾病严重性不一；不同患者的受累器官或系统可能不同，同一患者在病程的不同阶段也会出现不同的临床表现；相同系统受累的患者对治疗的反应也具有明显差异。SLE 的自然病程多表现为病情的加重与缓解交替。对其疾病活动度和严重性的正确评估是制订治疗方案和判断预后的重要依据。SLE 确诊后可根据 SLE 疾病活动指数（SLE disease activity index，SLEDAI）评分评估疾病活动度，其内容包括临床症状和实验室检查。

LN 的治疗包括诱导缓解和维持治疗，糖皮质激素是治疗 LN 的主要药物之一，其应用的基本原则为诱导阶段起始应该足量，病情稳定后缓慢减量，并长期维持。活动增生性 LN（Ⅲ型、Ⅳ型、Ⅲ/Ⅳ+Ⅴ型），先给予大剂量甲泼尼龙静脉冲击治疗（500 mg/d 或 1000 mg/d，静脉滴注，连续 3 d），序贯口服泼尼松 0.5 mg/(kg·d)。病变特别严重的患者（如新月体比例超过 50%），甲泼尼龙静脉冲击治疗可重复一个疗程。其他类型 LN 可口服泼尼松，剂量为 0.5~1.0 mg/(kg·d)，4~6 周后逐步减量，长期维持激素最好能减量至 5 mg/d 以内。LN 在病情活动时大多需要选用免疫抑制剂联合治疗，有利于更好地控制肾炎活动，保护肾功能，减少复发，以及减少激素的用量和不良反应。常用的免疫抑制剂有环磷酰胺(CTX)、吗替麦考酚酯(MMF)、环孢素 A、他克莫司、硫唑嘌呤(AZA)、来氟米特等。《中国狼疮肾炎诊断和治疗指南》对不同病理类型 LN 的免疫抑制剂选择进行了描述,见表2-4。

表2-4 狼疮肾炎病理类型与治疗方案

病理类型	诱导方案	维持方案
Ⅰ型	激素,或激素联合免疫抑制剂控制肾外活动	激素,或激素联合免疫抑制剂控制肾外活动
Ⅱ型	激素,或激素联合免疫抑制剂	MMF,或 AZA
Ⅲ型和Ⅳ型	MMF,IV-CYC,或多靶点	MMF,或多靶点
Ⅲ+Ⅴ型和Ⅳ+Ⅴ型	多靶点,或 CNI,或 MMF	多靶点,或 MMF
Ⅴ型	多靶点,或 CNI,或 TW	MMF,或 AZA
Ⅵ型	激素,或激素联合免疫抑制剂控制肾外活动	激素

注:MMF,吗替麦考酚酯;CNI,神经钙调蛋白抑制剂;IV-CYC,静脉注射环磷酰胺;TW,雷公藤多苷;AZA,硫唑嘌呤

CTX 可用美国国立卫生研究院(National Institutes of Health,NIH)研究的大剂量或欧洲 Euro-lupus 研究小剂量两种方案,NIH 方案用法为 CTX $0.75 \text{ g/m}^2(0.5 \sim 1 \text{ g/m}^2)$,静脉注射,每月 1 次。欧洲方案为 0.5 g 静脉注射,每两周 1 次。MMF 用量为 $2.0 \sim 3.0$ g/d,亚洲人群推荐剂量偏小,一般不超过 2.0 g/d。可根据患者耐受性调整剂量,有条件者还可以根据麦考酚酸(MPA)血药浓度调整剂量。CTX 副作用主要有骨髓、性腺抑制、脱发、肝损害等。有生育要求者,优先选择 MMF 方案。目前对于一些活动性或难治性 SLE 可在常规治疗的基础上联合生物制剂,像 B 淋巴细胞刺激因子抑制剂贝利尤单抗或抗 CD20 单克隆抗体利妥昔单抗等。此外,对于一些重症或狼疮危象患者也可以考虑应用人免疫球蛋白、血浆置换、免疫吸附等治疗手段。

治疗后随访

激素联合免疫抑制剂治疗后患者皮疹于半月内恢复正常,治疗过程中泼尼松片每 2 周减 1 片,3 个月减至 7.5 mg/d 维持,3 个月时复查 24 h 尿蛋白定量 0.12 g,尿沉渣阴性,白蛋白 40.5 g/L,血肌酐 45 μmol/L,肾达到完全缓解。

三、思考与讨论

该患者表现为皮肤和肾的受累,补体降低,ANA 及抗 ds-DNA 抗体阳性,支持 SLE 的诊断,肾穿刺病理亦证实为弥漫节段增生性狼疮性肾炎[Ⅳ-(A)型 LN]。SLE 的治疗应结合患者脏器受累情况进行个体化治疗,最大限度延缓疾病进展,降低器官损伤,改善患者预后。

合理选择糖皮质激素和免疫抑制剂是成功的关键,激素的剂量及用法取决于肾脏损伤的类型、活动性、严重程度及其他器官损伤的范围和程度,这就对风湿科医生提出了很高的要求,对于重型狼疮,激素冲击时需要快、准、狠,而当疾病缓解后,要尽可能减少激素的使用量。另外在使用糖皮质激素时常规补充钙剂和维生素 D_3,必要时可联合使用双磷酸盐抗骨质疏松治疗。在激素和免疫抑制剂的使用中,要时刻警惕感染的发生,降低感染率,特别是重症肺炎的发生也是我们面临的重大挑战。

SLE 的病情复杂多变,常出现一些意想不到的情况,所以建议临床医生做好疾病的科普。一方面,让患者更加客观的认识系统性红斑狼疮,树立战胜它的决心和信心;另一方面,也要心存敬畏,很多药物不能随便停用,包括激素和羟氯喹等。对患者的科普宣教和治疗方案的制订同样重要。

本例患者经过规范的糖皮质激素和免疫抑制剂的使用,病情得到了有效控制。

四、练习题

1. 如何诊断狼疮肾炎?

2. 简述 SLE 自身抗体谱中的主要抗体及其临床意义。

3. SLE 的治疗除了传统的糖皮质激素和免疫抑制剂,还有哪些新的治疗药物?

五、推荐阅读

[1] GARY S. FIRESTEIN, RALPH C. BUDD, SHERINE E. GABRIEL, et al. 凯利风湿病学(第 10 版)[M]. 栗占国, 主译. 北京: 北京大学出版社, 2020.

[2] ARINGER M, COSTENBADER K, DAIKH D, et al. 2019 European League Against Rheumatism/American College of Rheumatology classification criteria for systemic lupus erythematosus [J]. Ann Rheum Dis, 2019, 71(9): 1400-1412.

[3] FANOURIAKIS A, KOSTOPOULOU M, ALUNNO A, et al. 2019 update of the EULAR recommendations for the management of systemic lupus erythematosus [J]. Ann Rheum Dis, 2019, 78(6): 736-745.

[4] 中华医学会风湿病学分会, 国家皮肤与免疫疾病临床医学研究中心, 中国系统性红斑狼疮研究协作组. 系统性红斑狼疮诊断及治疗指南 [J]. 中华内科杂志, 2020, 59(3): 172-185.

[5] GLADMAN DO, IBAFIEZ D, UROWITZ MB. Systemic lupus erythematosus disease activity index 2000 [J]. J Rheumatol, 2002, 29(2): 288-291.

[6] 中国狼疮肾炎诊断和治疗指南编写组. 中国狼疮肾炎诊断和治疗指南 [J]. 中华医学杂志, 2019, 99(44): 3441-3455.

(孙金磊)

案例 11 神经精神狼疮

20 岁女性, 1 个月前出现面部对称性蝶形红斑伴脱发, 5 d 前出现发热, 外院查血常规提示白细胞减少、贫血, 至我院就诊, 检查提示低补体血症, 抗核抗体等多种自身抗体阳性, 诊断为系统性红斑狼疮累及血液系统, 住院期间突发抽搐, 头颅 MRI 提示双侧额顶颞叶、右侧岛叶、双侧小脑半球多发异常信号, 考虑狼疮脑病, 给予大剂量糖皮质激素联合环磷酰胺治疗, 病情逐渐缓解。

一、病历资料

(一)接诊

女性患者, 20 岁。

1. 主诉 面部红斑伴脱发 1 个月, 发热 5 d。

2. 问诊重点及技巧 青年女性患者, 临床主要表现为面部红斑、脱发、发热, 不能排除过敏、感染及其他系统性疾病, 应问诊是否还有其他系统症状。

3. 问诊内容

(1)诱发因素: 有无过敏史、日光或紫外线暴露史、受凉、感染等诱发因素。

(2)主要症状: 面部红斑, 注意观察红斑的形状、大小、部位, 脱发应注意观察部位、发质、头发颜色以及是否为斑秃,发热要询问热峰、热型。

（3）伴随症状：有无关节肌肉疼痛、口腔溃疡、雷诺现象、光过敏、口干、眼干、腮腺炎,有无头痛、畏寒、寒战,有无咳嗽、咳痰,有无尿频、尿急、尿痛,有无腹痛、腹泻。

（4）诊治经过：是否用药,何时开始用药,用何种药物,具体剂量、效果如何。

（5）既往史：有无慢性乙型病毒性肝炎、慢性丙型病毒性肝炎、艾滋病、梅毒、结核病史,有无过敏史、特殊用药史。

（6）个人史：有无化学性物质、放射性物质、有毒物质接触史。

（7）婚育史：询问婚姻状况,如已婚应询问是否有自发性流产等不良妊娠史。

（8）家族史：有无自身免疫性疾病家族史。

问诊结果

1个月前暴晒后出现两颊部蝶形红斑,跨过鼻梁,伴脱发,呈非瘢痕性,皮疹无瘙痒,无口干、眼干、口腔溃疡、关节肌肉疼痛、雷诺现象等,至当地诊所按照"过敏性皮炎"给予外用药膏涂抹（具体不详）,效果欠佳。5 d前无明显诱因出现发热,热峰38.5 ℃,呈不规则热型,无畏寒、寒战、咳嗽、咳痰、心慌、胸闷、腹痛、腹泻、尿频、尿急、尿痛等。至当地医院门诊查血常规：白细胞 $2.56×10^9$/L、血红蛋白 78 g/L、血小板 $115×10^9$/L。为进一步诊治至我院就诊,门诊以"系统性红斑狼疮"收入院。发病以来,精神欠佳,食欲正常,睡眠欠佳,大小便正常,体重无减轻。无前驱感染史,无过敏史,无用药史,无自身免疫性疾病家族史。

---

4. 思维引导　患者青年女性,表现为面部蝶形红斑、发热、血液系统白细胞减少、贫血多系统受累。患者皮疹突出,注意鉴别有无皮肌炎、过敏性皮炎等；发热须鉴别是感染性还是非感染性；血液系统受累要注意鉴别是否有血液系统疾病,如白血病、再生障碍性贫血、骨髓增生异常综合征等。考虑到患者为青年女性,多系统受累,应当考虑系统性红斑狼疮的可能。

（二）体格检查

1. 重点检查内容及目的　患者头面部、关节以及浅表淋巴结应作为重点。头面部尤其应注意眼睛有无眼睑水肿、睑结膜苍白、巩膜黄染、眼干燥症,近期有无视力下降；面部皮疹的位置、颜色、形状、大小,有无脱屑、水疱、破溃等；毛发分布情况,有无脱发、眉毛脱落；口腔主要关注有无口腔黏膜溃疡、口干、龋齿。关节查体主要观察有无关节肿胀、压痛,有无畸形破坏、活动障碍。浅表淋巴结有无触及肿大,若有肿大应估测大小,明确是否有压痛、质地及活动度如何、是否与周围组织粘连等。此外,还需要注意有无皮下水肿,其他皮肤有无皮疹,特别是四肢远端有无血管炎样表现,如网状青斑、雷诺现象、紫癜、指（趾）端点状缺血、结节性红斑、皮肤溃疡、坏疽等。肺部听诊有无啰音、呼吸音减弱,心脏各瓣膜听诊区有无异常杂音,腹部是否膨隆,叩诊是否有浊音,若有是否移动性浊音阳性等。

体格检查结果

T 36.6 ℃ P 75 次/min R 16 次/min BP 113/75 mmHg

神志清楚,精神欠佳,自主体位,表情自如,查体合作。全身皮肤黏膜无黄染,面部蝶形红斑,跨过鼻梁,伴脱屑,无瘙痒、水疱、溃烂,无皮下出血、皮下结节、瘢痕,皮下无水肿。全身浅表淋巴结未触及。头发稀疏、色泽正常。眉毛无脱落,眼睑无水肿。结膜苍白,无充血、水肿,巩膜无黄染。无龋齿,口腔无溃疡、出血点。关节无红肿、疼痛、压痛、积液、活动度受限、畸形,肌肉无萎缩。心、肺、腹查体无异常。

2. 思维引导　通过详细体格检查发现患者面部蝶形红斑、头发稀疏,提示系统性红斑狼疮可能性大。应当进一步完善常规化验、自身抗体、相应影像学检查,协助诊断并排除感染性病变等。

(三)辅助检查

1. 主要内容及目的

(1)血常规:SLE 累及血液系统可能会出现白细胞减少(特别是淋巴细胞减少)、贫血(约10%为 Coombs 试验阳性的溶血性贫血)、血小板减少。结果异常与 SLE 疾病活动有一定相关性。

(2)尿常规:明确有无蛋白尿、血尿、白细胞尿、管型尿,协助评估有无肾受累。

(3)生化检查:肾受累时可有低白蛋白血症、Scr 升高、高钾血症、低钙血症、高磷血症,肾病综合征表现可能会出现高脂血症。可能会合并自身免疫性肝病,出现转氨酶、胆管酶、胆红素升高;肌酶升高提示可能出现肌肉的受累。

(4)血凝试验:评估有无凝血功能异常。

(5)传染病:评估有无传染性疾病。

(6)炎症指标:通常查总补体(CH50)、C3 和 C4,血沉、C 反应蛋白、免疫球蛋白 IgG、IgM、IgA。补体低下,提示 SLE 病情活动,病情稳定后多数人补体会恢复正常。病情活动期可能会出现血沉、C 反应蛋白及免疫球蛋白升高,稳定后会恢复正常。

(7)自身抗体:主要查抗核抗体谱,包括抗核抗体、抗 dsDNA 抗体、抗 ENA 抗体谱,抗磷脂抗体包括抗心磷脂抗体、狼疮抗凝物、抗 β_2-糖蛋白 1 抗体、梅毒血清试验,抗组织细胞抗体如抗红细胞膜抗体(现以 Coombs 试验测得)。部分患者血清可能会出现类风湿因子和抗中性粒细胞胞浆抗体阳性。

(8)甲状腺功能和甲状腺抗体:多数患者可能会合并桥本甲状腺炎、甲状腺功能减退症,少部分患者可能会合并甲状腺功能亢进症。

(9)降钙素原:评估有无感染,特别是细菌感染可能。

(10)EB 病毒、巨细胞病毒抗体:评估有无病毒感染。

(11)心电图:评估是否有心脏受累。

(12)心脏、泌尿系彩超:评估是否有心脏受累、心包积液、肺动脉高压,以及肾大小形态是否正常。

(13)胸部 CT:评估是否合并肺部受累、胸腔积液、感染等。

辅助检查结果

(1)血常规:WBC 2.82×10^9/L,RBC 3.52×10^{12}/L,Hb 70.0 g/L,PLT 205×10^9/L,淋巴细胞计数 0.45×10^9/L,网织红细胞计数 184×10^9/L。

(2)尿常规:蛋白阴性,红细胞 2/μL,白细胞 4/μL。

(3)生化:电解质、血糖、血脂、肝功能、肾功能、肌酶谱无异常。

(4)血凝试验:未见异常。

(5)传染病筛查:乙型肝炎病毒表面抗体 243.528 mIU/mL,余阴性。

(6)补体免疫球蛋白:C3 0.37 g/L、C4 0.07 g/L、血沉 38.00 mm/h、免疫球蛋白 IgG 18.2 g/L,CRP 正常。

(7)自身抗体:抗核抗体(IgG 型)1:1000(++),抗核糖体 P 蛋白抗体强阳性(+++),抗 Ro52 抗体阳性(++),抗 SSA 抗体强阳性(+++),抗 nRNP/Sm 抗体强阳性(+++),抗心磷脂抗体、抗 β_2-糖蛋白 1 抗体、狼疮抗凝物均正常,Coombs 试验阳性。

（8）甲状腺功能及抗体：未见异常。

（9）降钙素原：未见异常。

（10）EB 病毒、巨细胞病毒抗体：阴性。

（11）心电图：未见异常。

（12）心脏和泌尿系彩超：未见异常。

（13）胸部 CT：未见异常。

2. 思维引导　该病例特点可做如下总结：①青年女性，急性病程；②多脏器受累，具体表现为全身症状发热；皮肤黏膜如面部蝶形红斑、脱发；血液系统受累表现为白细胞减少、淋巴细胞减少、贫血；③补体 C3、C4 水平下降；④自身抗体阳性：抗核抗体等多种自身抗体。

（四）初步诊断

依据 2019 年 EULAR/ACR 有关 SLE 的分类标准，总分≥10 分即可诊断，该患者发热（2 分）、溶血性贫血（4 分）、急性皮肤狼疮（6 分）、补体 C3 和 C4 水平下降（4 分）可评为 16 分，可以诊断为系统性红斑狼疮。诊断明确之后要根据患者受累器官的部位或程度来进行疾病活动度的评估。有多种标准可用于疾病活动度评估，现用的标准有 SLEDAI、SLEDAI-2000、系统性狼疮活动性测定（systemic lupus activity measure，SLAM）、不列颠群岛狼疮评估小组（British Isles Lupus Assessment Group，BILAG）评分等。较为简明实用的为 SLEDAI-2000，该患者面部皮疹、脱发、发热、抗 dsDNA 抗体阳性、白细胞减少，SLEDAI-2000 评分为 8 分，属于中度疾病活动。

二、治疗经过

1. 初步治疗

（1）糖皮质激素：甲泼尼龙 40 mg 每日 1 次 静脉注射。

（2）免疫调节剂：硫酸羟氯喹片 0.2 g 每日 2 次 口服。

（3）补充钙剂及维生素 D₃。

2. 思维引导 1　系统性红斑狼疮是一种多系统受累、高度异质性的自身免疫性疾病，多系统受累的临床表现和免疫学异常（特别是抗核抗体阳性）是 SLE 的主要特点。

SLE 的药物治疗应该根据病情的轻重程度、器官受累和合并症情况，制订个体化方案。其治疗分为诱导缓解和维持缓解两个阶段。在诱导缓解期，目前糖皮质激素还是作为 SLE，特别是中重度 SLE 患者的一线治疗药物。用药的基本原则是起始剂量应该足量，之后缓慢减量，长期维持。糖皮质激素的用法包括全身应用（静脉注射和口服）和局部应用（局部皮肤外敷、关节腔注射、眼内注射等）。根据病情需要，激素可选择晨起顿服、隔日给药或每日分次给药。激素可分为 4 个剂量范围。①小剂量：泼尼松≤7.5 mg/d（甲泼尼龙≤6 mg/d）；②中剂量：泼尼松 7.5~30.0 mg/d（相当于甲泼尼龙 6~24 mg/d）；③大剂量：泼尼松 30~100 mg/d（甲泼尼龙>24~80 mg/d）；④冲击疗法：甲泼尼龙 500~1000 mg/d，静脉滴注，连用 3 d。羟氯喹是 SLE 治疗的基础用药和背景用药，具有免疫调节的作用，若无禁忌建议所有患者均应应用，但是要警惕其导致视网膜病变的风险。对于中重度疾病活动的 SLE 患者，在激素治疗的基础上需联合免疫抑制剂，常用的免疫抑制剂有环磷酰胺、吗替麦考酚酯、环孢素 A、他克莫司、硫唑嘌呤、来氟米特、甲氨蝶呤等。使用糖皮质激素时常规补充钙剂和维生素 D₃。

3. 病情变化　入院次日结果回示明确诊断，开始应用激素治疗，患者体温即恢复正常，4 d 后复查血常规白细胞和淋巴细胞正常。但在入院 5 d 后患者出现突发抽搐，持续约 30 s，无流涎、牙关紧闭、双眼上翻等，缓解后进行体格检查，肌张力正常，肌力 5 级，双侧巴宾斯基征（Babinski sign）阴性，双侧霍夫曼征(Hoffmann sign)阴性,克尼格征(Kernig sign)阴性。

患者病情变化的可能原因及应对

患者突发神经系统症状,目前系统性红斑狼疮诊断明确,需要考虑狼疮疾病本身中枢神经系统受累或中枢神经系统感染等。需完善血常规、ESR、CRP、头颅 MRI、脑电图、腰椎穿刺术等。

复查血常规 WBC $6.8×10^9/L$,Hb 83 g/L,PLT $254×10^9/L$;ESR、CRP 正常;头颅 MRI 平扫+增强双侧额顶颞叶、右侧岛叶、双侧小脑半球多发异常信号,考虑狼疮脑病可能;脑电图正常;完善腰椎穿刺术,颅内压 130 mmH_2O,脑脊液常规、生化、病毒全套、细菌培养、墨汁染色无异常。

4. 思维引导 2 患者突发抽搐,头颅 MRI 可见脑实质多发异常信号,脑电图和脑脊液相关检查正常,考虑为 SLE 累及中枢神经系统。神经精神狼疮包括多种神经性和精神性症状,可累及中枢和外周神经系统的任何部位。中枢神经系统的病变从弥漫性表现如急性意识混乱、头痛、精神错乱和情绪失控,到较为局限的进程如抽搐、脊髓病变和舞蹈症。患者新出现神经精神症状,SLEDAI 评分为 16 分,为重度活动。因此,给予大剂量激素甲泼尼龙针 0.5 g/d 冲击治疗 3 d,序贯为泼尼松片 1 mg/(kg·d),晨起顿服,后续规律减量。免疫抑制剂选择环磷酰胺 0.4 g 每周 1 次静脉注射(拟应用 3 个月后改为吗替麦考酚酯)。

治疗后随访

激素冲击联合免疫抑制剂治疗后患者未再出现神经系统症状,皮疹明显好转,1 个月后复查头颅 MRI 病灶消失。

三、思考与讨论 »

SLE 是一种可累及全身多系统或器官的慢性自身免疫性疾病,其病理改变为血管炎。该患者青年女性,起病时有皮疹、脱发、发热、血液系统、中枢神经系统多系统受累表现,病情属于重度疾病活动状态。中枢神经系统受累严重影响 SLE 患者生存和预后,重症神经精神狼疮是 SLE 患者死亡的重要原因之一。

SLE 可累及中枢和外周神经系统,称为神经精神狼疮(neuropsychiatric SLE,NPSLE),脑血管炎是病变的基础。约 40% 的 SLE 患者在发病初期或初次诊断时即有神经精神症状。NPSLE 临床表现多种多样,轻者仅有偏头痛、性格改变、记忆力减退或轻度认知障碍,重者可能表现为脑血管意外、昏迷、癫痫持续状态等。SLE 累及神经系统的临床表现并无特异性,除原发病外,其他因素如感染、代谢异常、严重高血压及药物不良反应等均可有类似的表现,因此,在确诊前必须排除这些原因。任何实验室或影像学检查均没有足够的敏感性或特异性来诊断 NPSLE,其诊断需要建立在全面的临床评估基础上,包括头颅影像学检查、血清学检测、脑电图、腰椎穿刺和神经精神评估等。针对诊断明确的 NPSLE 要鉴别是以免疫介导炎症病变为主还是以血栓性病变(如抗磷脂抗体相关)为主。对免疫介导的 NPSLE,治疗上首选中到大剂量糖皮质激素联合免疫抑制剂(轻到中度患者用硫唑嘌呤,严重者用环磷酰胺),部分难治性病例可考虑使用利妥昔单抗、静脉注射大剂量人免疫球蛋白或血浆置换治疗。针对动脉粥样硬化血栓形成或抗磷脂抗体相关症状,需要进行抗血小板或抗凝治疗(调整 INR 2~3)。此外,NPSLE 治疗中强调在控制原发病的基础上积极对症治疗,对于严重的精神症状需要进行抗精神病药物治疗,对癫痫发作者需要抗癫痫治疗。

四、练习题

1. 神经精神狼疮的临床表现有哪些？
2. 可疑神经精神狼疮需要与哪些疾病鉴别？
3. 神经精神狼疮的治疗方案有哪些？

五、推荐阅读

[1] GARY S. FIRESTEIN，RALPH C. BUDD，SHERINE E. GABRIEL，et al. 凯利风湿病学（第 10 版）[M]. 栗占国，主译. 北京：北京大学出版社，2020.

[2] ARINGER M，COSTENBADER K，DAIKH D，et al. 2019 European League Against Rheumatism/American College of Rheumatology classification criteria for systemic lupus erythematosus[J]. Ann Rheum Dis，2019，71（9）：1400–1412.

[3] FANOURIAKIS A，KOSTOPOULOU M，ALUNNO A，et al. 2019 update of the EULAR recommendations for the management of systemic lupus erythematosus[J]. Ann Rheum Dis，2019，78（6）：736–745.

[4] 中华医学会风湿病学分会. 系统性红斑狼疮诊断及治疗指南[J]. 中华内科杂志，2020，59（3）：172–185.

[5] GLADMAN DO，IBAFIEZ D，UROWITZ MB. Systemic lupus erythematosus disease activity index 2000[J]. J Rheumatol，2002，29（2）：288–291.

（高聪聪　王丽梅　郑朝晖）

案例 12　系统性红斑狼疮合并肠系膜血管炎

35 岁女性，20 d 前出现恶心、呕吐、腹泻、腹痛，当地 CT 提示右肾结石，双侧肾盂及输尿管上段扩张，结肠系统及回肠炎性改变。5 d 前症状加重伴发热。收住院后诊断为系统性红斑狼疮合并肠系膜血管炎，给予甲泼尼龙冲击联合环磷酰胺治疗，症状缓解后出院。

一、病历资料

（一）接诊

女性患者，35 岁。

1. 主诉　恶心、呕吐、腹泻、腹痛 20 余天，加重伴发热 5 d。

2. 问诊重点及技巧　患者主要症状为消化系统症状伴发热，应重点问诊起病的诱因、急缓，腹泻次数、大便颜色、性状，既往消化系统的检查结果，诊治经过和治疗效果。同时患者有发热症状，应注意询问热峰、热型，能否退热。发热的原因很多，包括感染和非感染因素，应注意诱因、主要症状和伴随症状的特点、诊治经过和治疗效果。

3. 问诊内容

（1）诱发因素：患者有恶心、呕吐、腹泻，应注意询问是否有不洁饮食、暴饮暴食等诱因。

（2）主要症状：呕吐物的性状和量，腹泻的频次，腹痛的位置、性质，疼痛出现的时间。发热应注意询问急缓、热峰、热型。

(3)伴随症状:有无黄疸、头痛等伴随症状,是否伴有呼吸系统症状如咳嗽、咳痰、胸痛、咯血,泌尿系统症状如尿频、尿急、尿痛,其他症状如关节肿痛、肌肉疼痛、皮疹等。

(4)诊治经过:针对消化系统症状是否用药,何时开始用药、用何种药物、具体剂量、效果如何。针对发热的处理措施,包括具体用药名称、剂量及疗效。

(5)既往史:应当注意询问有无胃肠道基础疾病史,有无神经系统疾病病史、外伤史等。

(6)个人史:消化道症状突出,应注意有无饮酒史,近期发热应注意询问有无疫源地接触史。

(7)婚育史:询问婚姻状况,如已婚应询问是否有自发性流产等不良妊娠史。

(8)家族史:有无肝炎、结核等传染性疾病及自身免疫性疾病家族史。

问诊结果

20余天前不洁饮食后出现恶心、呕吐、腹泻,7~8次/d,初始为稀水样便,为淡黄色,后腹泻次数增多至10次/d,颜色较前变浅,伴腹痛,腹痛位于中上腹部,伴间断心悸,无胸闷、胸痛、咯血、咳嗽,无反酸、烧心、黄疸,无头痛、头晕。至当地医院就诊,胸部+全腹CT示:①胸部CT平扫未见异常;②右肾结石;③双侧肾盂及输尿管上段扩张;④结肠及回肠炎性改变;⑤盆腔积液,给予抗感染、止泻等治疗后上述症状不缓解。5d前上述症状再次加重,伴发热,热峰约38.5℃,热型不明,无咳嗽、咳痰,无尿频、尿急、尿痛,无皮疹、关节肿痛、肌肉疼痛,无咽痛、头痛、寒战。至当地医院检查抗核抗体阳性,今至我院就诊,以"系统性红斑狼疮?"收入我科。无胃肠道基础疾病史,无肝炎等传染病病史,无饮酒史。无自身免疫性疾病家族史。

4.思维引导 患者青年女性,急性起病,临床表现为恶心、呕吐、腹痛、腹泻等消化系统症状,CT检查提示肾盂、输尿管扩张,结肠、回肠炎性改变,盆腔积液,按照急性肠胃炎治疗,症状无缓解,并出现发热,同时多系统受累,抗核抗体阳性,因此应当考虑到系统性疾病的可能性。

(二)体格检查

1.重点检查内容及目的 患者皮肤黏膜、消化系统、泌尿系统检查应作为重点。皮肤黏膜应注意有无皮疹、口腔溃疡、头发稀疏;消化系统应注意腹部是否膨隆,是否有压痛、反跳痛、肌紧张,压痛的位置,有无移动性浊音,肠鸣音是否活跃;泌尿系统应注意肾区及输尿管行径有无压痛和叩击痛。

体格检查结果

T 38.2℃ P 93次/min R 23次/min BP 112/72 mmHg

发育正常,营养良好,体形肥胖,神志清楚,自主体位,急性面容,表情痛苦。全身皮肤黏膜无黄染、皮疹,毛发分布正常,眉毛无脱落,浅表淋巴结未触及肿大,结膜无充血、苍白,口唇黏膜无溃疡、出血点。气管居中,双侧呼吸运动正常,双侧呼吸音无增强或减弱,无干、湿啰音。心界无扩大,心率93次/min,律齐,心音无增强或减弱,$A_2 > P_2$,未闻及奔马律及心脏杂音。腹部膨隆,中上腹部压痛,无反跳痛,肝、脾肋下未触及,移动性浊音阳性,双侧肾区无叩击痛,肠鸣音减弱,1次/min。四肢肌力正常,关节无红肿、压痛,双下肢轻度凹陷性水肿。余查体正常。

2.思维引导 ①患者体格检查提示体温升高,心、肺查体未见明显异常,腹部膨隆,中上腹存在压痛及反跳痛,移动性浊音阳性,但肠鸣音明显减弱,外院CT提示肠道炎性改变,双侧肾盂、输尿管扩张,须完善腹部增强CT检查明确腹腔情况及有无肠壁水肿等炎症表现。②结合患者为年轻女

性,外院检查结果提示患者抗核抗体阳性,同时存在肾积水、肠道炎性改变,系统性疾病尤其是系统性红斑狼疮可能性大。应进一步完善常规化验、抗 dsDNA 抗体、抗 ENA 抗体谱等。

(三)辅助检查

1. 主要内容及目的

(1)血常规:结果与疾病活动有一定相关性。系统性红斑狼疮病情活动期可有全血细胞减少,严重时可出现重度自身免疫性溶血性贫血、免疫性血小板减少。当合并感染时也可能会出现白细胞、血小板升高。

(2)尿常规:协助评估有无血尿、蛋白尿。

(3)肝肾功能、电解质、肌酶谱:肾受累时可出现低白蛋白血症、血肌酐升高。炎症状态亦可有白蛋白下降,累及肌肉时可以出现肌酶升高。患者消化道症状突出需要评估有无电解质紊乱。

(4)炎症指标:通常查 ESR、CRP、补体 C3、补体 C4、免疫球蛋白,CRP 和 ESR 在系统性红斑狼疮病情活动期升高,C3、C4 在病情活动期下降,IgG、IgA 与病情活动也有一定的关系。

(5)淀粉酶和脂肪酶:协助排除胰腺炎等急腹症。

(6)降钙素原(PCT):协助诊断是否合并细菌感染。

(7)自身抗体:主要查 ANA 谱,包括 ANA、抗 ds-DNA 抗体、抗 ENA 抗体谱,系统性红斑狼疮一般 ANA 阳性,抗 ds-DNA 抗体特异性很强且与病情活动度有一定的相关性,抗 Sm 抗体是系统性红斑狼疮的标记性抗体。部分系统性红斑狼疮患者也会出现抗心磷脂抗体、抗 β_2-糖蛋白 1 抗体、狼疮抗凝物阳性。

(8)胸部 CT+全腹部 CT:评估是否存在胸水、腹水、肺部感染或者合并间质性肺病,是否存在肠壁水肿等炎性表现,是否存在肾结石、肾积水、输尿管扩张及严重程度。

(9)超声:泌尿系超声评估泌尿系受累及严重程度,心脏超声评估有无心包积液、肺动脉高压等。

辅助检查结果

(1)血常规:WBC 4.08×10^9/L,N% 67%,L% 25.5%,RBC 4.07×10^{12}/L,Hb 118 g/L,PLT 270×10^9/L。

(2)尿常规:RBC 阴性,蛋白阴性。

(3)肝肾功能、电解质、肌酶谱:ALT 12 U/L,AST 16 U/L,Alb 27.8 g/L,Glb 27 g/L,Scr 55 μmol/L,钾(K^+)2.41 mmol/L,钠(Na^+)130.3 mmol/L,氯(Cl^-)101.0 mmol/L,肌酶谱正常。

(4)炎症指标:ESR 76 mm/h,CRP 29.3 mg/L,C3 0.56 g/L,C4 0.07 g/L,IgG、IgA、IgM 均正常。

(5)淀粉酶和脂肪酶:淀粉酶 24 U/L(0~220),脂肪酶 31.2 U/L(13~60)。

(6)PCT:0.172ng/mL(0~0.046)。

(7)自身抗体:ANA 1:1000 核均质+颗粒型,抗核小体抗体(+),抗核糖体抗体(+),抗 ds-DNA 抗体(+),抗 SSA 抗体(+),ANCA、抗心磷脂抗体、抗 β_2-糖蛋白 1 抗体均阴性。

(8)胸部 CT+全腹部 CT:①结肠全段肠壁增厚水肿、毛糙,周围渗出,考虑炎性改变。②胃壁增厚水肿、积气,胃角区及胃窦部壁明显增厚。③右肾结石,双肾及双侧输尿管扩张积水,膀胱充盈差,壁稍厚。④肠系膜增厚,考虑炎性水肿改变。⑤盆腹腔积液,考虑胆汁淤积,副脾。⑥腹膜后及双侧髂血管旁多发稍大淋巴结。⑦左侧胸膜稍增厚。双侧腋窝下多发稍大淋巴结(图 2-1)。

（9）超声：双肾积水，双侧输尿管扩张。

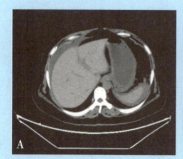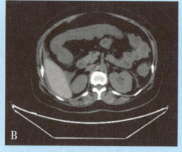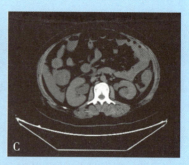

A.胃壁增厚；B.结肠及小肠肠壁增厚；C.右肾及右输尿管积水

图 2-1　腹部 CT

2.思维引导　该病例特点可做如下总结：①青年女性，急性病程。②多脏器受累：具体表现为消化系统受累，比如恶心、呕吐、腹痛、腹泻，CT 提示胃壁、结肠全段肠壁增厚水肿，肠系膜增厚；泌尿系统受累，表现为双肾积水、双侧输尿管扩张；多浆膜腔积液，表现为盆腹腔积液。③ESR 及 CRP 升高，C3、C4 降低。④自身抗体阳性：ANA 1∶1000，抗核小体抗体（+），抗核糖体抗体（+），抗 ds-DNA（+）抗体，抗 SSA 抗体（+）。

（四）初步诊断

依据 2019 年 EULAR/ACR 有关 SLE 的分类标准，患者总分可评为 14 分，可诊断为系统性红斑狼疮合并肠道血管炎。SLEDAI 评分为 7 分。系统性红斑狼疮合并肠系膜血管炎目前国际上尚无明确的诊断标准，本病例系统性红斑狼疮诊断明确，当出现胃肠道症状和体征及相关的实验室、影像学检查结果，并除外其他原因（如原发性胃肠道病变、急腹症及药物不良反应等），且激素治疗有效，可作出系统性红斑狼疮合并肠系膜血管炎的诊断。

二、治疗经过

1.初步治疗

（1）糖皮质激素：甲泼尼龙针 1 g/d 冲击治疗 3 d，改为甲泼尼龙针 40 mg，1 次/d，可进食后改为口服甲泼尼龙片 32 mg，晨起顿服。

（2）免疫调节剂：羟氯喹 0.2 g，2 次/d 口服。

（3）免疫抑制剂：环磷酰胺针 1 g，每月 1 次静脉滴注。

（4）其他治疗：禁食，胃肠减压，营养支持治疗；补充钙剂及维生素 D$_3$。

2.思维引导　尽管此患者的 SLEDAI 评分为 7 分，为中度活动，但需要注意的是 SLEDAI-2k 评分项目中不包括肠系膜血管炎等消化系统受累的表现，而肠系膜血管炎为 SLE 严重的临床表现，不积极治疗可能会引起肠壁坏死、穿孔等严重的并发症，因此需要早期积极治疗。SLE 合并肠系膜血管炎的治疗主要采用大剂量激素冲击联合免疫抑制剂，同时辅以禁食水、胃肠减压，使胃肠道得到充分休息，预防感染；维持水电解质酸碱平衡；肠外营养支持等。在严重的病例中，血浆置换和静脉应用人免疫球蛋白冲击治疗可能是有帮助的。大部分患者对激素冲击治疗反应较好，早期大剂量激素冲击及环磷酰胺治疗能有效减少肠系膜血管炎复发及并发症的发生。近年来随着越来越多的 SLE 患者应用生物制剂治疗，利妥昔单抗、贝利尤单抗等生物制剂对于 SLE 合并肠道血管炎也有有效的报道。关于预后，文献报道不一，影响预后的主要因素有病变受累范围，早期激素及免疫抑制剂治疗。改善预后的关键在于早诊断、早治疗。

治疗后随访

　　大剂量糖皮质激素冲击治疗后患者腹痛、恶心、呕吐、腹泻症状随之好转,肠鸣音逐渐恢复正常,出院前肠鸣音 4 次/min。出院 1 个月后复诊,患者未再出现腹痛等症状,复查血、尿常规正常,肝肾功能正常,Alb 36 g/L,ESR 26 mm/h,CRP 5.3 mg/L,C3 0.76 g/L,C4 0.10 g/L,腹部 CT 提示肠壁水肿较前明显减轻。

三、思考与讨论

　　该患者为育龄期女性,以消化系统症状为首发表现,CT 提示广泛的胃肠壁水肿增厚,合并肾积水、输尿管扩张,自身抗体 ANA、抗 ds-DNA 抗体阳性,补体降低,系统性红斑狼疮诊断明确。当 SLE 以消化道症状首发时,原发病表现常被忽略,导致误诊误治,正如此患者在外院首先就诊于消化内科,后因出现新的发热症状才进一步检查自身抗体谱检查进而明确诊断。因此,提高多学科对自身免疫病多系统损害特点的认识至关重要。消化科医生碰到不明原因腹痛的患者,尤其是伴有血细胞减少、蛋白尿的育龄期妇女,腹部 CT 检查若符合系统性红斑狼疮合并肠系膜血管炎表现,应及时行抗核抗体谱,补体 C3、C4 等检查进行综合判断,避免误诊为急腹症、结核性腹膜炎等。而对于风湿免疫科医生,SLE 患者出现腹痛,原因可能为 SLE 原发病所致,也可能为药物相关不良反应和感染等非 SLE 相关性因素。在诊治 SLE 患者腹痛的时候,排除非 SLE 因素非常重要。SLE 相关性因素导致的腹痛包括腹膜炎、胰腺炎、肠系膜血管炎和假性肠梗阻。

　　肠系膜血管炎是 SLE 罕见的临床表现,症状多样,轻者可以表现为绞痛、腹胀、食欲缺乏,重者可表现为伴有腹泻和胃肠道出血的急腹症。肠系膜血管炎原因为免疫复合物形成,沉积于小的血管壁导致特异性免疫反应而发生血管缺血性坏死。正确诊断和早期治疗对防止可能发生的严重并发症如肠坏死、肠穿孔和败血症等非常重要。腹部平片可见肠襻扩张、肠壁增厚和/或腹部游离气体。常见的 CT 表现包括肠壁局部或弥漫性增厚,肠壁异常强化,肠管呈梳状排列(“梳状征”),腹水。肠壁增厚通常是多灶性的,不局限于单个血管领域,因为肠系膜血管炎可能同时影响多条血管。增强 CT 扫描可清晰显示肠壁和腹部血管,提高诊断的准确性。腹部增强 CT 示肠管异常,可表现为受累增厚肠段的黏膜层和浆膜层出现明显强化,而中间的肌肉层强化较低,犹如一个靶子,故称为“靶形征”。肠系膜异常表现为肠系膜的血管增粗、增多,异常排列如“梳状”或“栅栏状”是系统性红斑狼疮合并肠系膜血管炎的常见征象。

　　当 SLE 合并肠道血管炎或假性肠梗阻时,亦常合并输尿管肾盂积水及间质性膀胱炎。此患者无尿频、尿急等泌尿系统症状,但在检查腹部 CT 时发现明显的肾积水和输尿管积水。SLE 相关性输尿管受损的病理基础可能为弥漫性小血管炎导致神经炎和平滑肌功能障碍、逼尿肌痉挛造成膀胱输尿管反流以及膀胱输尿管连接点慢性纤维化。

　　肠系膜血管炎一旦诊断明确,应尽早开始治疗,避免发生肠梗阻和肠穿孔。治疗以禁食水、肠道休息为基础,糖皮质激素结合免疫抑制剂(如环磷酰胺)为一线方案。对于糖皮质激素或免疫抑制剂治疗无效、难治或复发的患者,国外个案报道考虑选用或联合利妥昔单抗等生物制剂治疗。

四、练习题

　　1. SLE 患者腹痛的原因包括哪些?
　　2. SLE 伴肠系膜血管炎的典型 CT 表现有哪些?
　　3. SLE 合并肠系膜血管炎的治疗措施包括什么?

五、推荐阅读

[1] GARY S. FIRESTEIN,RALPH C. BUDD,SHERINE E. GABRIEL,et al. 凯利风湿病学(第10版) [M]. 栗占国,主译. 北京:北京大学出版社,2020.

[2] ARINGER M,COSTENBADER K,DAIKH D,et al. 2019 European League Against Rheumatism/American College of Rheumatology Classification Criteria for Systemic Lupus Erythematosus[J]. Arthritis Rheumatol,2019,71(9):1400-1412.

[3] FANOURIAKIS A,KOSTOPOULOU M,ANDERSEN J,et al. EULAR recommendations for the management of systemic lupus erythematosus:2023 update[J]. Ann Rheum Dis,2024,83(1):15-29.

(曾宏玲)

案例 13　系统性红斑狼疮合并血栓性血小板减少性紫癜

18 岁女性,半个月前出现面部对称性蝶形红斑、脱发、关节痛、发热,伴头痛,双下肢可见多发出血点,入院后诊断为系统性红斑狼疮合并血栓性血小板减少性紫癜,予以大剂量糖皮质激素冲击治疗联合血浆置换后病情稳定。

一、病历资料

(一)接诊

女性患者,18 岁。

1. 主诉　面部红斑、脱发、关节痛半个月,发热、头痛 2 d。

2. 问诊重点及技巧　患者主要表现为面部红斑、脱发、关节痛,为风湿性疾病相关临床症状,应警惕其他系统有无受累。患者同时有发热伴头痛,应考虑是否有神经系统受累,有无合并颅内感染等。

3. 问诊内容

(1)主要症状:①皮疹需要注意分布部位、形态(是否为蝶形、盘状)颜色、压之是否褪色及有无日晒加重情况等;②脱发应注意观察部位、发质、头发颜色以及是否为斑秃;③关节痛应注意明确关节疼痛部位(小关节或大关节、是否呈对称性)、有无晨僵、疼痛出现的缓急及性质(关节痛是短暂一过性、游走性、于 24 h 内缓解或较为持续)、加重与缓解因素及伴随症状等;④发热,应注意询问发热起病缓急、热型、高热或低热、伴随症状;⑤头痛,应注意头痛的发病情况(急性或慢性)、头痛部位、头痛的性质与程度、头痛出现的时间及持续时间。

(2)伴随症状:有无口腔溃疡、肌肉疼痛、雷诺现象、网状青斑及甲周红斑等。

(3)治疗经过:是否用药,何时开始用药、用何种药物、具体剂量、效果如何。

(4)既往史:应注意询问有无肝炎、结核、高血压、精神类疾病病史,是否服用过肼屈嗪、普鲁卡因胺、异烟肼、乙内酰脲及氯丙嗪等诱发系统性红斑狼疮的药物。

(5)个人史:有无长期染发,或接触染发剂(含芳香族胺)。

(6)家族史:家族其他成员是否患系统性红斑狼疮及其他自身免疫性疾病,如类风湿关节炎、干燥综合征等。

问诊结果

半个月前无明显诱因出现面部红斑、脱发、关节痛,皮疹分布于鼻梁及双颊部,日晒后加重,关节痛以双手近端指间关节为主,有肿胀。2 d前出现发热,体温最高38.8 ℃,热型无规律,伴头痛,呈持续性,无畏寒、寒战、咳嗽、咳痰、尿频、尿急、恶心、呕吐、腹痛、腹泻、口腔溃疡、肌肉疼痛、雷诺现象、网状青斑、甲周红斑。至当地医院查血常规:RBC $2.33×10^{12}$/L、Hb 56 g/L、PLT $21×10^9$/L。为进一步诊治来院就诊,门诊以"系统性红斑狼疮"收入院。发病以来,精神欠佳,食欲正常,睡眠欠佳,大小便正常,体重无减轻。既往体健,无前驱感染史,无过敏史,无有毒物质接触史,无自身免疫性疾病家族史。

4.思维引导 ①总体印象方面,患者青年女性,急性起病,面部蝶形红斑、脱发、关节痛,伴发热、头痛。实验室指标提示有血液系统受累——贫血、血小板减少。②患者典型皮肤表现及多系统受累特点,要考虑系统性红斑狼疮可能,但血液系统受累应与其他疾病如血栓性血小板减少性紫癜、Evans 综合征等鉴别。

(二)体格检查

1.重点检查内容及目的 患者全身皮肤黏膜、关节、神经系统应作为检查重点。①检查皮肤黏膜:有无贫血貌、结膜苍白、巩膜及皮肤黄染,有无瘀点、紫癜、瘀斑,皮疹的位置、颜色、形状、大小,毛发分布情况,有无口腔溃疡、牙龈出血。②关节查体:应注意受累关节的部位、有无肿胀、压痛、功能活动受限,是否出现关节畸形等。③神经系统查体:应注意有无角膜反射、瞳孔对光反射、眼球运动、吞咽反射,有无病理反射和脑膜刺激征。

体格检查结果

T 38.1 ℃ R 20 次/min P 100 次/min BP 115/76 mmHg

精神欠佳,贫血貌,前发际头发稀疏且粗细不一,鼻及两颊部红斑,鼻梁至颊部呈蝶形分布,高出皮肤,压之不褪色。结膜苍白,心、肺、腹无异常,肝、脾及淋巴结均未触及,双下肢散在出血点,双手近端指间关节肿胀、压痛,疼痛评分3分,余关节正常,无关节畸形及关节活动障碍。病理征未引出。

2.思维引导 通过详细体格检查发现患者有发热、狼疮性脱发、蝶形红斑、关节炎,具有系统性红斑狼疮典型表现。神经系统体格检查无明确定位体征。应当进一步完善血常规、尿常规、血生化检查、凝血功能、炎性指标(ESR、CRP、补体)、降钙素原(PCT)、Coombs 试验、ANA 谱。外院结果提示重度贫血及血小板减少,须警惕血栓性血小板减少性紫癜的可能性,因此还应加查外周血涂片、ADAMTS13 活性检测等。头痛,还应加做头部影像学检查。

(三)辅助检查

1.临时检查医嘱及目的

(1)血常规:活动性 SLE 可出现血红蛋白下降、白细胞和/或血小板减少。其中 10% 属于 Coombs 试验(又称抗人球蛋白试验)阳性的溶血性贫血。外周血涂片,了解有无变形红细胞及红细胞碎片,判断有无血管内溶血。

(2)尿常规:尿蛋白阳性、红细胞尿、脓尿、管型尿等提示肾受累。

(3)血生化:了解血乳酸脱氢酶,总胆红素、间接胆红素情况,判断有无血管内溶血。肾受累时可有血尿素氮及肌酐不同程度的升高。

（4）传染病：在应用免疫抑制剂时，须了解有无传染病病史，指导药物治疗。

（5）凝血功能：了解活化部分凝血活酶时间（APTT）、凝血酶原时间（PT）、纤维蛋白原检测及纤维蛋白降解产物，协助判断出血原因。

（6）炎症指标：ESR 增快多出现在狼疮活动期，稳定期狼疮患者的血沉大多正常或仅轻度升高。CRP 水平通常正常，并发关节炎患者可升高，当 CRP 水平明显升高时，应注意 SLE 并发感染的可能性。补体低下，尤其是 C3 低下常提示有 SLE 活动。SLE 患者常有免疫球蛋白升高。发热患者 PCT 对于鉴别是否合并感染有一定的辅助诊断意义。

（7）自身抗体：患者血清中可以检测到多种自身抗体，可以是 SLE 诊断的标记抗体、疾病活动性的指标，还提示可能出现的临床亚型。常见的自身抗体为抗核抗体谱（ANA、抗 dsDNA 抗体、抗 ENA 抗体谱）、抗心磷脂抗体、抗 β_2-糖蛋白 1 抗体、狼疮抗凝物、类风湿因子、抗 CCP 抗体。Coombs 试验，如阳性，则提示溶血性贫血。

（8）ADAMTS13 活性检测：对血栓性血小板减少性紫癜（thrombotic thrombocytopenic purpura，TTP）诊断特异性及敏感性较高，可判断有无合并 TTP。

（9）心电图：如有冠状动脉受累，可表现为 ST-T 改变；心肌损害则主要表现为心律失常。

（10）心脏彩超：对合并心包积液、心肌、心瓣膜病变、肺动脉高压等有较高的敏感性，有利于早期诊断。

（11）腹部彩超：评估有无肝硬化、脾大及肾形态、结构是否正常。

（12）胸部 CT：有助于发现早期的肺间质性病变、胸腔积液等。

（13）头颅 CT：了解有无脑出血情况。

辅助检查结果

（1）血常规：RBC $2.33×10^{12}$/L，Hb 56 g/L，PLT $21×10^9$/L。外周血涂片：可见约占 3% 的破碎红细胞。

（2）尿常规：尿蛋白（+）；24 h 尿蛋白定量：0.35 g。

（3）生化：总胆红素（TBIL）44.2 μmol/L，间接胆红素（IBIL）34.9 μmol/L，血尿素氮（BUN）15.41 mmol/L，Scr 153 μmol/L，乳酸脱氢酶（LDH）800 U/L。

（4）传染病筛查：均阴性。

（5）凝血功能：APTT、PT、凝血酶时间（TT）、血浆纤维蛋白原定量（FBG）均正常。

（6）炎性指标：ESR 38 mm/h，CRP 15 mg/L，C3 0.35 g/L，C4 0.04 g/L，免疫球蛋白（-）。

（7）自身抗体：ANA 核颗粒 1∶1000，抗 dsDNA 抗体 656.3 IU/mL（↑），抗 Sm 抗体、抗核糖体 P 蛋白抗体（+），抗心磷脂抗体、抗 β_2-糖蛋白 1 抗体、狼疮抗凝物、类风湿因子、抗 CCP 抗体、Coombs 试验均阴性。

（8）ADAMTS13 活性检测：0.56%（正常范围 42.16%～126.37%）。

（9）心电图：未见异常。

（10）心脏及腹部彩超：未见异常。

（11）胸部及头颅 CT：未见异常。

---

2. 思维引导 ①患者贫血，外周血破碎红细胞增多，LDH 升高，总胆红素升高，以间接胆红素升高为主，Coombs 试验阴性，支持存在微血管病性溶血。②患者血小板明显减少，凝血功能正常，不支持弥散性血管内凝血；Coombs 试验阴性，不支持 Evans 综合征。③患者伴有神经系统症状，体格检

查无明确定位体征,头颅 CT 正常,不支持血小板减少合并颅内出血。④结合患者临床表现具有典型的 TTP 五联征(发热、微血管病性溶血性贫血、血小板减少、肾功能异常、神经系统症状),并且 ADAMTS13 活性重度减低,考虑诊断 TTP 成立。

(四)初步诊断

系统性红斑狼疮继发血栓性血小板减少性紫癜。

二、治疗经过

1. 长期治疗医嘱及目的

(1)甲泼尼龙针 0.5 g/d,每日 3 次,减量至 80 mg/d,病情缓解后序贯为泼尼松 1 mg/(kg·d)并逐渐减量,减轻炎症反应、保护器官功能、抑制自身抗体产生。

(2)血浆置换 2000 mL/d,每日 5 次,清除血液中 ADAMTS13 抑制物或 IgG 抗体及其他致病因素、补充缺乏的 ADAMTS13。

(3)羟氯喹 0.4 g/d,调节免疫功能治疗。

(4)辅助补钙、维生素 D_3。

2. 复查间隔　急性活动期间隔为 1 d 查复 1 次,病情稳定后可每月 1 次。

3. 临时复查医嘱及目的

(1)急性期复查项目:血常规、外周血涂片、肝肾功能,判断是否有疾病进展倾向。血常规示贫血、PLT 显著降低,而外周血涂片中破碎红细胞增多,肝功能特别是血清 LDH 明显升高,间接胆红素升高提示病情进展。

(2)病情稳定期复查项目:血常规、尿常规、肝肾功能、ESR、CRP、C3、C4、ADAMTS13 活性,判断病情变化,如 Hb、PLT、LDH、TBIL、ESR、CRP、C3、C4 恢复正常,尿蛋白转为阴性,ADAMTS13 活性>正常值下限,则提示病情好转。

4. 思维引导　①患者急性起病,系统性红斑狼疮诊断明确,有发热、PLT 减少、微血管病性溶血性贫血、肾功能损害、神经精神症状,继发于自身免疫性疾病,考虑免疫性 TTP(iTTP)。应立即开始治疗性血浆置换联合糖皮质激素治疗,故选择甲泼尼龙 0.5 g/d 联合血浆置换 2000 mL/d。②羟氯喹作为 SLE 基础治疗药物,除非存在禁忌证,推荐所有 SLE 患者使用羟氯喹,目标剂量为 5 mg/(kg·d),但应根据复发风险和视网膜毒性进行个体化调整,结合患者具体情况给以羟氯喹 0.4 g/d 治疗。③患者血小板减少,有自发出血可能性,破碎红细胞增多、血清 LDH、间接胆红素升高提示病情进展,故间隔 1 d 查复 1 次,密切评估病情变化。④iTTP 患者在初次发作取得临床缓解后存在复发风险,而血浆 ADAMTS13 活性<10%、ADAMTS13 抑制物或 IgG 抗体持续阳性是临床复发的高危因素。所有缓解期的 iTTP 患者除原发病常规检查外,均应定期复查 ADAMTS13 活性及其抑制物或 IgG 抗体,至少在第 1 年前 6 个月内每月 1 次。

治疗后随访

治疗后 3 d

(1)症状:头痛减轻,关节痛缓解。

(2)体格检查:体温正常,神志清、精神可,面部红斑颜色变淡,结膜苍白,双下肢出血点及关节肿胀减轻。

（3）血常规：RBC 3.3×10^{12}/L，Hb 77 g/L，PLT 57×10^9/L。外周血涂片：约占1%的破碎红细胞。

（4）肝肾功能：TBIL 23.1 μmol/L，IBIL 17 μmol/L，BUN 12.01 mmol/L，Scr 133 μmol/L，LDH 680 U/L。

治疗后5 d

（1）症状：无不适。

（2）体格检查：面部红斑颜色变淡，结膜苍白。

（3）血常规：RBC 3.98×10^{12}/L，Hb 89 g/L，PLT 96×10^9/L。外周血涂片：未见破碎红细胞。

（4）肝肾功能：TBIL、IBIL 正常。BUN 8.28 mmol/L，Scr 86 μmol/L，LDH 350 U/L。

治疗后7 d

（1）症状：无不适。

（2）体格检查：面部红斑消退，结膜苍白。

（3）血常规：RBC 4.02×10^{12}/L，Hb 98 g/L，PLT 正常。

（4）肝肾功能：TBIL、IBIL、BUN、Scr、LDH 均正常。

三、思考与讨论

血栓性血小板减少性紫癜为一种少见、严重的血栓性微血管病，主要临床特征包括微血管病性溶血性贫血（MAHA）、血小板减少、神经精神症状、发热和肾受累等。根据 ADAMTS13 缺乏机制不同，TTP 分为遗传性 TTP（cTTP）和免疫性 TTP（iTTP）。自身免疫病、恶性肿瘤、感染、药物及造血干细胞移植等可诱发 iTTP。其发病机制可能为血浆中 ADAMTS13 活性缺乏导致内皮细胞异常释放的超大分子 VWF（UL-VWF）不能及时降解，UL-VWF 可自发结合血小板，导致微血管内血栓形成、微血管病性溶血，进而引起相应器官缺血、缺氧及功能障碍，最终导致 TTP 的发展和进展。

SLE 是继发性 TTP 最常见的原因之一，SLE 和 TTP 常有一些共同临床表现，如发热、贫血、血小板减少、神经精神症状、肾脏损害、关节肌肉疼痛等。外周血中见到大量的破碎红细胞是 iTTP 区别于 SLE 的重要临床特征。在 iTTP 患者体内，因产生抗 ADAMTS13 自身抗体而导致 ADAMTS13 活性下降。尽快进行 ADAMTS 13 活性检测是该病明确诊断的关键。

SLE 的病程多表现为病情的加重与缓解交替。因此，规律治疗显得尤为重要。随访过程中应注意随时可能出现新发多系统症状，在原发病不能完全解释的情况下，应警惕是否合并其他临床表现相似的疾病。对于诊断明确或高度怀疑为某些急危重症，由于病情凶险，不应该等待该疾病临床症状完全表现出来后再开始治疗，以免延误治疗时机。

四、练习题

1. SLE 血液系统损害表现有哪些？

2. SLE 合并 TTP 应如何治疗？

五、推荐阅读

［1］GARY S. FIRESTEIN，RALPH C. BUDD，SHERINE E. GABRIEL，et al. 凯利风湿病学（第 10 版）
［M］. 栗占国，主译. 北京：北京大学出版社，2020.

［2］ARINGER M，COSTENBADER K，DAIKH D，et al. 2019 European League Against Rheumatism/
American College of Rheumatology Classification Criteria for Systemic Lupus Erythematosus［J］.
Arthritis Rheumatol，2019，71（9）：1400-1412.

［3］中华医学会血液学分会血栓与止血学组. 血栓性血小板减少性紫癜诊断与治疗中国指南
（2022 年版）［J］. 中华血液学杂志，2022，43（1）：7-12.

（邬　稳）

第三章 干燥综合征及系统性硬化症

案例 14　原发性干燥综合征

35 岁女性,4 个月前出现间断肢体无力,反复检查示血钾降低,2 个月前出现下肢紫癜样皮疹,既往有腮腺炎病史。收住院后诊断为原发性干燥综合征合并肾小管酸中毒、高丙种球蛋白血症,给予中等量激素联合羟氯喹、枸橼酸钾治疗。

一、病历资料

(一)接诊

女性患者,35 岁。

1. **主诉**　间断四肢无力 4 月余,下肢紫癜 2 个月。

2. **问诊重点**　青年女性,应关注患者主要症状的特点,诊治经过及治疗效果,重点应关注四肢无力发作时有无相关的抽血化验结果,同时近期出现下肢紫癜样皮疹,须注意皮疹的特点。

3. **问诊内容**

(1)诱发因素:有无劳累、运动、饮食、寒冷等诱发因素。

(2)主要症状:肌无力发作的严重程度,病程,感觉和运动功能是否均有受累,下肢皮疹应注意皮疹的大小、颜色、边界,是否伴有瘙痒,压之是否褪色等。

(3)伴随症状:有无口眼干、龋齿、腮腺肿大、关节痛、光过敏、雷诺现象、脱发、发热等伴随症状。

(4)诊治经过:肢体无力发作时有无相关的抽血化验检查,是否有针对神经系统的检查结果,皮疹出现后有无相关的化验检查,是否用药,何时开始用药、用何种药物、具体剂量、效果如何。

(5)既往史:有无高血压、心脏疾病病史,有无甲亢或甲减、糖尿病、肾上腺疾病等内分泌疾病病史,有无肾炎病史,预防接种情况,有无药物及食物过敏史。

(6)个人史:生于何地,久居何地,有无疫水、疫区接触史,有无药物尤其是抗生素、他汀类药物等接触史,有无职业相关有害物质接触史,有无吸烟、饮酒史。

(7)家族史:有无自身免疫性疾病家族史,有无糖尿病、脑血管疾病家族史,有无家族遗传病病史。

问诊结果

患者为 35 岁女性,职员,4 个月前情绪激动后出现四肢无力,无法起身及活动,伴全身酸痛、烦躁,无心悸、心前区疼痛,无恶心、呕吐,无手足麻木,无饮水呛咳、呼吸困难,于当地测血钾 1.6 mmol/L,予口服及静脉补钾(具体用药及剂量不详),缓解后出院。后上述症状间断发作

2次,均在补钾治疗后好转。2个月前发现下肢皮肤紫癜样皮疹,米粒大小,边界清晰,压之不褪色,稍高出皮肤,未诊治。5 d前情绪激动后再次出现肢体无力,伴恶心、呕吐、紧张焦虑,无胸闷、心慌,无关节肿痛、口腔溃疡,无口干眼干、脱发、雷诺现象,于当地住院治疗,测血钾1.69 mmol/L,予口服及静脉补钾后症状好转出院。今为进一步诊治来我院就诊。

既往7年前患腮腺炎,自服消炎药后好转。5年前行剖宫产术。无高血压、糖尿病病史,个人史和家族史无特殊。

4. 思维引导 ①青年女性,4个月前情绪激动时出现四肢无力,全身酸痛,反复发作,测血钾偏低,2个月前出现紫癜样皮疹,既往有腮腺炎病史,目前诊断不明,有多系统受累,需重点考虑干燥综合征或系统性红斑狼疮。②患者四肢无力反复发作,首先要排除引起麻痹的肌肉神经病变,如肌无力、多发性肌炎、肌营养不良等,老年患者要排除长期糖尿病继发周围神经病变。发作时测血钾偏低,反复发作,提示低钾性周期性麻痹。在确定了为低钾血症引起后需要从低钾原因入手,临床上引起低钾的原因有以下几个方面。第一,摄入不足:消化道梗阻、禁食、昏迷、输入不含钾的液体等。第二,消化道丢失:呕吐、肠瘘、腹泻、胃肠减压等。第三,肾性丢失:长期利尿、急性肾衰竭多尿期、肾小管酸中毒等。第四,钾离子向胞内转移:常见于代谢性碱中毒。此外,还要特别注意患者有无糖尿病、肾上腺疾病、甲状腺疾病这三种内分泌疾病,因为三者同样可以引发低钾血症从而导致肌肉麻痹瘫痪。③紫癜样皮疹,须排除免疫性血小板减少性紫癜或过敏性紫癜,须完善血常规、尿常规及自身抗体检查。

(二)体格检查

1. 重点检查内容及目的 患者皮肤、头面部、肌肉神经系统查体应作为重点。皮肤应注意皮疹分布的范围、大小、边界、颜色,是否高出皮肤,压之是否褪色,是否有压痛;还应注意皮肤是否干燥,有无皮肤血管炎表现。头面部应注意有无红斑,包括蝶形红斑,有无腮腺肿大及腮腺触痛,口唇干燥,舌面干燥或裂纹,有无舌苔剥落或口腔出血,有无口腔溃疡,牙齿有无龋齿、缺牙、义齿、残根或色素沉着,眼部有无球结膜充血,有无泪腺肿大,角膜有无云翳或溃疡,鼻腔有无干燥结痂,鼻黏膜有无萎缩。肌肉神经系统应注意肌力水平,以近端还是远端肌肉受累为主,上肢还是下肢受累为主,有无肌萎缩,有无受损神经分布区的感觉障碍或麻木、运动异常。此外还需要注意患者头发有无稀疏,有无关节肿胀、压痛,有无浅表淋巴结肿大。

体格检查结果

T 36.3 ℃ R 26次/min P 97次/min BP 104/70 mmHg

神志清晰,自由体位。双小腿可见多发米粒大小紫癜样皮疹,稍高出皮肤,压之不褪色,疹间皮肤正常,颈部、锁骨上、腋窝淋巴结无肿大。眼结膜无充血、水肿,巩膜无黄染,角膜无溃疡、瘢痕。口唇干燥,左下第2磨牙表面可见色素沉着,无义齿、残根,舌面偏干。心、肺查体无明显异常,腹软,无压痛及反跳痛,肝、脾肋下未触及。双下肢无水肿。双上肢肌力正常,双下肢肌力4级,肌张力正常,四肢深、浅感觉无异常,双侧肱二、三头肌腱反射正常,双侧膝、跟腱反射正常,余查体正常。

2. 思维引导 ①患者体格检查提示下肢肌力4级,上肢肌力正常,肌张力正常,四肢深、浅感觉无异常,同时腱反射均正常,结合患者反复检查示血钾降低,不考虑神经系统疾病引起肌无力的症状。②患者血压正常,腹部查体未见异常,不考虑通过胃肠道丢失钾或摄入不足从而引起肌无力症状。③患者口唇干燥,存在牙齿色素沉着,舌面也偏干,下肢有紫癜样皮疹,下肢肌力降低,提示干燥综合征(Sjögren's syndrome,SS)可能性大。应当进一步完善常规化验、血气分析、自身抗体(尤其ANA谱)、眼科及口腔科相关检查,相应影像学检查,必要时行唇腺活检以明确诊断。

(三)辅助检查

1. 主要内容及目的

(1)血常规:干燥综合征可引起自身免疫性血细胞减少,其中白细胞降低最常见,其次为免疫性血小板减少症,干燥综合征活动期可出现贫血。血常规检查有助于判断是否存在血液系统受累。

(2)尿常规:判断患者是否存在肾受累,根据尿 pH 值判断是否为碱性尿,尿比重有助于判断肾浓缩功能,镜下血尿多见于泌尿系统感染、结石、非感染性炎症性疾病及肿瘤等,同时要注意有无蛋白尿,尿蛋白量较大时如有条件可进行肾穿刺活检检查。

(3)肝肾功能、电解质:自身免疫性疾病可出现球蛋白增高,经过激素及免疫抑制剂治疗后可能出现球蛋白下降,球蛋白可间接反映患者的免疫功能。合并自身免疫性肝病时可出现肝功能异常,炎症状态下可出现白蛋白下降,同时白蛋白及前白蛋白水平可在一定程度上反映患者的营养状况。肾功能检查用于评估有无肾受累,电解质检查明确是否仍存在低钾血症。

(4)炎症指标:通常查 ESR、CRP、补体 C3 和 C4,干燥综合征病情活动期 ESR 通常升高,部分会出现补体 C3 轻度下降。

(5)免疫球蛋白测定:多数干燥综合征有明显的多克隆高 IgG 血症,病情控制后部分恢复正常,也可能会出现持续 IgG 升高。IgG 水平可帮助判断病情活动度及患者的免疫功能。

(6)自身抗体:主要查 ANA 谱,包括 ANA、抗 ds-DNA、ENA;ANA≥1∶320,或存在抗 SSA、抗SSB 抗体提示干燥综合征。

(7)血气分析:明确有无酸中毒证据。

(8)晨尿渗透量:评价肾浓缩功能。

(9)内分泌相关检查:明确是否存在糖尿病、肾上腺疾病等内分泌系统疾病。

(10)心电图:患者多次检查血钾降低,心电图检查有助于判断患者是否有心律失常及低血钾心电图表现。

(11)胸部 CT:评估是否有肺部受累,是否合并肺部感染及肺结节等。

(12)超声:明确有无肝硬化、肾结石等。

(13)口腔科、眼科检查:口腔科检查唾液流率明确是否存在口干症,眼科检查希尔默试验(Schirmer test)、角膜染色、结膜染色、泪膜破裂时间,明确是否有干眼症,提供客观上的口眼干燥证据。

(14)唇腺活检:唇黏膜的小唾液腺所显示的灶性淋巴细胞数(FLS)是评估原发性干燥综合征的特异性指标,唇腺活检有助于在病理层面判断是否符合 SS 的诊断。

辅助检查结果

(1)血常规:WBC 3.17×10^9/L,RBC 3.35×10^{12}/L,Hb 91.5 g/L,PLT 278×10^9/L。

(2)尿常规:尿 pH 6.9,比重 1.015,RBC 阴性,蛋白阴性。

(3)肝肾功能、电解质:ALT 12 U/L,AST 19 U/L,Alb 35 g/L,Glb 41.2 g/L,Cr 65 μmol/L,K^+ 2.98 mmol/L,Na^+ 141.0 mmol/L,Cl^- 110.0 mmol/L。

(4)炎症指标:ESR 62 mm/h,CRP 2.3 mg/L,C3 1.09 g/L,C4 0.14 g/L。

（5）免疫球蛋白测定：IgG 26 g/L，IgA 2.96 g/L，IgM 0.9 g/L。

（6）自身抗体：ANA 1∶1000（++），核颗粒型，抗 SSA 抗体强阳性（+++），抗 SSB 抗体强阳性（+++）。

（7）血气分析：pH 7.35，Cl⁻ 112.0 mmol/L，K⁺ 2.58 mmol/L，标准碱剩余 −6.9 mmol/L，标准碳酸氢根 18.80 mmol/L。

（8）晨尿渗透量：406 mOsm/kg。

（9）内分泌相关检查：血糖、24 h 尿电解质、性激素六项、促肾上腺皮质激素-皮质醇（ACTH-COR）节律正常，24 h 尿游离皮质醇、去甲肾上腺素、肾上腺素、多巴胺正常。

（10）心电图：正常。

（11）胸部 CT：纵隔内及腋窝下稍大淋巴结，右肾结石。

（12）超声：右肾结石，肝胆胰脾及心脏彩超正常。

（13）口腔科、眼科检查：非刺激唾液流率 1.1 mL/15 min，Schirmer 试验：右眼（OD）4 mm/5 min，左眼（OS）6 mm/5 min，角膜荧光染色阳性，泪膜破裂时间：OD 7s，OS 8s。

（14）唇腺活检病理：涎腺间质慢性炎症，送检唇腺组织内可见 3 个淋巴细胞灶（4 mm² 组织内至少有 50 个淋巴细胞聚集），病变符合干燥综合征表现。

2. 思维引导 该病例特点为：①青年女性，慢性病程，反复发作。②多脏器受累，具体表现为皮肤受累，表现为下肢皮肤紫癜样皮疹；反复发作的低钾血症，表现为发作时肌无力，下肢为重，伴全身酸痛；既往有腮腺炎，有口干，青年女性口腔卫生良好的情况下出现牙齿色素沉着；白细胞低，贫血。③ESR 升高，球蛋白及 IgG 升高。④自身抗体阳性，ANA 1∶1000（++），核颗粒型，抗 SSA 抗体强阳性（+++），抗 SSB 抗体强阳性（+++）。⑤非刺激唾液流率阳性，Schirmer 试验、角膜荧光染色均阳性。⑥唇腺活检：可见 3 个淋巴细胞灶，符合干燥综合征表现。

（四）初步诊断

依据 2016 年 EULAR/ACR 有关原发性干燥综合征的分类标准（表 3-1），总分 ≥4 分，可以诊断原发性干燥综合征（primary SS，pSS）。值得注意的是，患者在满足入选标准同时不符合排除标准时，才能使用该标准诊断干燥综合征。

表 3-1 2016 年 EULAR/ACR 有关 pSS 的分类标准

项目	分值
唇腺灶性淋巴细胞浸润，且灶性指数 ≥1 个灶/4 mm²	3 分
血清 SSA 抗体阳性	3 分
至少一只眼角结膜染色计分（OSS）≥5 或 Van Bijsterveld 评分 ≥4 分	1 分
至少一只眼泪液分泌试验（Schirmer 试验）≤5 mm/5 min	1 分
未刺激的全唾液流率 ≤0.1 mL/min	1 分

注：总分 ≥4 分可分类为 pSS。

入选标准：至少有眼干或口干症状中其一的患者，即下列至少一项阳性，如①每日感到不能忍受的眼干，持续 3 个月以上；②眼中反复沙砾感；③每日需用人工泪液 3 次或 3 次以上；④每日感到口干，持续 3 个月以上；⑤吞咽干性食物时需要频繁饮水帮助。

或在 EULAR SS 患者疾病活动指标（ESSDAI）问卷中至少一个系统阳性的可疑 SS 者。

排除标准：①头颈部放疗史；②活动性丙型肝炎病毒肝炎（由 PCR 确认）；③AIDS；④结节病；⑤淀粉样变性；⑥移植物抗宿主病；⑦IgG4 相关性疾病。

二、治疗经过

1.初始治疗

（1）糖皮质激素：醋酸泼尼松片 30 mg 晨起顿服联合免疫调节剂羟氯喹 0.2 g bid po，治疗干燥综合征合并高球蛋白血症，以尽快控制炎症、改善下肢紫癜样皮疹表现。

（2）对症治疗：枸橼酸钾颗粒 2 包 tid po 终身补钾治疗，同时口服钙剂及维生素 D_3 预防骨质疏松。

2.思维引导

①干燥综合征的治疗很具挑战性，轻症患者给予对症治疗，如使用物理疗法或药物减轻口干、眼干症状。此患者较年轻，并没有明显的口眼干症状，但已出现牙齿色素沉着，客观检查提示口眼干燥，仍建议患者接受定期口腔健康监测和护理以预防牙周病。针对干眼症，推荐患者保持良好的睑缘卫生，必要时使用人工泪液。②当出现脏器系统受累时考虑免疫抑制剂。对于继发肾小管酸中毒，仍然是对症补充电解质纠正酸中毒，防止低钾血症反复发生，预防可能危及生命的并发症，一般情况下预后良好。本例患者虽然在外院诊断为"低钾血症"，然而并未找到症状背后的原因而仅仅在发作期给予静脉补钾治疗，没能从根本上解决问题，从而引起乏力现象反复发生。③对于合并高免疫球蛋白血症，目前尚无统一的治疗意见。通常认为 IgG 如在 20 g/L 以下，无需特殊治疗；在 20～25 g/L 之间无临床表现者，可以动态监测；如有反复的紫癜样皮疹，或 IgG>25 g/L，可以考虑予中等剂量糖皮质激素，如醋酸泼尼松片 0.5 mg/（kg·d）。高丙种球蛋白血症对糖皮质激素的治疗较敏感，但激素减量过程中容易反跳，可联合免疫调节剂羟氯喹。此患者 IgG 明显升高，且存在下肢紫癜样皮疹，故给予中等剂量激素联合羟氯喹治疗。

治疗后随访

治疗后 4 d

（1）症状：肌无力症状较入院时改善。

（2）体格检查：下肢紫癜样皮疹较入院时变暗。

（3）血常规：WBC $3.3×10^9$/L，RBC $3.5×10^{12}$/L，Hb 93.0 g/L，PLT $265×10^9$/L。

（4）电解质：K^+ 3.8 mmol/L，Na^+ 135.0 mmol/L，Cl^- 105.0 mmol/L。

治疗 1 个月后门诊随访

（1）症状：未再出现肌无力症状。

（2）体格检查：下肢存在色素沉着，余查体较住院期间无明显变化。

（3）血常规：WBC $3.3×10^9$/L，RBC $3.5×10^{12}$/L，Hb 93.0 g/L，PLT $265×10^9$/L。

（4）尿常规、电解质：正常。

（5）肝功能：球蛋白 38 g/L。

（6）炎症指标及免疫球蛋白测定：CRP 2.3 mg/L，ESR 32 mm/h，IgG 22 g/L。

三、思考与讨论

该患者为青年女性患者，以周期性麻痹症状起病，因反复发作的低钾血症反复就诊于内分泌科，诊断为肾小管酸中毒，结合患者有紫癜样皮疹、腮腺炎，检查结果提示球蛋白高，ANA 及抗 SSA、SSB 抗体阳性，诊断为原发性干燥综合征明确。对于青年干燥综合征患者，口干、眼干的症状往往不太明显，多以其他症状，如关节痛、发热、血小板减少、皮疹、肝功能异常、神经系统受累、肾小管酸中毒等原因入院，可出现多部位、多器官损害，临床表现复杂多样，漏诊、误诊率相当高，因此诊断对于非风湿专业医师有一定的挑战性。该患者在当地就诊时如果能注意患者既往有腮腺炎,年轻时即存在牙齿不好的问题,可能会更早地诊断出该疾病。

SS合并肾受累时表现可多样化,某些患者累及肾小球,但是发生率比较低。较为严重的内脏受损包括肾小球肾炎是使用激素或其他免疫抑制剂的指征。SS可引起肾小球滤过率下降,可能提示小球病变,也可能是因为间质小管受累甚至纤维化所致。对于继发性肾小管酸中毒低钾血症目前以对症治疗为主,口服枸橼酸钾,必要时考虑终身服用,以防止低钾血症的反复发生,但一般来说预后多良好。

多克隆高IgG血症在SS患者中常见。如果患者出现难以用其他病因解释的血沉增快,则需要考虑是否由高丙种球蛋白血症所致。高丙种球蛋白血症是判定SS活动性的重要血清学指标,高丙种球蛋白血症可以导致患者出现下肢紫癜样皮疹,很多研究显示也与SS内脏器官受累相关。有研究提示羟氯喹可降低SS患者的IgG水平,对紫癜样皮疹有效。在一部分SS患者中可通过免疫固定电泳发现单克隆的丙种球蛋白,最多见的类型是IgG,其次是IgM。单克隆丙种球蛋白血症也往往伴随发生高丙种球蛋白血症、冷球蛋白血症或血液系统恶性增殖性疾病如淋巴瘤或骨髓瘤。出现单克隆IgM-κ蛋白或单克隆冷球蛋白血症的患者淋巴瘤的发生风险增加。合并淋巴瘤时治疗原则可参考原发性淋巴瘤的治疗,抗CD20单抗对大部分B细胞淋巴瘤有很好的效果。

四、练习题

1. pSS的常见的临床表现有哪些?
2. 低钾的常见原因有哪些?
3. pSS合并肾小管酸中毒应如何治疗?

五、推荐阅读

[1]GARY S. FIRESTEIN,RALPH C. BUDD,SHERINE E. GABRIEL,et al. 凯利风湿病学(第10版) [M]. 栗占国,主译. 北京:北京大学出版社,2020.

[2]SHIBOSKI CH,SHIBOSKI SC,SEROR R,et al. 2016 American College of Rheumatology/European League Against Rheumatism classification criteria for primary Sjögren's syndrome:a consensus and data-driven methodology involving three international patient cohorts[J]. Ann Rheum Dis,2017, 76(1):9-16.

[3]RAMOS-CASALS M,BRITO-ZERÓN P,BOMBARDIERI S,et al. EULAR recommendations for the management of Sjögren's syndrome with topical and systemic therapies[J]. Ann Rheum Dis, 2020,79(1):3-18.

(曾宏玲)

案例 15 系统性硬化症

45岁女性,双手雷诺现象10年,皮肤增厚变硬6年,活动后胸闷、气喘4月余,查ANA 1:320,抗拓扑异构酶Ⅰ(Scl-70)抗体阳性,抗Ro52抗体阳性,胸部CT示肺间质改变;肺功能提示通气及弥散功能下降,诊断为"系统性硬化症、肺间质病变",予小剂量激素、环磷酰胺应用,同时加用抗纤维化药物,胸闷气喘症状改善,病情得到有效控制。

一、病历资料

(一)接诊

女性患者,45 岁。

1. 主诉 双手雷诺现象 10 年,皮肤增厚变硬 6 年,胸闷气喘 4 月余。

2. 问诊重点及技巧 患者病史长,症状多,慢性起病,累及多个器官,应注意询问主要症状及伴随症状特点,如皮肤、骨骼及肌肉、肺、神经系统等。并询问缓解及加重的因素,患者病史长,应注意询问既往诊疗经过及治疗效果等。

3. 问诊内容

(1)诱发因素:有无受凉、劳累、感染、情绪激动等诱发因素。

(2)主要症状:雷诺现象应注意询问加重和缓解因素;应注意询问四肢皮肤发紧变硬、肿胀病史,疾病的变化进展情况,累及部位与范围;有胸闷气喘症状,应注意询问是否存在劳力性胸闷,休息后是否缓解,是否进行性加重。

(3)伴随症状:双手雷诺现象多见于结缔组织病,应注意有无伴随脱发、皮疹、光过敏、关节肿痛、肌痛无力;皮肤增厚变硬,不除外合并硬皮病可能,注意询问有无伴随反酸、烧心等胃食管反流症状,有无指尖及关节伸侧皮肤破溃、难以愈合等现象;胸闷气喘,应注意有无伴随咳嗽、咳痰、咯血,是否伴随发热等。

(4)诊治经过:既往就诊化验检查结果,是否用药,何时开始用药,用何种药物,具体用量、效果如何。

(5)既往史应当注意询问有无高血压,有无胃溃疡病史;有无手指、皮肤溃疡,结节性红斑等;先天性血管畸形。

(6)个人史:有无吸烟、饮酒史及化学性毒物接触史。

(7)家族史:有无恶性肿瘤及自身免疫病家族史。

> **问诊结果**
>
> 10 年前,遇冷后出现双手发白、发紫,伴疼痛,无指端溃疡,未诊治。6 年前出现双上肢远端皮肤增厚变硬,伴有皮肤色素沉着,后逐渐出现前胸、腹部皮肤增厚、变硬,至我院门诊就诊,查 ANA 1∶320,颗粒+均质型,抗 Scl-70 抗体阳性,抗 Ro52 抗体阳性,胸部 CT 示轻度肺间质病变;考虑系统性硬化症,给予甲氨蝶呤 15 mg qw po,后自行停药,未规律复查。4 个月前,受凉后出现咳嗽、咳痰,咳白色黏痰,伴胸闷、气短,活动后明显,休息时可缓解,至当地医院就诊,给予对症治疗,效果不佳,遂至我院进一步就诊。病程中无反酸、烧心等胃食管反流表现。无吸烟史,无粉尘接触史,无药物等过敏性疾病史。

4. 思维引导 患者主要表现为双手雷诺现象、四肢皮肤增厚变硬、皮肤色素沉着、肺间质病变,不除外系统性硬化症可能性。咳嗽、咳痰、胸闷应注意排除肺部感染、肺间质病变,以及其他心血管疾病所致。

(二)体格检查

1. 重点检查内容及目的 患者皮肤病变以及心、肺部检查应作为重点。皮肤病变应注意受累范围、病变程度,有无皮肤紫癜、溃疡,淋巴结有无肿大。肺部检查应注意胸廓有无畸形,听诊肺部有无干、湿啰音,有无 velcro 啰音。胸闷、气短患者应注意心脏查体,有无心界扩大,有无血压升高,听诊有无心脏杂音。关节查体应注意有无关节肿痛、畸形,四肢肌肉检查应关注是否有肌肉疼痛,有无肌力下降。

体格检查结果

T 36.5 ℃ P 71 次/min R 19 次/min BP 118/72 mmHg

神志清晰,自由体位。双手指、双手背、双前臂远端、面部、前胸和腹部可见皮肤增厚、发紧,面部可见色素沉着和色素脱失相间,无关节活动受限,双手指尖可见溃疡愈合后瘢痕形成,局部凹陷,无皮肤紫癜及皮下结节。颈部、锁骨上、腋窝淋巴结无肿大。双眼结膜正常,视力正常,无突眼、结膜炎等。耳郭无畸形,无听力下降。无鼻腔溃疡、鼻中隔穿孔。气管居中,双侧呼吸运动正常,双侧呼吸音无增强或减弱,无干、湿啰音,听诊可闻及velcro啰音。心界无扩大,心率70次/min,律齐,心音低钝,$P_2>A_2$,未闻及奔马律及心脏杂音。腹软,肝、脾肋下未触及,肠鸣音正常。双下肢无水肿。无肌肉疼痛、压痛,四肢肌力正常。余查体正常。

2. 思维引导 综合患者有雷诺现象、肺间质病变,以及双上肢、面部、躯干皮肤增厚发紧,指尖溃疡,应考虑系统性硬化症合并心肺受累的可能。应当进一步完善常规化验、肌酶、肌钙蛋白、自身抗体、肺部影像学、肺功能、心脏彩超等检查,协助诊断并排除是否合并感染性病变。

(三)辅助检查

1. 主要内容及目的

(1)血常规:结果与疾病活动可有一定相关性,如贫血、白细胞减少等。

(2)尿常规:协助评估有无肾脏受累。

(3)肝肾功能:硬皮病与肌炎重叠时,可有肌酶升高。

(4)炎症指标:通常检查 ESR、CRP 等。

(5)自身抗体 ANA 以及抗 ENA 抗体谱,有肌肉受累时需筛查肌炎抗体。

(6)胸部 CT:评估肺间质纤维化进展情况,以及是否存在感染。

(7)肺功能:评估肺功能水平。

(8)心脏彩超:评估是否有心脏受累,粗略估计肺动脉压。

(9)甲襞微循环检测:系统性硬化症特异性的甲襞微循环对其早期诊断和预后判断具有重要意义。

辅助检查结果

(1)血常规:WBC $10.5×10^9$/L,N% 76%,L% 16%,E% 4.3%,RBC $5.8×10^{12}$/L,Hb 120 g/L,PLT $234×10^9$/L。

(2)尿常规:无异常。

(3)肝肾功能:ALT 35 U/L,AST 56 U/L,Alb 40 g/L,Glb 25 g/L,Scr 70 μmol/L,CK 及肌钙蛋白均正常。

(4)炎症指标:ESR 27.0 mm/H,CRP 18 mg/L,C3 0.97 g/L,C4 0.29 g/L。

(5)自身抗体:ANA 1∶1000,抗 Scl-70 抗体强阳性;RF 阴性,抗 CCP 抗体阴性。

(6)胸部 CT:双肺胸膜下间质性炎症(轻度),较前进展。

(7)心脏彩超:左心室舒张功能减退,左心室增大,肺动脉压20 mmHg。

(8)肺功能:中度限制性通气功能障碍,肺弥散量降低。

(9)心电图:窦性心律,心电轴左偏。

2. 思维引导 该病例特点可做如下总结：①老年女性，慢性病程。②多脏器受累，具体表现为：双手雷诺现象；双手、双前臂、面部、前胸、腹部皮肤发紧，面部皮肤色素沉着、色素脱失相间；胸部 CT 提示双肺间质性炎症，较前进展，同时出现肺功能异常。③ESR 及 CRP 等炎症指标轻度升高。④自身抗体阳性，ANA 1∶1000，抗 Scl-70 抗体强阳性。

（四）初步诊断

依据 2013 年 EULAR/ACR 制定的有关系统性硬化症（systemic sclerosis，SSc）的诊断标准（表 3-2），总分评为≥9 分，可以诊断 SSc。

诊断解读：患者有雷诺现象，双前臂及面部皮肤发紧，手指尖部可见凹陷性瘢痕，合并间质纤维化，ANA 1∶1000 阳性、抗 Scl-70 抗体阳性，可诊断为 SSc 合并肺间质纤维化。SSc 患者体内可存在多种自身抗体，ANA 阳性率高达 90% 以上，抗 Scl-70 抗体等自身抗体对诊断、疾病分型和判断预后均有重要意义。SSc 患者往往首发皮肤或肺受累，就诊于相应的皮肤科或呼吸科，因此非风湿科医师多了解风湿免疫疾病的表现，接诊患者时多留心本专业疾病所涉系统之外的表现，显得尤为重要。

表 3-2　2013 年 EULAR/ACR 制定的有关 SSc 的诊断标准

项目	评分
双手手指皮肤增厚向近段发展越过掌指关节（充分条件）	9
双手手指皮肤增厚（只计最高分）	
手指肿胀	2
手指硬化（延伸至近端指间关节和掌指关节之间）	4
指尖损害（只计最高分）	
指尖溃疡	2
指尖凹陷样瘢痕	3
毛细血管扩张	2
甲襞毛细血管异常	2
肺部受累（最高 2 分）	
肺动脉高压	2
间质性肺病	2
雷诺现象	3
SSc 相关抗体 （抗着丝点抗体、抗 Scl-70 抗体、抗 RNA 聚合酶Ⅲ，其中任何一种抗体出现）	3

二、治疗经过 ▶▶▶

1. 初步治疗

（1）糖皮质激素：醋酸泼尼松 10 mg qd po，逐渐减量至停用。

（2）免疫抑制剂：环磷酰胺 0.5~1.0 g/m²，每月 1 次。

（3）抗纤维化治疗：可选择尼达尼布抗纤维化治疗。

（4）补充钙剂及维生素 D_3。

2.思维引导　SSc 的治疗主要包括抗炎及免疫抑制剂治疗。一般认为糖皮质激素的应用并不能阻止 SSc 皮肤病变的进展,但对于早期水肿期病变、炎性肌病、间质性肺病的炎症期、心包积液及心肌病变有一定疗效。也有研究认为,中小剂量激素的长期治疗对 SSc 的病情改善有效,但对于晚期肾受累患者应禁止使用,因糖皮质激素可能导致肾血管闭塞性改变,诱发硬皮病肾危象。本患者为肺间质病变进展期,肺功能中度限制性通气功能障碍,肺弥散量降低;给予小剂量激素使用,并于更改免疫抑制剂后,逐渐停用激素治疗。

免疫抑制剂中常使用的有环磷酰胺、吗替麦考酚酯、甲氨蝶呤、硫唑嘌呤、他克莫司等,免疫抑制剂的选择应综合患者病情轻重、器官受累情况、患者意愿等多方面因素综合考虑。欧洲抗风湿联盟共识意见推荐甲氨蝶呤用于 SSc 的皮肤病变,但对于 SSc 的内脏受累无明确效果;环磷酰胺可改善 SSc 的皮肤病变,并且对改善肾、肺间质病变及血管病变(手指溃疡、肺动脉高压等)有效。总之,免疫抑制剂的使用对于皮肤、肺及肾病变有一定的疗效。

治疗后随访

患者经激素、免疫抑制剂以及抗纤维化治疗半年后,皮肤硬肿明显改善,未出现进展。门诊随访期间每3~6个月复查胸部 CT、心脏彩超及肺功能,相较初始治疗时,肺间质病变得到有效控制,部分急性期炎症明显吸收,肺功能得到改善。现激素减至停用,持续应用免疫抑制剂治疗,规律门诊随访。

三、思考与讨论

SSc 是一种以皮肤、内脏纤维化及血管病变为主要特征的弥漫性结缔组织病,又被称为“硬皮病”。该病女性多见,多数发病年龄在 30~50 岁。90% 以上患者首发表现为雷诺现象,皮肤硬化为最突出特征。皮肤硬化往往从肢体远端开始,逐渐向近心端发展,若皮肤硬化局限于肢体远端(不超过肘关节、膝关节),称为局限性硬皮病;若皮肤病变进一步向近心端发展,则称为弥漫性硬皮病,甚至出现胸、背、腰、腹躯干皮肤硬化。局限性和弥漫性硬皮病均可出现面部、颈部皮肤病变。弥漫性硬皮病更易出现内脏器官受及,比如肺动脉高压、肺纤维化、硬皮病肾危象、心脏受累(心肌纤维化、心包积液)、消化系统受累(吞咽困难、胃食管反流等)等。此外,严重的血管病变可导致皮肤溃疡、指端坏疽等。局限性硬皮病亦可出现内脏损害,但风险相对较低。自身抗体检测在 SSc 的早期诊断、临床分型及预后判断中发挥重要作用;其中以抗拓扑异构酶Ⅰ抗体、抗着丝点蛋白抗体和抗 RNA 聚合酶Ⅲ抗体对 SSc 具有较高特异性。

该患者皮肤病变范围超越腕关节,有面部皮肤发紧,合并间质纤维化,为弥漫性硬皮病,治疗上应以改善皮肤硬化和血管病变以及防治内脏病变为主,可以酌情使用小剂量激素,一般不使用大剂量激素治疗;免疫抑制剂可选择环磷酰胺、吗替麦考酚酯、环孢素 A、硫唑嘌呤等;同时给予抗纤维化治疗。在患者的随访过程中,应注意监测血压、血常规、尿常规、肝肾功能、肺功能、肺部影像学表现,一旦发现异常,须及时诊治。SSc 是高度异质性疾病,发病机制尚不明确,至今尚无根治方法,可根据靶器官受累情况制订个体化治疗方案,近来其治疗性抗纤维化和血管活性药物领域有所进展。

四、练习题

1.SSc 的系统表现有哪些?

2.SSc 肾受累时如何及时发现并合理治疗?

3.SSc 的治疗免疫抑制剂应如何选择?

五、推荐阅读

［1］GARY S. FIRESTEIN, RALPH C. BUDD, SHERINE E. GABRIEL, et al. 凯利风湿病学(第 10 版)
［M］. 栗占国, 主译. 北京:北京大学出版社, 2020.

［2］HOOGEN F, KHANNA D, FRANSEN J, et al. 2013 classification criteria for systemic sclerosis:an A-
merican college of rheumatology/European league against rheumatism collaborative initiative［J］. Ann
Rheum Dis, 2013, 72(11):1747-1755.

［3］KOWAL-BIELECKA O, FRANSEN J, AVOUAC J, et al. EUSTAR Coauthors. Update of EULAR rec-
ommendations for the treatment of systemic sclerosis［J］. Ann Rheum Dis, 2017, 76(8):1327-1339.

（江东彬　李　伟）

第四章　血管炎

案例 16　大动脉炎

20 岁青年女性,1 年前颈部疼痛,就诊于多家医院但诊断不明。1 周前颈部疼痛加重,收治入院,诊断为大动脉炎(头臂动脉型),予以泼尼松、甲氨蝶呤等治疗,好转出院。院外再次出现病情活动,调整方案加用托珠单抗后病情缓解。

一、病历资料

(一)接诊

女性患者,20 岁。

1. **主诉**　双侧颈部疼痛 1 年。

2. **问诊重点及技巧**　青年女性,主要颈部疼痛,问诊时应注意颈部疾病及全身性疾病颈部表现。

3. **问诊内容**

(1)诱发因素:注意有无感冒、妊娠等诱因。

(2)主要症状:颈部疼痛,应注意询问疼痛的部位、性质,加重缓解因素,如吞咽是否加重、是否和姿势有关。

(3)伴随症状:有无头晕、头痛、恶心、呕吐等病史;有无甲状腺肿大、疼痛、发热、吞咽困难等不适;有无颈部淋巴结肿大、发热等症状;有无颈部活动困难、疼痛;有无颈肌无力、四肢无力、四肢肌痛;有无局部皮肤发红、皮温升高、局部肿胀等表现;有无双侧肢体血压不等;有无间歇性跛行、间歇性下颌运动障碍;有无胸闷、憋气、胸痛病史。

(4)诊治经过:既往是否做过颈椎、甲状腺、颈部血管超声等检查,是否做过抽血化验,结果有何提示,既往治疗用药及疗效。

(5)既往史:是否有颈椎病、甲状腺疾病病史,是否有类风湿关节炎、强直性脊柱炎病史。

(6)个人史:有无吸烟史、饮酒史。

(7)家族史:有无肿瘤家族史及风湿性疾病家族史。

问诊结果

1 年前无诱因出现双侧颈部疼痛,旋转、前屈、背伸不受限,不伴头晕、头痛,不伴颈部淋巴结肿大,不伴发热,不伴四肢无力,不伴四肢肌肉疼痛。不伴双手小关节肿痛,不伴晨僵,不伴腰背部疼痛,不伴足底足跟疼痛。就诊于当地,诊断为"颈椎病",予以理疗,效果欠佳。1 周前上述症状加重,就诊于内分泌科,检查结果示"甲状腺彩超未发现异常,ESR 及 CRP 升高",建议风湿科就诊,为进一步诊治来我院就诊。无结核史,无外伤、手术史。

4. 思维引导 ①患者颈部疼痛,伴随症状较少,当地查炎性指标升高,应考虑患者有炎症性疾病,目前患者无感染迹象,暂不考虑感染引起炎症。②须积极完善检查排除实体瘤、血液系统肿瘤、风湿性疾病。③亚急性甲状腺炎为急性疾病,同时患者病程较长,彩超检查正常,基本排除该诊断。④患者彩超未发现淋巴结肿大,暂不考虑淋巴结炎,无淋巴瘤累及其他脏器证据,基本排除。⑤患者既往无关节炎,类风湿关节炎、强直性脊柱炎引起颈部关节累及依据不充分。⑥患者无肌无力、肌酶升高,多发性肌炎依据不充分。因此,结合患者年龄、性别,应想到血管异常引起疾病的可能,如大动脉炎。

(二)体格检查

1. 重点检查内容及目的 患者头颈部、全身大血管应作为重点。双侧颈动脉、肱动脉、肾动脉、股动脉、足背动脉有无血管杂音。双侧上臂血压相差是否>10 mmHg。有无指端溃疡、坏疽,有无视力下降、间歇性跛行等。

体格检查结果

T 36.4 ℃ P 65 次/min R 17 次/min BP 105/60 mmHg(左臂)108/65 mmHg(右臂)

神志清晰,自由体位。双侧颈部可闻及血管杂音,双侧肱动脉、肾动脉、股动脉、足背动脉处未闻及血管杂音。气管居中,双侧呼吸运动正常,双侧呼吸音无增强或减弱,无干、湿啰音。心界无扩大,心率65次/min,律齐,心音无增强或减弱,未闻及奔马律及心脏杂音。腹软,肝、脾肋下未触及。双下肢无水肿。颈椎前屈、背伸、旋转不受限,四肢肌力正常。生理反射存在,病理反射未引出。

2. 思维引导 ①通过详细体格检查发现患者颈部有血管杂音,双侧上臂血压差别<10 mmHg,考虑上臂血管累及可能性较小,颈部血管累及可能性较大。②应当进一步完善常规化验、颈部血管影像学检查。

(三)辅助检查

1. 主要内容及目的

(1)血常规:结果与疾病活动有一定相关性。大动脉炎病情活动期可有 WBC 升高,PCT 升高。

(2)尿常规:协助评估有无肾受累。

(3)肝肾功能:大动脉炎累及肾动脉导致高血压,可能导致血肌酐升高。

(4)炎症指标:通常查 ESR 及 CRP,大动脉炎病情活动期升高,病情控制后恢复正常。

(5)自身抗体:抗核抗体谱、抗 ENA 抗体谱、类风湿因子。

(6)传染病、感染相关检查:排除感染性疾病引起血管炎。

(7)胸部 CT:评估肺部情况,必要时行肺动脉造影 CT 血管成像(CTPA)。

(8)血管超声:评估浅表大动脉情况如颈动脉、椎动脉、锁骨下动脉、股动脉等。

(9)血管 CTA、MRA:可了解全身大血管受累情况。

辅助检查结果

（1）血常规：WBC 6.5×10^9/L，RBC 5.8×10^{12}/L，Hb 120 g/L，PLT 211×10^9/L。

（2）尿常规：阴性。

（3）肝肾功能：ALT 32 U/L，AST 21 U/L，Scr 40 μmol/L。

（4）炎性指标：ESR 74 mm/h，CRP 82 mg/L。

（5）自身抗体：抗核抗体谱、类风湿因子均阴性；甲状腺相关抗体阴性。

（6）传染病：乙肝、丙肝、梅毒、艾滋病抗体均阴性。

（7）颈动脉及主动脉全程CTA：双侧颈总动脉（左侧）血管壁增厚，主动脉未发现血管壁增厚，见图4-1A。

（8）颈动脉彩超：双侧颈总动脉弥漫性增厚，左侧2.4 mm，右侧2.3 mm，见图4-1B。

（9）胸部CT：未发现明显异常。

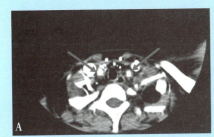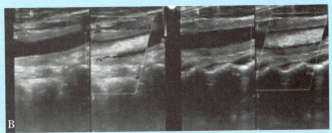

A. 双侧颈动脉管壁增厚（箭头）；B. 颈动脉彩超颈动脉内膜增厚

图4-1　颈动脉、主动脉全程CTA及颈动脉彩超

2. 思维引导　总结该病例特点：①青年女性，慢性病程；②主要累及颈部大血管，查体有血管杂音，辅助检查示颈动脉壁增厚；③ESR及CRP等炎症指标升高；④自身抗体阴性；⑤感染相关检查阴性。

（四）初步诊断

1. 大动脉炎的分类　依据2022年EULAR/ACR有关大动脉炎（Takayasu arteritis，TAK）的分类标准（表4-1），总分≥5分，可以诊断为大动脉炎。大动脉炎的临床表现因受累血管部位不同差异较大，临床按病变部位不同分成5种类型：头臂动脉型（主动脉弓综合征）、胸-腹主动脉型、主-肾动脉型、广泛型和肺动脉型。头臂动脉型（主动脉弓综合征）主要累及升主动脉、主动脉弓以及弓上分支。

2. 思维引导　该病例特点可做如下总结：①青年女性，慢性病程；②主要累及颈部大血管，查体有血管杂音，辅助检查示颈动脉壁增厚；③ESR及CRP等炎症指标升高；④自身抗体阴性；⑤感染相关检查阴性。结合该患者病历特点，患者自身抗体阴性可排除结缔组织病，如系统性红斑狼疮引起的血管炎，同时患者肝炎相关检查阴性，可排除肝炎继发血管炎。此外该患者主要累及大血管，应想到大动脉炎的可能。

知识拓展

1990年ACR有关TAK的分类标准反面向年龄≤40岁的人群，40岁到50岁年龄段的患者处于"无类可分"的窘境。新分类标准中，TAK分类标准的必要条件改为年龄≤60岁且有影像学依据的患者,扩大了年龄范围。临床标准与 TAK 患者临床表现相符合,影像学主要考量的是患者受累的动脉数量,受累动脉数量越多,积分越高。此版标准的敏感性达到了 94%,特异性也高达 99%。

表 4-1　2022 年 EULAR/ACR 有关 TAK 的分类标准

必要条件:年龄≤60 岁;有影像学依据[1]。总分≥5 分即可分类为大动脉炎。

分类	项目	分值
其他临床标准	1. 女性	+1
	2. 心绞痛或缺血性心脏病	+2
	3. 上肢或下肢跛行	+2
	4. 血管杂音[2]	+2
	5. 上肢动脉搏动减弱[3]	+2
	6. 颈动脉异常[4]	+2
	7. 双上肢收缩压≥20 mmHg	+1
其他影像学标准	1. 受累动脉区(只选择以下一项)[5]	
	一个动脉区	+1
	两个动脉区	+2
	三个或以上动脉区	+3
	2. 成对动脉对称性受累[6]	+1
	3. 腹主动脉受累同时伴肾动脉或肠系膜动脉受累[7]	+3

备注:1. 血管影像学检查(比如 CTA、DSA、MRA、超声、PET 等)明确的主动脉及其分支的血管炎;2. 听诊发现主动脉、颈动脉、锁骨下动脉、腋动脉、肱动脉、肾动脉、髂股动脉等大血管杂音;3. 体格检查发现腋动脉、肱动脉或桡动脉脉搏动减弱或消失;4. 颈动脉压痛或搏动减弱或消失;5. 受累动脉区共 9 个,胸主动脉、腹主动脉、肠系膜动脉、左/右颈动脉、左/右锁骨下动脉、左/右肾动脉。血管受累表现为血管造影或超声发现的狭窄、闭塞或动脉瘤;6. 成对动脉指颈动脉、锁骨下动脉、肾动脉。血管受累表现为血管造影或超声发现的狭窄、闭塞或动脉瘤;7. 血管造影或超声发现的狭窄、闭塞或动脉瘤,累及腹主动脉的同时,伴有肾动脉或肠系膜动脉受累。

二、治疗经过

1. 初步治疗

(1)糖皮质激素:泼尼松 1 mg/(kg·d),口服。

(2)免疫抑制剂:甲氨蝶呤 15 mg qw,口服。

(3)补充钙剂及维生素 D_3。

2. 思维引导 1

①TAK 治疗分为诱导缓解期、维持稳定期、复发期和慢性进展期(图 4-2)。诱导缓解期一般指初始治疗 6 ~ 12 个月后达到临床缓解。首选糖皮质激素联合免疫抑制剂治疗。糖皮质激素剂量选择:初诊或治疗后复发的活动期大动脉炎患者需要足量的泼尼松或其等效物治疗,起始口服剂量为(0.8 ~ 1.0)mg/(kg·d),持续 4 ~ 8 周后逐渐减量,按每 7 ~ 10 d 减 10% 起始剂量或根据病情调整,缓慢减量至≤5 mg/d 维持,总疗程 1 ~ 2 年后部分病情持续缓解,患者可考虑停用。②轻中型患者:需联合口服的改善病情抗风湿病药如甲氨蝶呤、来氟米特、霉酚酸酯、硫唑嘌呤等。重型患者:加强抗炎和传统改善病情抗风湿药物治疗,尽早实现临床缓解,保护重要脏器功能。

若存在传统改善病情抗风湿病药治疗效果不佳或治疗禁忌时,可考虑使用生物制剂治疗,如IL-6受体阻滞剂或单抗类TNF抑制剂,部分重型患者可以考虑给予小分子JAK抑制剂治疗。③维持稳定期,在维持疾病持续缓解的前提下,糖皮质激素逐渐减量至最低维持量或停用,缓解病情抗风湿病药逐渐减量至最低有效剂量,生物制剂逐渐延长使用时间间隔或更换为口服的缓解病情抗风湿病药。④稳定期患者再次出现疾病活动,根据有无全身症状、局部缺血表现的程度、炎症指标升高等确定为小复发或大复发。小复发患者原治疗药物剂量增加,大复发患者予以糖皮质激素剂量加至标准剂量,联合原有改善病情抗风湿病药或更换为一种新的改善病情抗风湿病药或生物制剂。⑤抗血小板、抗凝不作为常规治疗,根据患者是否存在高风险脏器缺血并发症或心血管疾病,如急性冠脉综合征、急性心肌梗死、脑卒中等酌情选择,必要时手术治疗。

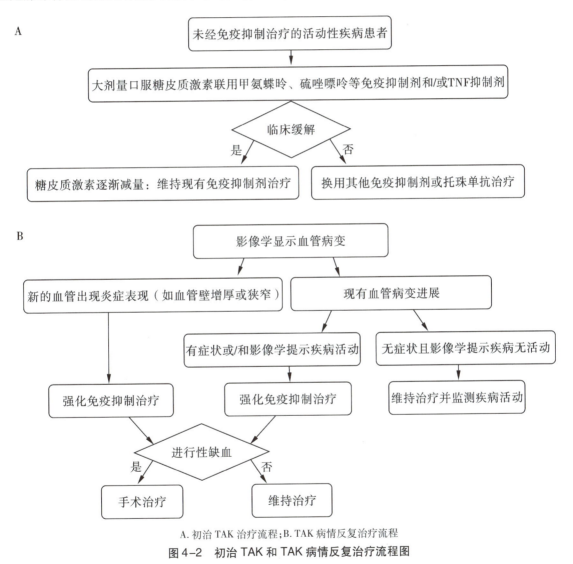

A.初治TAK治疗流程;B.TAK病情反复治疗流程

图4-2　初治TAK和TAK病情反复治疗流程图

2.病情变化　患者治疗2个月后(泼尼松30 mg/d)再次出现颈部疼痛,持续不能缓解,伴头晕。颈部可闻及血管杂音。双上肢未闻及血管杂音。

患者病情变化的可能原因及应对

患者再次出现颈部疼痛,说明患者可能出现病情反复。但应警惕为其他疾病引起的可能,须考虑颈椎、甲状腺、脑血管、多发性肌炎等疾病。患者甲状腺触诊不大,无疼痛,四肢近端肌肉无压痛,无肌肉无力表现,因此多发性肌炎、甲状腺疾病可能性不大。患者年龄较小无脑血管其他表现,脑血管疾病可能性亦小。患者颈部查体未发现异常,颈椎病可能性亦不大。目前考虑 TAK 活动可能性较大。

须复查血常规、尿常规、肝肾功能、ESR、CRP、彩超等。

复查血常规:WBC $6.0×10^9$/L,RBC $4.0×10^{12}$/L,Hb 110 g/L,PLT $210×10^9$/L。尿常规:未见明显异常。肝肾功能:Alb 38 g/L,Scr 56 mmol/L;ESR 74 mm/h,CRP 82 mg/L。颈部血管彩超:双侧颈总动脉弥漫性增厚,左侧 3.4 mm,右侧 2.9 mm。

3. 思维引导 2　①患者在治疗过程中再次出现颈部疼痛,复查炎性指标升高,彩超提示颈动脉内膜增厚,考虑患者病情复发。同时完善其他血管检查,未发现其他血管异常。考虑此次复发主要是原发部位。如果病情再进一步发展可能出现脑缺血表现,甚至动脉阻塞风险。结合患者目前使用激素量(泼尼松 30 mg/d)较大但仍再次复发,说明患者目前病情较难控制,可考虑增加改善病情抗风湿病药剂量,或更换改善病情抗风湿病药种类,或使用生物制剂治疗。②此患者年龄较小,激素加量后激素不良反应较突出。免疫抑制剂起效较慢,早期难以控制病情。因此综合考虑将药物更换为托珠单抗积极治疗。由于托珠单抗无大动脉炎适应证,因此需要与患者家属充分沟通。虽然目前无适应证,但国内外指南均提及托珠单抗可治疗大动脉炎,并且部分患者治疗后取得较好效果。同时国内外文献也表明托珠单抗治疗大动脉炎有效。取得家属同意后予以积极完善生物制剂治疗前准备,积极排查结核、肝炎、肿瘤等。③予泼尼松 30 mg qd,甲氨蝶呤 15 mg qw,托珠单抗 480 mg 每月 1 次,补钙抗骨质疏松治疗。

治疗后随访

经过积极治疗,颈部疼痛明显减轻,颈部血管杂音变小。复查炎性指标 ESR 10 mm/h,CRP 1.2 mg/L。

三、思考与讨论

该患者主要表现为双侧颈总动脉受累,出现颈部疼痛症状,临床上容易误诊、漏诊。此外颈部血管较多,解剖结构复杂,除了可引起颈部疼痛,还可引起脑和头面部不同程度缺血的症状。可表现为颈痛、头晕、眩晕、头痛、记忆力下降、单侧或双侧视物有黑点、视力减退、视野缩小甚至失明。脑缺血严重者出现反复黑矇、晕厥、抽搐、失语、偏瘫或昏迷。极少数患者因局部缺血产生鼻中隔穿孔、上腭或耳郭溃疡、牙齿脱落和面肌萎缩。颈动脉狭窄处体检时可有局部压痛,听诊闻及动脉杂音,但杂音强度与狭窄程度并不完全成比例,轻度狭窄或闭塞时,杂音不明显。患者常就诊于神经内科、骨科,此时对于非风湿专业的医师挑战巨大。因此非风湿科医师多了解风湿免疫疾病的表现,接诊患者时多留心本专业疾病所涉系统之外的表现,显得尤为重要。此患者由于颈部疼痛不典型,未引起重视,导致疾病未及时得到诊治。

TAK 预后较好,慢性病程中,受累血管由于侧支循环形成丰富,长期生存率高,大多数患者可参加轻度工作。预后主要取决于高血压程度以及脑、心、肾等重要脏器功能的保有程度,糖皮质激素联合免疫抑制剂治疗能明显改善预后。主要死亡原因为脑梗死或脑出血、心力衰竭和肾功能衰竭等。TAK 在随访过程中应警惕病情加重,以及新发血管受累。该例患者在随访期间颈部再次疼痛,复查彩超病变较前加重。因此严密监测病情变化、实验室指标很重要。但部分患者炎性指标(ESR、CRP)正常,这给临床诊断造成一定困难。并且目前临床无特异性反应疾病活动的指标,因此临床医生须认真询问病史、仔细查体,必要时可完善彩超、CTA、MRA、PET/CT 了解疾病活动及进展情况。如果病情发生进展,我们可以根据患者情况更换免疫抑制剂及激素加量治疗,必要时采用生物制剂治疗,此例患者使用生物制剂治疗后,达到了满意的效果。如果 TAK 病情进展出现危及生命的表现,如急性 Stanford A 型主动脉夹层、主动脉瘤濒临破裂、急性冠脉综合征等,须紧急手术治疗。如果出现恶性高血压、癫痫等症状时,可在病情稳定、症状减轻后行介入治疗。

四、练习题 ▶▶▶

1. 2022 年 EULAR/ACR 大动脉炎分类标准是什么?

2. 大动脉炎分型有哪些?

五、推荐阅读 ▶▶▶

[1] GARY S. FIRESTEIN,RALPH C. BUDD,SHERINE E. GABRIEL,et al. 凯利风湿病学(第 10 版) [M]. 栗占国,主译. 北京:北京大学出版社,2020.

[2] 姜林娣,马莉莉,薛愉,等. 大动脉炎诊疗规范[J]. 中华内科杂志,2022,61(5):517-524.

[3] MAZ M,CHUNG SA,ABRIL A,et al. 2021 American College of Rheumatology/Vasculitis Foundation Guideline for the Management of Giant Cell Arteritis and Takayasu Arteritis[J]. Arthritis Rheumatol, 2021,73(8):1349-1365.

(武新峰)

案例 17　风湿性多肌痛

55 岁女性,半年前出现双侧颈肩部疼痛,伴有晨僵、双肩上举活动困难,以"颈椎病"治疗效果不佳。1 个月前无明显诱因出现双侧髋部疼痛。入院低热,查 C 反应蛋白及血沉显著升高,轻度贫血,诊断为"风湿性多肌痛",中等剂量激素后发热及疼痛好转,炎症指标显著下降,遂出院。

一、病历资料 ▶▶▶

(一)接诊

女性患者,55 岁。

1. **主诉**　颈肩部疼痛半年余,伴髋部疼痛 1 月余。

2. **问诊重点**　重点询问疼痛起病的诱因、伴随症状、诊治经过、治疗效果等。

3. **问诊内容**

(1)诱发因素:询问有无受凉、劳累、感染等诱发因素。

(2)主要症状:重点询问疼痛部位、性质、持续时间、加重或缓解因素。

(3)伴随症状:询问有无伴随发热、晨僵、口干、眼干、脱发、皮疹、光过敏、口腔溃疡、其他关节肿痛等伴随症状。

(4)诊治经过:如有诊治史,须询问相关检查结果、用药情况及疗效转归如何。

(5)既往史:询问有无骨质疏松等共存疾病,甲状旁腺功能亢进症、减退症均可表现为肢体近端僵硬和疼痛。他汀类药物可引起多种肌病综合征,包括他汀类药物相关性肌病及肌痛。

(6)个人史:有无药物、化学和放射性毒物接触史,有无过敏史。

(7)家族史:有无肿瘤、风湿免疫疾病等家族史。

问诊结果

患者女性,55岁,离退休人员。半年多前无明显诱因出现双侧颈肩部疼痛,晨起后僵硬明显,活动约1 h后稍好转,仍伴有双肩上举活动受限,不伴有腰背及四肢其他关节肿胀、疼痛,无发热、头痛、视力下降、口干、眼干、脱发、皮疹、光过敏、口腔溃疡等不适。就诊于当地医院,行MRI示"颈4~6椎间盘轻度突出,颈椎退行性改变;枢椎异常信号,血管瘤可能;半空蝶鞍",考虑"颈椎病",给予输液及口服药物(具体不详)、理疗等治疗,疼痛症状未缓解。1个月前无明显诱因出现双侧髋部疼痛,呈持续性,活动后加重,休息后缓解不明显,为求进一步诊治至我院就诊。发病以来,神志清,精神可,食欲欠佳,睡眠正常,大小便正常,体重无减轻。

既往无脑血管、心脏疾病病史,无风湿免疫系统疾病病史,无肝炎、结核、疟疾、伤寒病史,无药物、化学和放射性毒物接触史,无吸烟、饮酒史。对头孢哌酮舒巴坦过敏,表现为呼吸困难。

4.思维引导　患者老年女性,以肩颈部疼痛起病,伴有晨僵,后累及髋部,既往体健。其肩颈部及髋部疼痛须考虑风湿相关炎症性关节肌肉病如类风湿、肌炎与非炎症性病变如退行性变、代谢性骨病、纤维肌痛等进行鉴别。患者当地MR提示颈椎退行性变,但当地针对"颈椎病"的药物及物理治疗效果不佳,症状仍反复,且颈肩部疼痛伴有晨僵和持续性疼痛,须警惕有无合并累及近端肢带肌肉关节的炎症性疾病,如类风湿关节炎、肌炎、风湿性多肌痛等。故问诊时要注意上述疾病的症状询问与鉴别。也要排除其他专科疾病,如甲亢、甲减、血液系统恶性肿瘤、骨病、关节感染等引起的肢体近端僵硬和疼痛。

(二)体格检查

1.重点检查内容及目的　注意检查受累的颈部、肩部、腰部关节有无压痛、肿胀、活动受限、畸形,其他中轴关节如髋关节、外周关节、颈部的活动度,以及评估有无外周滑膜炎的证据。并注意其他系统性表现,如有无皮疹、结膜炎、银屑病、口腔溃疡、猖獗性龋齿、网状青斑,有无合并淋巴结肿大和肝大、脾大。神经肌肉系统检查应注意有无肌肉压痛、肌力减退,有无感觉、运动功能减退。还应注意心血管检查,如评估有无血压不对称、颞动脉异常和血管杂音。

体格检查结果

T 37.4 ℃ P 75 次/min R 18 次/min BP 121/74 mmHg 身高 155 cm 体重 70 kg

跛行步入病房,患者查体配合,神志清,精神可,无贫血貌,无脱发,全身皮肤未见瘀点、瘀斑、脱屑,未见口腔溃疡、龋齿,双侧颈部、锁骨上、锁骨下、腋窝、腹股沟未及肿大淋巴结,颈椎曲度存在,颈部、双侧肩部、髋部肌肉僵硬,局部压痛明显,伴有双臂上举、大腿外旋活动受限,臂丛牵拉试验阳性,上臂后外侧、前臂外侧、拇指、示指及手掌、手背腕侧皮肤感觉正常,未见关节红肿、疼痛、畸形、活动受限,双下肢肌张力正常,肱三头肌肌力5级,肱二头肌肌力5级,握力

5级,右下肢伸肌群肌力4级,屈肌群肌力5级,肱二头肌反射正常,桡骨膜反射正常,肱三头肌反射正常,腹壁反射未引出,膝腱反射未引出,跟腱反射正常,Babinski征阴性,Hoffmann征阴性。

2. 思维引导 患者查体除主诉相关颈肩及髋关节症状,暂未见其余外周小关节炎及其他脏器受累证据,可结合实验室检查,进一步排查类风湿关节炎、肌炎、代谢性骨病等问题,如检查炎症指标、类风湿关节炎及结缔组织病相关抗体,以及其他常规筛查项目,如血常规、尿常规、传染病、肝肾功能、凝血、肌酶、甲状腺功能等。影像学方面可重点关注疼痛关节肌肉的超声或磁共振检查。必要时完善骨髓穿刺、PET-CT等排查全身恶性疾病。

(三)辅助检查

1. 主要内容及目的

(1)血常规:明确有无贫血,某些炎症状态下可见白细胞、血小板升高。

(2)肝肾功能、肌酶、电解质、血糖:判断有无肝肾功能和肌肉的损害、内环境紊乱失衡。

(3)甲状腺功能:评估有无甲状腺功能减退症引起的疼痛、僵硬及关节痛可能。

(4)炎症指标:评估全身炎症状态,复查亦可用于炎症性疾病疗效评估。

(5)抗体筛查:用于排查类风湿关节炎、脊柱关节炎、系统性红斑狼疮等可引起关节炎的风湿相关疾病。

(6)关节MRI:用于评估受累关节内部及周围情况,如有无合并关节积液、滑膜炎、附着点炎、肌肉软组织受累,并可用于鉴别骨肿瘤、骨感染等。

(7)关节超声:用于排查有无滑囊炎及其他局部病变,如肩袖病变等。双侧三角肌下/肩峰下滑囊炎是风湿性多肌痛的典型影像学标志。

辅助检查结果

(1)血常规:WBC 5.17×10^9/L,RBC 3.16×10^{12}/L,Hb 80 g/L,PLT 245×10^9/L,平均红细胞体积(MCV)80.7 fL,平均红细胞血红蛋白含量(MCH)25.4 pg,平均红细胞血红蛋白浓度(MCHC)315 g/L。

(2)肝肾功能、肌酶、电解质、血糖:ALT 41 U/L,余正常。

(3)甲状腺功能:正常。

(4)炎症指标:ESR 105.00 mm/h,CRP 72.40 mg/L。

(5)抗体筛查:类风湿因子、抗CCP抗体、ANA及ENA谱均阴性。

(6)关节MRI:颈部MR平扫示颈3/4、4/5、5/6椎间盘突出,颈椎体轻度骨质增生。双侧骶髂关节MR平扫未见明显异常,腰骶部皮下软组织水肿。

(7)关节超声:肩部可见双侧三角肌下滑囊炎。

---

2. 思维引导 患者老年女性,亚急性起病,以四肢近端肢带肌疼痛、活动受限起病,实验室检查提示中度贫血,类风湿、结缔组织病相关抗体均阴性,ESR、CRP显著升高,伴有颈椎间盘突出,但不足以解释患者持续颈肩部疼痛症状。MR所见骶髂关节未见明显异常,部分皮下软组织水肿。超声可见双侧三角肌下滑囊炎。肌酶正常,暂无炎症性肌病证据。综合考虑诊断风湿性多肌痛(polymyalgia rheuma-tica,PMR)可能大。PMR的典型特征为50岁以上患者近期出现的肩部、骨盆带、颈部及躯干的对称性疼痛和僵硬,晨起时最严重。70%~95%的患者的首发表现都是双侧肩痛,

而颈部和骨盆带受累分别约为 70% 和 50%。也可出现部分非特异性全身症状或体征,如乏力、抑郁、厌食、体重减轻和低热。几乎所有 PMR 患者都存在 ESR、CRP 升高,RF、抗 CCP 抗体等自身抗体通常为阴性。但对于老年患者,要注意鉴别血清阴性类风湿关节炎。值得注意的是,PMR 可能与巨细胞动脉炎(giant cell arteritis,GCA)有关,有学者认为这两种疾病可能是同一病变过程的不同表现,PMR 的发病率为 GCA 的 2～3 倍,约见于 50% 的 GCA 患者。故诊断 PMR 的患者,均需要考虑诊断 GCA 的可能。后者常见临床症状为新发头痛、颌跛行、头皮压痛、视觉改变、发热或咳嗽,查体可见无血压不对称、颞动脉异常和血管杂音。该患者无上述相关 GCA 临床表现,可于治疗过程中密切监测,如出现上述症状,必要时可完善颞动脉超声或 PET-CT 明确有无合并 GCA 的可能。

(四)初步诊断

分析上述病史、查体、化验室检查结果,根据风湿性多肌痛分类标准(见表 4-2),该患者符合 PMR 分类标准的基本条件,且有晨僵(2 分)、髋部疼痛及活动受限(1 分)、类风湿因子或抗 CCP 抗体阴性(2 分)、不伴其他关节受累(1 分)且存在超声检查典型表现(1 分),综合评分 7 分,支持以下诊断:①风湿性多肌痛;②中度贫血;③颈椎病。

表 4-2　2012 年 EULAR/ACR 关于 PMR 的分类标准

基本条件:①年龄>50 岁;②双肩胛部疼痛;③CRP 和/或 ESR 增高。不含超声时,总分≥4 分;或含超声时,总分≥5 分,即可诊断为 PMR。

分类	项目	分值
临床标准	晨僵>45 min	2 分
	髋部疼痛或活动受限	1 分
	类风湿因子或抗 CCP 抗体阴性	2 分
	不伴有其他关节受累	1 分
超声检查标准	至少一侧肩部存在三角肌下滑囊炎和/或肱二头肌腱鞘炎和/或盂肱关节滑膜炎(后侧或腋窝处),同时至少一侧髋部存在滑膜炎和/或转子滑囊炎	1 分
	双肩均存在三角肌下滑囊炎、肱二头肌腱鞘炎或盂肱关节滑膜炎	1 分

二、治疗经过

1. 初步治疗

(1)糖皮质激素:甲泼尼龙片 24 mg qd po,每 2 周减 4～16 mg qd 维持。

(2)预防骨质疏松:碳酸钙 D_3 片。

(3)治疗贫血:多糖铁复合物胶囊、维生素 C 片。

2. 思维引导　

PMR 治疗的短期目标是缓解症状,其特征是对低至中等剂量糖皮质激素有快速反应,推荐对所有 PMR 患者使用泼尼松初始治疗,一般以 15 mg/d 的剂量开始。若开始治疗后 1 周内症状控制不佳,可增加 5 mg 泼尼松剂量至 20 mg/d。12.5～25.0 mg/d 的泼尼松治疗对几乎所有单纯性 PMR 患者都有效。如果经此剂量的泼尼松治疗后仍有持续疼痛和僵硬,则必须考虑其他诊断。在疼痛和僵硬缓解后应维持能抑制症状的糖皮质激素剂量 2～4 周,然后可每 2～4 周逐渐减量至维持抑制症状所需的最低剂量。在接受>10 mg/d 泼尼松治疗的患者中,可每 2～4 周减量 2.5 mg/d。在泼尼松的剂量达到 10 mg/d 时,若患者的临床病程稳定,可进一步减量,即每月减少

1 mg。大多数 PMR 患者病程为自限性,最终可停用糖皮质激素治疗。大约半数患者可在 1~2 年后停止治疗。也有部分患者为复发性病程,需要延长治疗时间。激素治疗过程中需密切监测糖皮质激素不良反应,必要时可加用甲氨蝶呤等药物辅助激素减量,并遵循糖皮质激素性骨质疏松的标准预防指南,包括在开始或即将开始泼尼松治疗时评估骨密度,补充钙剂和维生素 D_3,以及根据治疗指南所示预防性使用双膦酸盐。治疗过程中密切监测疗效,主要是筛查是否存在和/或再次出现 PMR 或 GCA 的症状。应在基线时,以及开始糖皮质激素治疗后两个月时测定 ESR 和 CRP 水平。然后在糖皮质激素治疗期间每 3~6 个月按需测定 ESR 和 CRP。

治疗效果

(1)症状:治疗 1 周后患者未再发热,疼痛较前明显减轻。

(2)体格检查:T 36.8 ℃,轻度贫血貌,全身皮肤未见瘀点、瘀斑,双侧颈部、锁骨上、锁骨下、腋窝、腹股沟未触及肿大淋巴结,胸骨无压痛,双肺呼吸音粗,双侧肺底闻及少量湿啰音,心率 72 次/min,律齐,心脉率一致,各瓣膜听诊区未闻及杂音,无心包摩擦音。腹部柔软,无触痛、压痛及反跳痛,肝、脾肋下未触及。双下肢轻度水肿。

(3)辅助检查:有以下几项内容。

1)血常规:WBC $7.19×10^9$/L,RBC $3.31×10^{12}$/L,Hb 86 g/L,PLT $492×10^9$/L,MCV 81.10 fL,MCH 25.90 pg,MCHC 319 g/L。

2)肝功能:ALT 17 U/L,余正常。

3)炎症指标:ESR 87.00 mm/h,CRP 15.93 mg/L。

三、思考与讨论

PMR 是一种炎症性风湿性疾病,临床特征为肩部、骨盆带、颈部及躯干疼痛和晨僵。该病可能与 GCA 有关。PMR 几乎只累及 50 岁以上的成人,发病率随年龄增长而逐渐增加。平均诊断年龄超过 70 岁。近端关节和颈部症状在一段时间不活动后最严重,导致夜间痛和显著的晨僵。PMR 患者必定有晨僵。体格检查可发现肩部、颈部及髋部的关节被动活动度降低。典型的实验室检查结果为 ESR 和 CRP 升高。必须常规监测患者有无提示 GCA 的症状和体征。若有 GCA 相关体征或症状,则应对该病进行诊断性评估(颞动脉活检、颞动脉超声、PET-CT)。

风湿性多肌痛(PMR)的特征是对低至中等剂量糖皮质激素有快速反应。治疗的主要目标是缓解症状(图 4-3)。治疗无法改善预后或防止疾病进展成 GCA。推荐对所有 PMR 患者使用泼尼松初始治疗(Grade 1B),以 15 mg/d 的剂量开始。可根据患者体重、症状严重程度和共存疾病,如糖尿病、重度高血压或心力衰竭来调整泼尼松的起始剂量。糖皮质激素治疗通常可以快速改善症状。若开始治疗后 1 周内症状控制不佳,应增加 5 mg 泼尼松剂量至 20 mg/d。12.5~25 mg/d 的泼尼松治疗对几乎所有单纯性 PMR 患者都有效。如果经此剂量的泼尼松治疗后仍有持续疼痛和僵硬,则必须考虑其他诊断。在疼痛和僵硬缓解后应维持能抑制症状的糖皮质激素剂量 2~4 周,然后可每 2~4 周逐渐减量至维持抑制症状所需的最低剂量。密切监测糖皮质激素治疗的临床效果,主要是筛查是否存在和/或再次出现 PMR 或 GCA 的症状。治疗过程中按需测定 ESR 和 CRP。本病常见复发者,尤其是糖皮质激素减量太快者。如患者出现更显著的 ESR 和/或 CRP 升高但未见 PMR 症状增加时,应仔细评估是否存在其他诊断,特别是 GCA。大多数患者的 PMR 是自限性病程,最终可停用糖皮质激素治疗。治疗常可在 1~2 年后停止,但需要更长时间糖皮质激素治疗者并不罕见。

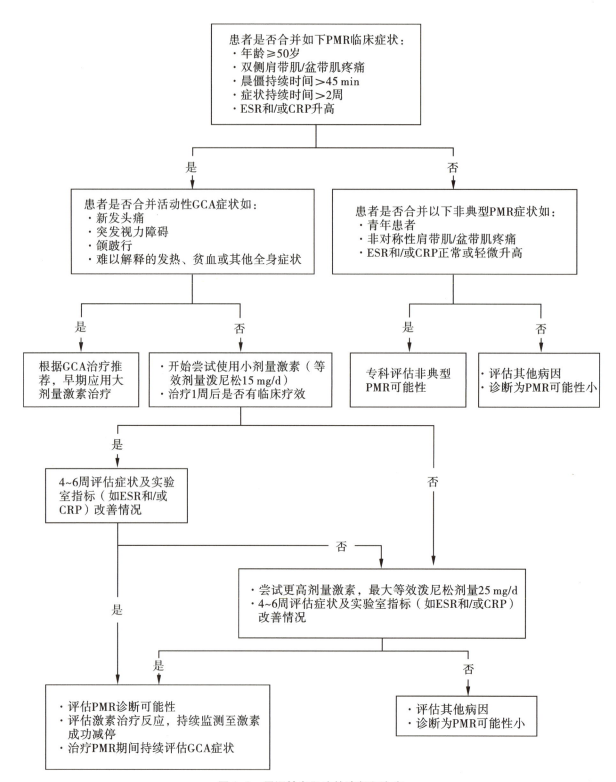

图 4-3　风湿性多肌痛的诊断和治疗

四、练习题

1. 风湿性多肌痛的诊断标准是什么？
2. 风湿性多肌痛需与哪些疾病鉴别？
3. 何时需考虑合并巨细胞动脉炎的诊断？
4. 风湿性多肌痛的治疗原则有哪些？

五、推荐阅读

[1] 中华医学会风湿病学分会. 风湿性多肌痛和巨细胞动脉炎诊断和治疗指南[J]. 中华风湿病学杂志, 2011, 15(5): 348-350.

[2] CHRISTIAN DEJACO, YOGESH P SINGH, PABLO PEREL, et al. 2015 Recommendations for the management of polymyalgia rheumatica: a European League Against Rheumatism/American College of Rheumatology collaborative initiative[J]. Ann Rheum Dis, 2015, 74(10): 1799-1807.

[3] GARY S. FIRESTEIN, RALPH C. BUDD, SHERINE E. GABRIEL, et al. 凯利风湿病学(第10版)[M]. 栗占国, 主译. 北京: 北京大学出版社, 2020.

（王晓莹）

案例 18　肉芽肿性多血管炎

45岁女性，半年前出现双耳听力下降，2个月前出现下肢麻木无力，1周前在当地发现肺部结节。入院后体检发现皮肤紫癜、鞍鼻、巩膜炎，化验提示c-ANCA及PR3-ANCA阳性，炎症指标明显升高，影像学提示肺部多发结节、团块伴有空洞，病理提示肉芽肿性炎，听力检测提示感音神经性聋，确诊为肉芽肿性多血管炎，住院期间出现急进性肾小球肾炎，经过激素联合环磷酰胺治疗后病情稳定。

一、病历资料

（一）接诊

女性患者，45岁。

1. 主诉　听力下降半年，下肢麻木、无力2个月，发现肺部结节1周。

2. 问诊重点及技巧　听力下降的诱因，有无眼、鼻、喉部表现；下肢麻木的神经系统询问；呼吸系统症状询问。患者多个系统症状，提示系统性疾病可能，应问诊是否有其他系统症状。

3. 问诊内容

（1）诱发因素：应注意询问有无感冒、职业环境、药物、毒物等诱因。

（2）主要症状：听力下降的起病形式，如单耳还是双耳、急性起病还是慢性起病等；双下肢麻木无力进展速度和程度是否一致，感觉和运动功能是否均有受累。

（3）伴随症状：有无耳郭红肿、鞍鼻、葡萄膜炎、视力下降、声音嘶哑等五官受累表现；有无胸痛、胸闷、咳嗽、咳血等呼吸系统表现；有无水肿、少尿、肾受累表现；有无腹痛、腹泻、便血或黑便等消化系统表现；有无红斑、紫癜等皮肤表现等。

（4）诊治经过：既往耳科检查结果、治疗经过及效果；神经系统的检查结果及治疗效果；肺部结节诊治经过。着重关注既往血常规、尿常规、肝肾功能等指标，以及自身抗体、炎症指标、肺部影像学等结果。

（5）既往史：着重询问有无中耳炎、鼻窦炎病史，中耳炎、鼻窦炎提示肉芽肿性多血管炎（granulomatosis with polyangiitis，GPA）；有无糖尿病史，长期控制不佳亦可出现周围神经病变；有无长期胃病，胃病患者有时可伴有维生素 B_{12} 缺乏，导致脊髓亚急性联合变性，肢体感觉运动异常。有无过敏性疾病史，过敏性疾病史应警惕嗜酸性肉芽肿性多血管炎。

（6）个人史：有无吸烟史，如长期吸烟，肺部结节应注意排除肺部肿瘤。注意询问生活工作环境，长期处于噪声环境亦会导致听力下降。

（7）家族史：有无耳聋、肿瘤家族史。

问诊结果

半年前因双耳听力下降，无耳郭红肿疼痛、视力下降、声音嘶哑，于耳科诊断为"双耳中耳炎、混合性耳聋"，行手术治疗，术后听力恢复不理想。2 个月前先后出现左下肢和右下肢麻木、无力，进行性加重，于当地查血糖正常，查叶酸及维生素 B_{12} 正常，诊断为多发性单神经炎，应用营养神经药物，效果不理想。1 周前在当地再次住院，肺 CT 发现肺多发结节，无发热、无明显咳嗽、咳痰或痰中带血，当地化验血常规、尿常规、肝肾功能正常，ESR 及 CRP 轻度升高，建议来我院进一步就诊。

无支气管哮喘、变应性鼻炎、鼻息肉等过敏性疾病史，无糖尿病史。无吸烟史，无职业接触史。无药物过敏史。

4. 思维引导　患者听力下降，耳科检查提示混合性耳聋；血糖正常、叶酸维生素 B_{12} 正常，可以排除糖尿病周围神经病变、叶酸及维生素 B_{12} 缺乏导致的神经病变。肺结节应注意排除感染（真菌、结核等）、转移瘤、GPA、嗜酸性肉芽肿性多血管炎、IgG4 相关性疾病、结节病等。考虑到患者同时多个系统受累，且既往专科治疗效果不理想，因此应当考虑系统性疾病所致可能性。

（二）体格检查

1. 重点检查内容及目的　患者头颈部、周围神经系统以及肺部检查应作为重点。头颈部尤其应注意眼、耳、鼻、喉的检查，如有无突眼、复视、结膜炎、巩膜炎、葡萄膜炎等；有无耳部溢液流脓、耳郭软骨炎；有无鼻黏膜溃疡、鼻中隔穿孔、鼻窦炎、鞍鼻等；喉部若考虑有受累可结合喉镜检查。周围神经体格检查应注意感觉异常的范围、是否有运动神经受累，双侧病变范围及程度是否对称。肺部检查应注意有无啰音。此外需要注意皮肤有无血管炎表现，如紫癜、皮肤溃疡等，有无浅表淋巴结肿大，尤其是右侧锁骨上淋巴结。

体格检查结果

T 36.5 ℃ P 70 次/min R 18 次/min BP 110/70 mmHg

神志清晰，自由体位。下肢可见皮肤紫癜。颈部、锁骨上、腋窝淋巴结无肿大。双眼上部巩膜变薄，葡萄膜显露（图 4-4A），视力正常，无突眼、结膜炎等。耳郭无畸形，双耳听力下降。鞍鼻（图 4-4B），无鼻腔溃疡、鼻中隔穿孔。气管居中，双侧呼吸运动正常，双侧呼吸音无增强或减弱，无干、湿啰音。心界无扩大，心率 70 次/min，律齐，心音无增强或减弱，$A_2>P_2$，未闻及奔马律及心脏杂音。腹软，肝、脾肋下未触及。双下肢无水肿。四肢肌力正常。左下肢踝部以下、右下肢小腿远端1/3以下胫前区域及右足背感觉减退,左侧足趾深感觉减退,右侧足趾深感觉消失。余查体正常。

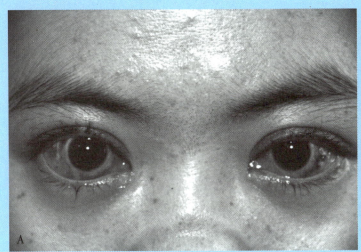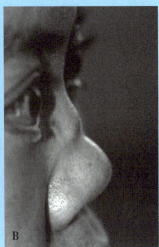

A. 双眼巩膜炎导致巩膜变薄,葡萄膜显露;B. 鞍鼻

图4-4 GPA患者的五官受累

2.思维引导 通过详细体格检查发现患者周围神经病变符合多发性单神经炎,且有下肢皮肤紫癜、巩膜炎、鞍鼻等表现,提示GPA可能性大。应当进一步完善常规化验、自身抗体(尤其ANCA)、相应影像学检查,必要时行肺部结节穿刺,协助诊断并排除转移瘤、感染性病变等。

(三)辅助检查

1.主要内容及目的

(1)血常规:结果与疾病活动有一定相关性。ANCA相关性血管炎病情活动期可有WBC升高,贫血。当肾受累,可出现进行性贫血。

(2)尿常规:协助评估有无肾受累。

(3)生化指标:肾受累时可有低白蛋白血症、Scr升高,甚至酸碱失衡、电解质紊乱。炎症状态亦可有白蛋白下降。

(4)炎症指标:通常查ESR及CRP,ANCA相关性血管炎病情活动期升高,病情控制后恢复正常。

(5)自身抗体:主要查抗中性粒细胞胞浆抗体,即ANCA 4项,包括c-ANCA,p-ANCA,PR3-ANCA,MPO-ANCA;c-ANCA和PR3-ANCA同时阳性多提示GPA。

(6)G试验及GM试验:协助排除肺部真菌感染。

(7)T-SPOT:对结核有提示意义。

(8)胸部CT:评估肺部结节大小变化以及有无空洞形成。

(9)鼻窦CT:评估是否合并鼻窦炎。

(10)心脏彩超:评估是否有心脏受累。

(11)肺结节穿刺病理:可以协助诊断及鉴别诊断。

辅助检查结果

(1)血常规：WBC 11.5×10⁹/L，N% 78%，L% 16%，E% 4.3%，RBC 5.8×10¹²/L，Hb 120 g/L，PLT 290×10⁹/L。

(2)尿常规：RBC 阴性，蛋白阴性。

(3)肝肾功能：ALT 35 U/L，AST 26 U/L，Alb 40 g/L，Glb 25 g/L，Scr 70 μmol/L。

(4)炎症指标：ESR 54 mm/h，CRP 105 mg/L。

(5)自身抗体：c-ANCA 阳性，p-ANCA 阴性，PR3-ANCA 133 RU/mL，MPO-ANCA 2 RU/mL。

(6)G 试验及 GM 试验：阴性。

(7)胸部 CT：双肺多发大小不等结节影，其中左肺下叶结节呈空洞影（图 4-5）。

(8)鼻窦 CT：可见双侧上颌窦炎（图 4-6）。

(9)心脏彩超：心房心室结构正常，肺动脉压 25 mmHg。

(10)肺结节穿刺病理：肉芽肿性病变，抗酸染色阴性，未见真菌菌丝（图 4-7）。

(11)电测听：提示感音神经性聋。

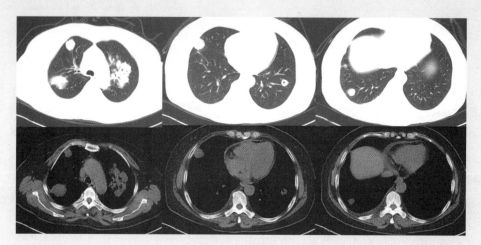

图 4-5　胸部 CT

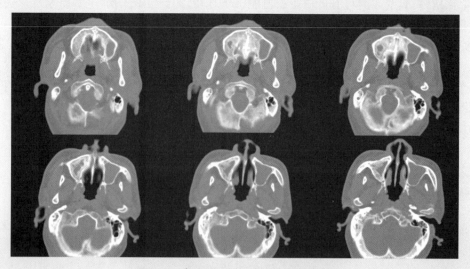

图 4-6　鼻窦 CT 显示双侧上颌窦炎症

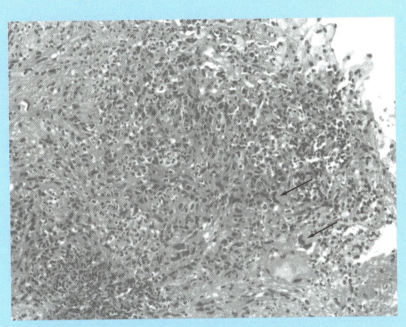

图 4-7 肺部结节穿刺病理(200×),可见大量多核巨细胞及类上皮细胞
(黑色箭头所示为典型的多核巨细胞),提示肉芽肿性炎

2. 思维引导 化验检查结果提示 c-ANCA 及 PR3-ANCA 阳性,炎症指标明显升高,影像学提示肺部多发结节、团块伴有空洞,病理提示肉芽肿性炎,且可以排除结核、真菌感染和肿瘤,听力检测提示感音神经性聋。综合病史、体格检查、化验、检查,该病例特点可做如下总结:①老年女性,慢性病程。②五官受累,如巩膜炎、鞍鼻、听力下降、鼻窦炎;皮肤受累,表现为下肢皮肤紫癜。③外周神经系统受累,表现为多发性单神经炎。④肺部受累,表现为多发结节,并空洞形成,病理为肉芽肿性炎,并排除了肿瘤、结核、真菌感染。⑤ESR 及 CRP、补体等炎症指标升高。⑥嗜酸性粒细胞正常。⑦c-ANCA 及 PR3-ANCA 阳性。

(四)初步诊断

依据 2022 年 EULAR/ACR 有关 GPA 的分类标准(表 4-3),总分 ≥5 分可分类为 GPA,该患者存在鞍鼻、听力下降、肺部结节、病理提示肉芽肿性炎、c-ANCA 及 PR3-ANCA 阳性、CT 提示鼻窦炎,总分可评为 13 分,可以诊断为 GPA。

背景知识

GPA 是 ANCA 相关性血管炎的一种,基本病理表现为肉芽肿形成及坏死性小血管炎,临床突出表现为眼耳鼻喉受累、肺受累及肾受累。眼耳鼻喉受累在 GPA 中常见,而在显微镜下多血管炎和嗜酸性肉芽肿性多血管炎中少见。肺受累除表现为多发结节外,尚可出现弥漫性肺泡出血。肾受累常表现为急进性肾小球肾炎,病理通常为寡免疫复合物性新月体性肾小球肾炎。c-ANCA 及 PR3-ANCA 同时阳性,诊断特异性可达 90% 以上。

2022 年 EULAR/ACR 有关 GPA 的分类标准如下,见表 4-3。

表 4-3　2022 年 EULAR/ACR 有关 GPA 的分类标准

该分类标准的应用前提是:1.已经诊断为小血管炎或者中等血管炎拟分类为 GPA 的患者;2.已经排除模拟血管炎的疾病。总分≥5 分可分类为 GPA。

分类	项目	分值
临床标准	1. 鼻腔受累:血性涕、溃疡、结痂、充血、阻塞、鼻中隔缺损或穿孔	+3
	2. 软骨受累:耳或鼻软骨受累、声音嘶哑或喘鸣、支气管内膜受累、鞍鼻	+2
	3. 传导性或感因神经性耳聋	+1
实验室、影像学及病理学标准	1. c-ANCA 或 PR3-ANCA 阳性	+5
	2. 胸部影像发现结节、肿块或者空洞	+2
	3. 活检见肉芽肿、血管外肉芽肿性炎症或巨细胞	+2
	4. 影像发现鼻窦/鼻旁窦炎症、实变或积液;或乳突炎	+1
	5. 肾活检:寡免疫复合物性肾小球肾炎	+1
	6. p-ANCA 或 MPO-ANCA 阳性	−1
	7. 血嗜酸性粒细胞 ≥ 1×10^9/L	−4

二、治疗经过

1. 初步治疗

(1)糖皮质激素:口服醋酸泼尼松片 60 mg qd 晨起顿服,同时补充钙剂及维生素 D_3。

(2)免疫抑制剂:口服环磷酰胺片 100 mg qd。

(3)预防感染:复方磺胺甲噁唑 1 片口服,预防卡氏肺孢菌感染;碳酸氢钠漱口,预防口腔念珠菌感染。

2. 思维引导 1

GPA 治疗分为诱导缓解和维持缓解两个阶段。诱导缓解阶段,首选糖皮质激素联合免疫抑制剂治疗。糖皮质激素剂量选择,一般 1 mg/(kg·d),分次口服或晨起顿服,若有重要脏器损害者,如急进性肾小球肾炎、弥漫性肺泡出血,可考虑糖皮质激素冲击治疗,一般甲泼尼龙 0.5～1.0 g/d 静脉滴注,连续 3 d,然后改口服糖皮质激素。目前倾向于口服糖皮质激素快速减量,泼尼松 3 个月减至 5 mg/d 维持。免疫抑制剂选择目前推荐环磷酰胺,亦可使用生物制剂——利妥昔单抗。前者疗效确切、价格便宜,但感染、骨髓抑制、出血性膀胱炎、生殖毒性以及长期使用的肿瘤风险应引起注意。常用方法为每日口服疗法,2 mg/(kg·d)。亦可考虑静脉使用环磷酰胺,诱导缓解的疗效等同于每日口服,且不良反应明显减少,但容易复发。利妥昔单抗是针对 B 细胞表面抗原 CD20 的单克隆抗体,一般使用 1 g 静脉滴注,2 周后重复 1 次,此后每半年使用 1 次,1 次 500 mg。应注意体液免疫受抑制的风险,定期监测免疫球蛋白水平,适时补充免疫球蛋白。使用糖皮质激素时常规补充钙剂和维生素 D_3。必要时可联合使用双磷酸盐预防骨质疏松。GPA 患者应常规使用复方磺胺甲噁唑,可以抑制鼻窦内金葡菌生长,防止复发,亦可预防卡氏肺孢菌肺炎机会性感染,使用利妥昔单抗者尤应注意卡氏肺孢菌肺炎的预防。

3. 病情变化

入院后患者尿量逐渐减少,由入院时 2000 mL/d 减少至 600 mL/d,体重增加 2 kg,夜间可平卧,无夜间阵发性呼吸困难。监测血压 160/100 mmHg。肺部听诊未闻及明显干、湿啰音,肝肋下未触及,无颈静脉怒张,双下肢轻度凹陷性水肿。

复查血常规:WBC $12×10^9$/L,N% 79%,L% 15%,E% 4.0%,RBC $4.2×10^{12}$/L,Hb 90 g/L,PLT $270×10^9$/L。尿常规:RBC(++),蛋白(++),RBC(++);24 h 尿蛋白定量 1.5 g。肝肾功能:Alb 38 g/L,Scr 170 μmol/L。电解质正常;BNP 正常。

4. 思维引导 2　患者短期内出现少尿、肌酐升高、水肿、高血压,尿蛋白阳性,轻度贫血,肌酐由 70 mmol/L 升至 170 mmol/L,说明患者可能出现了肾损害。包括 GPA 在内的 ANCA 相关性血管炎累及肾,多表现为急进性肾小球肾炎,病理为寡免疫复合物性新月体性肾小球肾炎,短期内即可从细胞性新月体转变为细胞纤维性新月体,然后转变为纤维性新月体,最终导致不可逆性肾损伤。确诊须行肾穿刺活检。治疗上需要糖皮质激素冲击治疗,由于 ANCA 相关性血管炎的肾受累的病理类型相对明确,且治疗需要争分夺秒挽救肾功能,因此可以不等肾穿刺结果直接进行大剂量糖皮质激素冲击治疗。与家属沟通后,予甲强龙 0.5 g 冲击 3 d,然后改为口服醋酸泼尼松 60 mg qd,每周减 5 mg。免疫抑制剂选择使用静脉环磷酰胺。肾穿刺病理回示:25 个肾小球,可见大量新月体存在,可见细胞性及细胞纤维性新月体,可见大量细胞增殖,压迫鲍曼囊;免疫荧光全阴性(图 4-8)。

此外液体管理十分重要,嘱患者减少液体入量,每日记录尿量及体重。避免进食高钾食物。

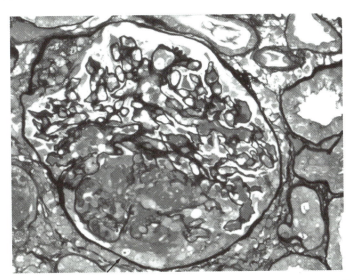

图 4-8　GPA 患者肾病理表现 PASM+MASSON 染色(400×),可见节段
纤维性坏死伴小细胞纤维性新月体形成(黑色箭头)

三、思考与讨论

该患者主要表现为五官受累及肺肾受累,c-ANCA 及 PR3-ANCA 阳性,支持 GPA 的诊断。GPA 患者往往首发五官或肺肾受累,就诊于相应的五官科或呼吸科、肾科,此时对于非风湿专业的医师挑战巨大。因此非风湿科医师多了解风湿免疫疾病的表现,接诊患者时多留心本专业疾病所涉系统之外的表现,显得尤为重要。该患者首诊于耳科时,若能注意到鞍鼻、巩膜炎的表现,可能可以更早地诊断出该病。

GPA 区别于显微镜下多血管炎的临床特征是 GPA 可以有头颈受累以及肺肾受累,显微镜下多血管炎往往无头颈受累。肺部受累时二者均可出现弥漫性肺泡出血,但 GPA 尚可表现为多发结节,显微镜下多血管炎亦可出现间质性肺病。二者均可出现周围神经系统受累,但 GPA 尚可有中枢神经系统受累,常表现为肥厚性硬脑膜炎或硬脊膜炎。病理上 GPA 表现为肉芽肿的形成,伴或不伴坏死性血管炎。肉芽肿可以出现在鼻窦、鼻道、眶周、喉部、肺部。但不同部位病理活检阳性率不同。相比较而言,肺部结节穿刺病理阳性率更高。事实上,肺部结节穿刺病理更多是为了排除感染、肿瘤。

GPA 在随访过程中应警惕随时可能出现新发症状。比如该患者在住院期间即出现肾受累。因此严密监测病情变化、实验室指标很重要。GPA 一旦出现肾受累,病理往往表现为寡免疫复合物性新月体性肾小球肾炎,患者在极短时间内即可出现不可逆的肾损伤。因此,一旦发现肾受累证据,应立即进行大剂量糖皮质激素冲击治疗,同时联用免疫抑制剂,而不必等待肾穿刺结果,尤其部分患者无法进行肾穿刺,亦应争分夺秒进行糖皮质激素冲击治疗。

四、练习题

1. 哪些风湿免疫疾病可以表现为肉芽肿性病变?
2. GPA 与显微镜下多血管炎、嗜酸性肉芽肿性多血管炎之间的异同点有哪些?
3. GPA 肾受累时如何判断是急性还是慢性病变?

五、推荐阅读

[1]GARY S. FIRESTEIN,RALPH C. BUDD,SHERINE E. GABRIEL,et al. 凯利风湿病学(第 10 版)[M]. 栗占国,主译. 北京:北京大学出版社,2020.

[2]ROBSON J C,GRAYSON P C,PONTE C,et al. 2022 American College of Rheumatology/European Alliance of Associations for Rheumatology Classification Criteria for Granulomatosis with Polyangiitis[J]. Ann Rheum Dis,2022,81(3):315-320.

[3]CHUNG S A,LANGFORD C A,MAZ M,et al. 2021 American College of Rheumatology/Vasculitis Foundation Guideline for the Management of Antineutrophil Cytoplasmic Antibody-Associated Vasculitis[J]. Arthritis Rheumatol,2021,73(8):1366-1383.

（张　磊　韩立帅　杨　璐　刘升云）

案例 19　显微镜下多血管炎

54 岁男性,20 d 前出现发热、小腿酸痛,2 d 前发现血肌酐 134 μmol/L,收住院后查血肌酐 193 μmol/L,p-ANCA 阳性,MPO-ANCA IgG 型 101.5 RU/mL,肾活检示新月体性肾小球肾炎,结合临床符合 ANCA 相关性血管炎肾损害,给予甲泼尼龙联合环磷酰胺治疗,体温正常、血肌酐稳定后出院。

一、病历资料

(一)接诊

男性,54 岁。

1. 主诉 发热、小腿酸痛 20 d,发现肾功能异常 2 d。

2. 问诊重点 注意询问热峰、热型、伴随症状、诊治经过及治疗效果等。患者有肾功能不全,应询问有无下肢水肿、食欲缺乏等症状,以及既往肾功能情况。

3. 问诊内容

(1)诱发因素:有无受凉、劳累、接触化学物质以及有害物质等诱发因素。

(2)主要症状:重点询问热峰、热型等。

(3)伴随症状:有无咳嗽咳痰、胸闷、寒战、腹痛腹泻、头晕头痛、尿频尿急等症状,有无关节疼痛,有无上肢、双大腿、躯干肌肉疼痛,有无下肢水肿、少尿、血压升高等症状。

(4)诊治经过:做过何种检验和检查,结果如何。是否用药、何时开始用药、用何种药,具体剂量、效果如何。

(5)既往史:有无高血压、糖尿病、心肺疾病、肝炎、艾滋病、结核等病史,预防接种情况,有无手术、外伤、输血史、卖血史、献血史,有无药物和食物过敏史。

(6)个人史:生于何地,久居于何地,有无疫区、疫情、疫水接触史,有无职业相关有害物质接触史,有无吸烟、饮酒、冶游史、静脉药瘾史。

(7)家族史:家族成员健康状况,有无家族遗传病史,直系亲属有无免疫性疾病史。

> **问诊结果**
>
> 54 岁男性,农民,20 d 前受凉后出现发热,热峰 39.0 ℃,伴双小腿酸痛,无咳嗽咳痰、胸闷气喘,无头晕头痛,无腹痛腹泻,无尿频尿急尿痛,无关节肿痛及皮疹,服用退热药物,体温反复。2 d 前检查血肌酐 134 μmol/L,p-ANCA 阳性,为进一步诊治至我院。既往史:发现甲状腺功能亢进 2 年,口服丙硫氧嘧啶 200 mg/d。个人史及家族史无特殊。

4. 思维引导 患者中年男性、发热、小腿酸痛、血肌酐升高、p-ANCA 阳性,考虑系统性血管炎累及肾可能性较大。同时应考虑有无合并感染性疾病,有无其他器官系统受累等。

(二)体格检查

1. 重点检查内容及目的 患者肺部、骨骼肌肉、肾应作为检查重点。应着重听诊有无干、湿啰音、有无下肺呼吸音减弱或消失等;有无关节肿胀压痛、肌肉压痛、肌力下降等;有无肾区叩击痛、有无下肢凹陷性水肿等。此外,还应注意有无下肢紫癜或溃疡,有无眼鼻耳五官症状等。

> **体格检查结果**
>
> T 38.5 ℃ R 22 次/min P 98 次/min BP 150/90 mmHg
>
> 神志清,精神一般,全身皮肤无皮疹、紫癜、溃疡,双上眼睑水肿,无结膜炎、巩膜炎,听力正常,耳鼻无异常分泌物,心、肺听诊无异常,肾区无叩击痛,双下肢轻度凹陷性水肿,双小腿肌肉压痛,无关节肿胀压痛。四肢肌力正常,四肢感觉无减退,病理征阴性。

2.思维引导　①经过详细的体格检查,发现患者有双上眼睑水肿、下肢凹陷性水肿、双小腿肌肉压痛,结合血肌酐升高、p-ANCA 阳性,应首先考虑 ANCA 相关性血管炎合并肾受累可能性大。②心、肺听诊无异常,肾区无叩击痛,提示肺部及腹部感染所致发热的可能性较小。应进一步完善常规检查、自身抗体及相应影像学检查,必要时行肾穿刺活检,以协助诊断及判断疾病严重程度及预后。

(三)辅助检查

1. 主要内容及目的

(1)血常规:血三系情况与疾病活动度有一定关系。ANCA 相关性血管炎疾病活动期常伴有 WBC 升高、贫血,有时伴 PLT 减少。如合并快速进展型肾小球肾炎,可出现进行性 Hb 下降。同时,如出现明显的嗜酸性粒细胞≥$1×10^9$/L,应警惕嗜酸性肉芽肿性多血管炎。

(2)尿常规:有无尿蛋白、尿红细胞以及尿管型,协助判断有无肾累及等。如有蛋白尿,需要进一步行 24 h 尿蛋白定量。如有尿红细胞及管型,需要进一步行尿红细胞形态及尿沉渣检查。

(3)粪常规:初步判断有无胃肠道受累。

(4)传染病:重点明确有无病毒性肝炎及其他常见传染病。

(5)凝血功能:有无凝血异常。

(6)肝肾功能、电解质、B 型脑钠肽前体、血气分析:判断有无肝肾功能受损、电解质紊乱、酸碱失衡、心功能不全等。

(7)自身抗体:主要查 p-ANCA、c-ANCA、MPO-ANCA、PR3-ANCA 及抗肾小球基底膜抗体。

(8)炎症指标及感染指标:ESR、CRP 常与 ANCA 相关性血管炎患者疾病活动度有关,PCT 有助于判断有无合并感染。

(9)肾脏彩超:初步判断肾大小、形态。

(10)胸部 CT:判断有无肺部病变。

(11)肾穿刺活检:明确肾病变的性质、严重程度,以协助明确诊断及判断预后。

辅助检查结果

(1)血常规:WBC $12.30×10^9$/L,RBC $3.09×10^{12}$/L,Hb 94.0 g/L,PLT $190×10^9$/L。

(2)尿常规:蛋白(+),红细胞27/μL。

(3)24 h 尿:尿量1300 mL,尿蛋白总量0.95 g/24 h。

(4)粪常规:正常。

(5)传染病、凝血功能:D-二聚体 1.16 mg/L,余无特殊。

(6)肝肾功能、电解质、B 型脑钠肽前体、血气分析:Alb 32.8 g/L,尿素 11.80 mmol/L,肌酐 193 μmol/L,尿酸448 μmol/L,B 型脑钠肽前体 735.00 pg/mL。

(7)自身抗体:p-ANCA 阳性(+),MPO-ANCA IgG 型101.5 RU/mL↑。

(8)炎症及感染指标:血沉46.00 mm/h,CRP22.2 mg/L,PCT 正常。

(9)肾彩超:双肾大小形态正常,弥漫性回声改变。

(10)胸部 CT:双侧少量胸腔积液。

(11)肾穿刺活检:新月体性肾小球肾炎,结合临床符合 ANCA 相关性血管炎肾损害。

2.思维引导　①患者中年男性,急性起病,有发热、血肌酐升高、p-ANCA 和 MPO-ANCA 阳性,肾穿刺活检提示新月体性肾小球肾炎,考虑显微镜下多血管炎(microscopic polyangiitis,MPA)合并肾受累,病情危重。②各项检查均不支持感染性疾病引起的发热及血肌酐升高。

(四)初步诊断

根据 2022 年 ACR/EULAR 关于 MPA 的分类标准,总分≥5 分可诊断为 MPA。该患者 p-ANCA 和 MPO-ANCA 阳性,肾穿刺活检提示寡免疫复合物性肾小球肾炎,总得分为 9 分,可诊断为 MPA。值得注意的是,只有在患者同时符合以下两种情况时,才考虑使用该标准诊断 MPA:①临床上考虑患者为小血管炎或中等大小血管炎;②排除继发性血管炎和模拟血管炎。综上所述,根据患者病史、查体、检验检查结果,支持 MPA 的诊断,存在肾累及。

2022 年 ACR/EULAR 关于 MPA 的分类标准如下,见表 4-4。

表 4-4 2022 年 EULAR/ACR 有关 MPA 的分类标准

该分类标准的应用前提是:1.已经诊断为小血管炎或者中等血管炎拟分类为 MPA 的患者;2.已经排除模拟血管炎的疾病。总分≥5 分可分类为 MPA。

分类	项目	分值
临床标准	1.鼻腔受累:血性涕、溃疡、结痂、充血、阻塞、鼻中隔缺损或穿孔	-3
实验室、影像学及病理学标准	1.p-ANCA 或者 MPO 阳性	+6
	2.胸部影像学提示间质性肺炎或者肺纤维化	+3
	3.病理提示寡免疫复合物性肾小球肾炎	+3
	4.c-ANCA 或者 PR3 阳性	-1
	5.血嗜酸性粒细胞≥$1×10^9$/L	-4

二、治疗经过

1. 初始治疗

(1)糖皮质激素:甲泼尼龙 1.0 g/d ivgtt,连续使用 3 d,之后改为强的松 1 mg/(kg·d),并快速减量。

(2)免疫抑制剂:环磷酰胺片 1.5 mg/(kg·d) po。

(3)预防感染:复方磺胺甲噁唑 1 片 qd po。

(4)预防骨质疏松:碳酸钙 D_3 0.6 qd po,维生素 D 400 U qd po,阿仑膦酸钠 70 mg qw po。

(5)硝苯地平缓释片 30 mg qd po。

2. 思维引导 ①患者 MPA 诊断明确,合并肾功能不全,根据 2021 年 ACR 以及 2021 年改善全球肾脏病预后组织(Kidney Disease:Improving Global Outcomes,KIDGO)关于 MPA 的诊治指南,给予甲泼尼龙冲击联合环磷酰胺治疗。糖皮质激素目前仍是 ANCA 相关性血管炎的一线治疗方案,对合并严重内脏受累的患者,初始治疗时建议使用甲泼尼龙冲击治疗 3~5 d。免疫抑制剂也是 ANCA 相关性血管炎初始治疗非常重要的一部分,可选择环磷酰胺或利妥昔单抗诱导缓解。②同时给予抗骨质疏松、降压、预防性抗感染等治疗。

治疗后随访

(1)症状:2 d 后小腿疼痛减轻,2 周后双上眼睑水肿、下肢水肿消失。

(2)体格检查:颜面部无水肿,双下肢无水肿,下肢肌肉无压痛。

(3)辅助检查:包括血常规和肾功能两个方面。

1)血常规:WBC $9.5×10^9$/L,Hb 110 g/L,PLT $250×10^9$/L。

2)肾功能:Scr 104 μmol/L。

三、思考与讨论

　　ANCA 相关性血管炎是一类以中小血管的坏死性炎症为主要表现的系统性自身免疫病,包括 MPA、肉芽肿性多血管炎和嗜酸性肉芽肿性多血管炎,其中以 MPA 最常见。MPA 多见于 40～60 岁的中年男性,血清中出现 p-ANCA 和 MPO-ANCA 阳性,有时也会出现类风湿因子阳性。其临床表现异质性较强,轻者仅出现发热、肌肉症状,严重者可出现肾损伤、肺损伤、周围神经病变。肾和肺部是 MPA 最常见的受累部位之一,合并快速进展型肾小球肾炎时,常提示疾病危重、进展快,其短期死亡率及进展为终末期肾脏病的概率均较高,也是影响患者预后的最重要的原因。MPA 累及肺部时,多表现为间质性肺炎,也可表现为弥漫性肺泡损伤,严重者可危及生命。MPA 的治疗分为诱导缓解和维持缓解两个阶段,糖皮质激素和免疫抑制剂作为一线治疗,是实现临床缓解的重要武器。对重症患者,在诱导缓解期,常需要糖皮质激素冲击治疗序贯口服治疗,并使用环磷酰胺或者利妥昔单抗,在维持缓解阶段,建议首选利妥昔单抗维持缓解,也可使用甲氨蝶呤或硫唑嘌呤维持缓解。对非重症患者,首选甲氨蝶呤、硫唑嘌呤等治疗。

　　在本例患者中,初始给予甲强龙冲击联合口服环磷酰胺治疗后,患者症状逐渐改善,取得了较好的临床效果。同时,在治疗过程中,应警惕及预防感染性疾病的发生。

四、练习题

　　1. MPA 的分类标准是什么?

　　2. MPA 合并重要脏器损伤时,初始治疗应如何选择糖皮质激素及免疫抑制剂?

五、推荐阅读

[1] GARY S. FIRESTEIN, RALPH C. BUDD, SHERINE E. GABRIEL, et al. 凯利风湿病学(第 10 版) [M]. 栗占国,主译. 北京:北京大学出版社,2020.

[2] KITCHING AR, ANDERS HJ, BASU Nasu, et al. ANCA – associated vasculitis [J]. Nat Rev Dis Primers, 2020,(1):72.

[3] CHUNG SA, LANGFORD CA, MAZ M, et al. 2021 American College of Rheumatology/Vasculitis Foundation Guideline for the Management of Antineutrophil Cytoplasmic Antibody – Associated Vasculitis [J]. Arthritis Rheumatol, 2021,73(8):1366–1383.

[4] Kidney Disease: Improving Global Outcomes (KDIGO) Glomerular Diseases Work Group. KDIGO 2021 Clinical Practice Guideline for the Management of Glomerular Diseases [J]. Kidney Int, 2021, 100(4S):S1–S276.

[5] SUPPIAH R, ROBSON JC, GRAYSON PC, et al. 2022 American College of Rheumatology/European Alliance of Associations for Rheumatology classification criteria for microscopic polyangiitis [J]. Ann Rheum Dis, 2022,81(3):321–326.

（郭金燕）

案例 20　嗜酸性肉芽肿性多血管炎

65 岁老年男性,3 年前出现发作性胸闷、喘息,6 个月前出现腹痛,10 d 前出现右足背屈受限,检查嗜酸性粒细胞绝对值为 $1.5 \times 10^9 /L$,p-ANCA、MPO-ANCA 阳性,神经电图提示周围神经病变,给予泼尼松、环磷酰胺治疗后症状减轻。激素减量过程中出现足趾坏疽,考虑病情反复,加用利妥昔单抗治疗后病情缓解。

一、病历资料

(一)接诊

男性患者,65 岁。

1. 主诉　发作性咳嗽、喘息 3 年,腹痛 6 月余,右足背屈受限 10 d。

2. 问诊重点　患者症状较多,多系统累及,问诊时均应兼顾。此外,亦应询问有无其他系统症状。

3. 问诊内容

(1)诱发因素:患者有发作性咳嗽、喘息症状,应询问有无诱因,如受凉、劳累等。

(2)主要症状:询问发作性咳嗽、喘息的持续时间、严重程度、性质、加重及缓解因素等。腹部疼痛,应注意询问腹部疼痛性质、部位、持续时间,有无转移痛,有无诱因及缓解因素。左足背屈受限考虑周围运动神经病变,应注意询问有无肢体麻木、偏侧肢体跛行等症状。

(3)伴随症状:询问有无合并咳痰、呼吸困难、大便性状改变、肢体感觉异常等。

(4)诊治经过注意询问有无重要的检查化验结果,包括血常规嗜酸性粒细胞计数、肾功能、ANCA 抗体谱、抗核抗体谱、胸部 CT、周围神经电图等,以及治疗过程及转归。

(5)既往史:注意询问患者既往有无过敏性症状,如变应性鼻炎、荨麻疹、食物过敏症、皮肤过敏症等;应注意询问有无鼻窦炎、中耳炎、听力下降、肉眼血尿、水肿等症状;糖尿病长期控制不佳者亦可出现周围神经病变,注意询问患者有无糖尿病。

(6)个人史:有无抽烟、饮酒史,有无疫区、疫水接触史,应与寄生虫感染相鉴别。

(7)家族史:家族有无哮喘、其他过敏性疾病家族史。

问诊结果

患者,男,65 岁,农民。3 年前遇冷空气后出现咳嗽、喘息发作,持续约 5 min 可自行缓解,无打喷嚏、流涕、荨麻疹、皮肤瘙痒,于外院检查,胸部 CT 无明显异常,嗜酸性粒细胞 $1.7 \times 10^9 /L$,IgE 481 IU/mL,肺功能提示"阻塞性通气功能障碍,气管舒张试验阳性",考虑诊断为"支气管哮喘",给予沙美特罗替卡松粉吸入治疗,症状改善,停药期间仍有间断发作。6 个月前,无明显诱因出现腹部疼痛,以剑突下、脐周痛绞痛为主,持续数分钟可自行缓解,无黏液脓血便、无里急后重,外院查嗜酸性粒细胞 $1.2 \times 10^9 /L$,IgE 668 IU/mL,胃肠镜活检提示"嗜酸粒细胞性胃肠炎",给予泼尼松 10 mg qd 口服,症状缓解不明显。10 d 前,无明显诱因出现右足下垂,右足背伸受限,外院检查血糖、血清叶酸、维生素 B_{12} 水平正常,考虑"周围神经炎",建议至上级医院就诊,为进一步诊治至我院。发病以来,神志清,精神可,食欲欠佳,睡眠正常,大小便正常,体重无减轻。

既往无糖尿病病史,无变应性鼻炎、荨麻疹。家族无过敏性疾病病史,无血液病病史,无药物、化学和放射性毒物接触史,无吸烟、饮酒史。无药物过敏史。

4. 思维引导　患者哮喘病史,解痉平喘药物治疗有效,血液嗜酸粒细胞计数>0.5×10⁹/L,提示嗜酸性粒细胞增多症。嗜酸粒细胞增多可以诱发哮喘及过敏性症状,同时也可以出现脏器浸润,出现嗜酸性胃肠炎、嗜酸性肺炎、嗜酸性心肌炎、血栓事件等。患者在 10 d 前出现周围神经病变,检查结果可以排除糖尿病、叶酸及维生素 B_{12} 缺乏导致的神经病变,考虑到患者同时多个系统受累,且既往治疗效果不理想,因此应当考虑系统性疾病所致可能性。

(二)体格检查

1. 重点检查内容及目的　患者的肺部听诊、腹部触诊、神经查体应当作为重点。肺部听诊应当注意有无湿啰音、爆裂音、velcro 啰音,有无语音共振降低。腹部触诊应注意能否触及包块,有无压痛、反跳痛,腹部移动浊音;神经查体应注意右足背伸受限的程度,对侧有无肢体运动障碍,有无肢体感觉异常;此外还应当注意触摸全身皮下有无肿大淋巴结、皮肤紫癜、皮肤溃疡、网状青斑。

体格检查结果

T 36.6 ℃ P 81 次/min R 16 次/min BP 134/76 mmHg 身高 168 cm 体重 68 kg

跛行步入病房,患者查体配合,神志清楚,自主体位,下肢皮肤可见网状青斑,皮下未触及肿大淋巴结。左、右外耳道无分泌物,鼻中隔无偏曲,鼻甲无肥大,鼻窦无压痛,双肺呼吸音清、无干、湿啰音,腹平软,腹部无压痛、反跳痛,移动性浊音阴性。未触及包块。右小腿前外侧及足背区域感觉减弱,深感觉无异常,右足下垂,背伸乏力,膝腱反射未引出,跟腱反射正常,Babinski 征阴性,Hoffmann 征阴性。

2. 思维引导　经过详细体格检查发现患者周围神经病变符合多发性单神经炎,哮喘发作间期肺部未闻及干、湿啰音,下肢皮肤可见网状青斑,考虑嗜酸性肉芽肿性多血管炎(eosinophilic granulomatosis with polyangiitis, EGPA)可能性大,应当进一步完善常规化验、自身抗体(尤其是 ANCA)、四肢神经电图、相应影像学检查,协助诊断,并需要排除恶性肿瘤、感染性疾病等。

(三)辅助检查

1. 主要内容及目的

(1)血常规:通常嗜酸性粒细胞计数升高。同时需要外周血形态分析明确有无异常形态血细胞,无贫血、血小板、白细胞减少。

(2)尿常规:EGPA 可合并肾受累,可出现尿蛋白阳性、血尿、管型。

(3)肝肾功能、肌酶、电解质、血糖:出现肾受累时,可出现血清白蛋白减低、肌酐升高。

(4)炎症指标:评估全身炎症状态,活动期 ESR、CRP、IgE 可明显升高,病情缓解后可降至正常。

(5)补体 C3、C4:血管炎活动期可出现 C3、C4 水平降低,缓解后可升至正常水平。

(6)ANCA 抗体筛查:主要包括 p-ANCA、c-ANCA、MPO-ANCA、PR3-ANCA。

(7)寄生虫抗体、变应原皮肤针刺试验:明确有无继发性嗜酸粒细胞增多的原因,如寄生虫感染、过敏症。

(8)脏器及淋巴结超声:心脏超声用于筛查有无心脏受累,肾超声用于判断有无肾形态改变,肝、脾、淋巴结超声用于排查有无合并肿瘤,肝大、脾大、淋巴结增大。

(9)心电图:评估有无心脏受累。

（10）胸部 CT：判断有无肺炎、间质病变、嗜酸性肺炎表现。

（11）鼻窦 CT：评估有无鼻窦炎。

（12）四肢神经电图：明确下肢神经受累程度。

辅助检查结果

（1）血常规：WBC $9.17×10^9$/L，Hb 92 g/L，PLT $355×10^9$/L，嗜酸性粒细胞百分比 16.4%，嗜酸性粒细胞绝对值 $1.5×10^9$/L。

（2）尿常规：均正常。

（3）肝肾功能、肌酶、电解质、血糖：球蛋白 37 g/L，余正常。

（4）炎症指标：ESR 53.00 mm/h，CRP 36.70 mg/L，IgE 463 IU/mL。

（5）补体 C3、C4：C3 0.61 g/L，C4 0.14 g/L。

（6）ANCA 抗体：p-ANCA 阳性，MPO-ANCA 113 RU/mL，c-ANCA 阴性，PR3-ANCA 正常范围。

（7）寄生虫抗体、变应原皮肤针刺试验：均正常。

（8）脏器及淋巴结超声：脂肪肝，甲状腺结节（2级），心脏、肾未见异常。

（9）心电图：正常心电图。

（10）胸部 CT：未见异常。

（11）鼻窦 CT：未见异常。

（12）四肢神经电图：患侧右侧腓总神经传导速度减慢，波幅下降，F 波或 H 反射潜伏期延长；SEP 潜伏期延长，波幅下降，波间期延长。

---

2. 思维引导　患者老年男性，慢性起病，以哮喘起病。对于难治性哮喘、外周血嗜酸粒细胞>10% 或绝对值>$1.5×10^9$/L 的嗜酸性粒细胞增多患者，当出现多脏器损害时，要警惕嗜酸性肉芽肿性多血管炎可能。哮喘患者极少出现累及其他器官的表现，外周血嗜酸粒细胞比例一般为轻度增高或正常，肺弥散功能多正常，无游走性肺部炎性浸润等胸部 X 线表现，ANCA 阴性，活检多以支气管黏膜及黏膜下嗜酸粒细胞浸润为主，偶可见肺组织少量嗜酸粒细胞浸润，无血管嗜酸粒细胞浸润的特征表现。所以临床中，难治性哮喘合并以下情况，须警惕 EGPA：①外周血嗜酸粒细胞明显升高（>10%）；②肺部阴影（细支气管、结节影）；③出现肺外器官损害：神经系统、皮肤、消化系统、心、肾及关节肌肉等；④第 1 秒用力呼气容积（forced expiratory volume in one second，FEV_1）明显降低；气道高反应性与轻中度哮喘患者相似，但明显轻于重症哮喘患者；⑤前驱期通常非常类似于变应性哮喘，但其变应原很少。结合本案例中，患者查嗜酸性粒细胞>$1×10^9$/L，合并嗜酸性胃肠炎、周围神经病变，ESR、CRP 升高，补体降低，p-ANCA 阳性，MPO-ANCA 113 IU/mL，须考虑是否符合 EGPA 诊断。

（四）初步诊断

分析上述病史、查体、化验室检查结果，根据 EPGA 分类标准（表4-5），患者合并阻塞性气道疾病、多发性单神经炎、血清嗜酸性粒细胞计数 $≥1×10^9$/L、活检可见血管外有嗜酸性粒细胞浸润，共计评分 11 分，支持以下诊断：①嗜酸性肉芽肿性多血管炎；②周围神经病变；③脂肪肝；④甲状腺结节。

表 4-5　2022 年 EULAR/ACR 有关 EGPA 的分类标准

该分类标准适用前提:1.已经诊断为小血管炎或者中等血管炎拟分类为 EGPA 的患者;2.已经排除模拟血管炎的疾病。总分≥6 分可分类为 EGPA。

分类	项目	分值
临床标准	1.阻塞性气道疾病	+3
	2.鼻息肉	+3
	3.多发性单神经炎	+1
实验室及病理学标准	1.血嗜酸性粒细胞计数≥1×10^9/L	+5
	2.活检可见血管外有嗜酸性粒细胞浸润为主的炎症	+2
	3.c-ANCA 或 PR3-ANCA 阳性	-3
	4.血尿	-1

二、治疗经过

1.初步治疗

（1）糖皮质激素:泼尼松 60 mg qd po,晨起顿服。

（2）免疫抑制剂:环磷酰胺 100 mg qd po。

（3）预防骨质疏松:碳酸钙 D$_3$ 片 0.6 g qd po,阿法骨化醇片 0.5μg qd po。

（4）预防感染:复方磺胺甲噁唑 1 片 qd po。

2.思维引导 1

EGPA 的治疗取决于疾病的严重程度、受累的器官、病情是否活动等因素。制订治疗方案前先进行五因子评分以评估是否存在预后不良的因素。根据五因子评分分层（表 4-6）。0 分:可单用激素控制症状;五因子评分≥1 分:建议激素和免疫抑制剂联合治疗。总体治疗方案分为诱导缓解和维持治疗 2 个阶段。对于器质性损害或危及生命的新发或复发性 EGPA,建议使用大剂量糖皮质激素+环磷酰胺联合治疗,大剂量糖皮质激素+利妥昔单抗的联合可作为替代方案。作为诱导缓解方案的一部分,糖皮质激素的起始剂量取决于体重,通常为 1 mg/（kg·d）（泼尼松）,随后逐步减少糖皮质激素剂量。对于复发性或难治性无器质性损害或危及生命的 EGPA 患者,可以使用美泊利珠单抗。病情缓解后,维持治疗推荐使用硫唑嘌呤或甲氨蝶呤,维持治疗疗程尚无定论,2015 年全球 EGPA 诊治专家共识推荐的治疗时间为疾病达到缓解后至少 24 个月。对于接受利妥昔单抗、环磷酰胺和/或大剂量糖皮质激素治疗的 ANCA 相关血管炎患者,建议使用甲氧苄啶磺胺甲噁唑作为预防卡氏肺囊虫肺炎和其他感染的药物。

表 4-6　系统性血管炎五因子评分

项目	评分
年龄>65 岁	1 分
心功能不全(仅依据临床表现判断,比如肺水肿) 仅化验结果(BNP)或影像检查(超声)异常但无临床表现,不作为心功能不全的判定指标	1 分
肾功能不全(肌酐≥150 μmol/L)	1 分
严重消化道受累(肠穿孔、胰腺炎、出血,但不包括胆囊炎和阑尾炎)	1 分
缺乏耳鼻喉的表现(耳鼻喉表现指耳鼻喉医生查体确诊或 CT 扫描确诊的耳鼻喉病变)	1 分

治疗后随访

（1）症状：治疗4周后患者未再出现哮喘发作、腹痛发作，右足背屈、感觉明显改善。

（2）辅助检查：包括以下内容。

1）血常规：WBC 8.9×10^9/L，Hb 127 g/L，PLT 212×10^9/L，嗜酸性细胞比例4.5%，嗜酸性粒细胞绝对值0.4×10^9/L。

2）肝肾功能、电解质、血糖：均正常。

3）炎症指标：血沉27.00 mm/h，CRP 3.9 mg/L。

4）ANCA抗体：p-ANCA阳性，MPO-ANCA 49 RU/mL。

3. 病情变化 患者在诱导治疗症状完全缓解后，泼尼松逐渐减量，在接受治疗第4个月时泼尼松减至5 mg/d，患者出现右足趾尖发黑坏疽（图4-9），局部疼痛剧烈。

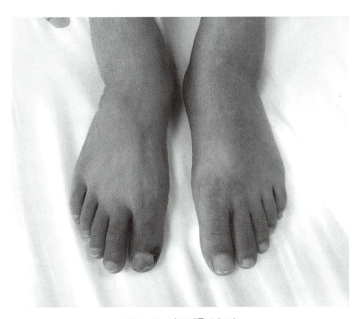

图4-9 右足踇趾坏疽

患者病情变化的可能原因及应对

患者出现下肢坏疽提示血管炎病变进展，下一步需要完善血常规、炎症指标、ANCA抗体谱、下肢血管造影、D-二聚体等检查，明确血管病变范围，有无血栓形成、血管壁增厚等。

复查血常规：WBC 10.1×10^9/L，Hb 114 g/L，PLT 319×10^9/L，嗜酸粒细胞计数9%，嗜酸粒细胞绝对值0.9×10^9/L；ESR 55.00 mm/h，CRP 47.2 mg/L；p-ANCA阳性，MPO-ANCA 67 RU/mL；D-二聚体0.13 mg/L；下肢血管DSA：右侧下肢胫前动脉远端显影稍浅淡。

4. 思维引导2 患者下肢远端动脉显影浅淡、炎症指标升高、D-二聚体为正常范围，排除血栓形成，考虑血管炎性病变，继发于EGPA。患者激素减量后病情再次反复，考虑为难治性血管炎，提示需要加强治疗强度。下肢坏疽为EGPA中较为严重的并发症，继续发展可能导致肢体大面积坏疽，严重时需要截肢手术。对于危急重症、有危及生命的脏器受累时，建议采用甲泼尼龙冲击疗法

(500～1000 mg/d 静脉注射,连续 3 d 快速诱导疾病缓解。对于复发性的 ANCA 相关血管炎,利妥昔单抗是复发的首选药物。因此给予该患者甲泼尼龙 1000 mg 冲击治疗 3 d,随后调整方案为泼尼松 45 mg qd 联合利妥昔单抗治疗。

治疗后随访

治疗 8 周后,患者右足背屈正常,浅感觉正常,下肢坏疽消退,未再疼痛。查体:正常步态,下肢皮肤黏膜未见出血点、坏疽,双肺呼吸音清,双侧肺底未闻及干、湿啰音,心率 83 次/min,律齐,心脉率一致,各瓣膜听诊区未闻及杂音,无心包摩擦音。腹部柔软,无触痛、压痛及反跳痛,肝、脾肋下未触及。双下肢无水肿。四肢深、浅感觉无异常,四肢肢体运动、肌力无异常。复查血常规 WBC $11.3×10^9$/L,Hb 125 g/L,PLT $276×10^9$/L,嗜酸性粒细胞绝对值 $0.4×10^9$/L;肝肾功能、电解质、血糖均未见异常;ESR 3.00 mm/h,CRP 0.5 mg/L;p-ANCA 阳性,MPO-ANCA 25 RU/mL。

三、思考与讨论

EGPA 是一种可累及全身多个系统的、少见的自身免疫性疾病,主要表现为外周血及组织中嗜酸粒细胞增多、浸润及中小血管的坏死性肉芽肿性炎症,属于 ANCA 相关血管炎,近 50% 的患者 ANCA 检测阳性,曾称为 Churg-Strauss 综合征(Churg-Strauss syndrome,CSS)或变应性肉芽肿性血管炎(allergic granulomatous angiitis,AGA),2012 年 Chapel Hill 会议根据其临床及实验室检查特点将其更名为 EGPA。国外报道的总患病率为 10.7～13.0/100 0000,年发病率为 0.5～6.8/100 0000。支气管哮喘人群中 EGPA 的发病率为 0～67/百万。EGPA 发病高峰年龄为 30～40 岁,男女均可发病,病因不明。与其他血管炎不同,EGPA 最早且最易累及呼吸道和肺,绝大多数首发症状为喘息样发作和鼻-鼻窦炎症状,随着病情的进展全身多系统均可受累并造成不可逆的器官损害。EGPA 可累及鼻窦、肺、皮肤、神经系统、心脏、胃肠道、肾等多个脏器,其中绝大多数患者存在哮喘和/或变应性鼻炎。目前认为,EGPA 的发病机制为 ANCA 介导的血管壁损伤和嗜酸粒细胞浸润。ANCA 介导的 EGPA 以肾受累为主,还可出现紫癜、肺泡出血、鼻窦炎等,周围神经病变的发生率较高;而嗜酸粒细胞浸润介导的 EGPA 以肺部受累为主,心脏受累(如心包炎和心肌病)、胸腔积液和发热的发生率更高。

四、练习题

1. 嗜酸粒细胞增多症可见于哪些疾病?
2. 嗜酸性粒细胞增多症与 EPGA 的区别是什么?
3. EGPA 与 MPA、GPA 的鉴别要点有哪些?
4. 目前 EGPA 有哪些治疗进展?

五、推荐阅读

[1] 嗜酸性肉芽肿性多血管炎诊治规范多学科专家共识编写组. 嗜酸性肉芽肿性多血管炎诊治规范多学科专家共识[J]. 中华结核和呼吸杂志,2018,41(7):514-521.

[2] CHUNG SA, LANGFORD CA, MAZ M, et al. 2021 American College of Rheumatology/Vasculitis Foundation Guideline for the management of antineutrophil cytoplasmic antibody-associated vasculitis [J]. Arthritis Rheumatol,2021,73(8):1366-1383.

[3] GRAYSON PC, PONTE C, SUPPIAH R, et al. 2022 American College of Rheumatology/European

Alliance of Associations for Rheumatology classification criteria for eosinophilic granulomatosis with polyangiitis［J］. Arthritis Rheumatol,2022,74(3):386-392.

（杨绮华）

案例 21　白塞病

　　青年男性,10 年前出现口腔溃疡、生殖器溃疡及下肢结节红斑,间断应用沙利度胺,效果不佳。4 个月前不洁饮食后出现发热,体温高达 39.0 ℃,伴阵发性右上腹疼痛。收住院后诊断为"白塞病",给予糖皮质激素、环磷酰胺、沙利度胺及生物制剂(英夫利昔单抗)治疗,症状缓解后出院。

一、病历资料

（一）接诊

男性患者,30 岁。

1. 主诉　反复口腔、生殖器溃疡 10 年,间断发热、腹痛 4 个月。

2. 问诊重点　患者病程较长,症状较多,首发表现为口腔及生殖器的溃疡,应重点询问是否伴随其他皮肤、黏膜相关临床表现。发热是常见的症状,感染、肿瘤和风湿免疫性疾病均可见,应注意询问主要症状及伴随症状特点、持续时间等。腹痛常见于消化系统疾病,亦可继发于系统性疾病,应注意询问疼痛的性质、加重和缓解的因素,诊治经过及治疗效果等。

3. 问诊内容

（1）诱发因素:有无不洁饮食、劳累、受凉、感染等诱发因素。

（2）主要症状:口腔和生殖器的溃疡,应注意询问溃疡的部位、大小、数量,出现的频率和持续时间;发热是常见的症状,应注意询问发热的性质,包括热型等。腹痛应注意询问疼痛的性质、加重和缓解的因素。

（3）伴随症状:有无关节痛、结节红斑、毛囊炎、浅表静脉炎、眼炎等。

（4）诊治经过:是否用药,何时开始用药,用何种药物,具体剂量、效果如何。

（5）既往史:应注意询问饮食习惯,偏食可导致人体内维生素(铁、锌、叶酸及 B 族维生素)等营养物质摄取不均衡,从而导致口腔溃疡;此外应询问既往有无消化系统溃疡、炎性肠病病史。

（6）个人史:有无吸烟饮酒史,有无结核病病史,有无药物过敏史。

（7）家族史:有无白塞病和其他自身免疫性疾病家族史。

问诊结果

　　10 年前进食辛辣食物后出现口腔溃疡,溃疡位于舌缘、牙龈、上腭及颊黏膜,5~7 d 可自行好转;随后出现生殖器溃疡,溃疡位于龟头及阴囊处,伴下肢结节红斑,质硬,外院未明确诊断,间断应用沙利度胺,效果不佳,口腔及生殖器溃疡仍间断出现(口腔溃疡约每月 2~3 次,持续 7~10 d 可自行好转,外阴溃疡 10 年来共出现 4 次)。4 个月前不洁饮食后出现发热,体温高达 39.0 ℃,伴阵发性右上腹疼痛,无恶心、呕吐、腹泻;无肛门停止排便、排气,无咳嗽、咳痰、胸痛,无尿频、尿急,消化科考虑为"肠炎",应用抗生素治疗,效果不理想,建议来我院进一步就诊。

4. 思维引导 ①总体来讲,反复的口腔、生殖器溃疡及结节红斑,要考虑到白塞病(Behcet disease,BD)的可能。②患者合并阵发性右上腹痛,且专科治疗效果不理想,因此应当考虑白塞病胃肠道受累可能。③口腔及生殖器溃疡的表现虽然简单,但临床医生一定要仔细问诊,白塞病的黏膜溃疡是复发性阿弗他溃疡,1~2周内自行好转,愈后不留瘢痕,反复发作,此起彼伏。口腔溃疡多为界限清楚、椭圆或圆形的痛性溃疡,多位于颊黏膜、舌缘、唇、软腭等部位,溃疡周边可见红晕。有些起初为红斑或丘疹,随后变为典型溃疡。应注意与扁平苔藓、天疱疮等疾病的皮肤黏膜表现相鉴别。④此外,应注意排除炎症性肠病、肠结核等疾病。

(二)体格检查

1. 重点检查内容及目的 患者白塞病可能性大,查体时应注意有无皮肤、黏膜、关节、眼睛、神经系统的异常。比如有无毛囊炎、结节红斑,针刺反应是否阳性;有无关节肿痛;有无眼睛发红、畏光、流泪和视力下降;有无头痛、失语、共济失调。腹部查体:是否有腹肌紧张,有无压痛和反跳痛,肠鸣音是否活跃,移动性浊音是否阳性。

体格检查结果

T 38.8 ℃ P 110 次/min R 24 次/min BP 128/76 mmHg

神志清晰,痛苦面容。双侧颊黏膜、舌缘及龟头可见黄豆大小溃疡。前胸、后背散在红色丘疹,顶部有白色脓疱,双小腿伸侧数个大小不等质硬的红色结节,触之压痛。双侧颈部、锁骨上下、腋窝、腹股沟未触及肿大淋巴结。气管居中,双侧呼吸运动正常,双侧呼吸音无增强或减弱,无干、湿啰音。心界无扩大,心率110次/min,律齐,心音无增强或减弱,未闻及心脏杂音。右下腹压痛,无反跳痛,移动性浊音阴性,肝、脾肋下未触及。前臂针刺试验阳性,余查体正常。

---

2. 思维引导 患者有口腔及生殖器的溃疡,通过详细体格检查发现有毛囊炎、结节红斑及消化系统表现,针刺试验阳性,提示白塞病可能性大。应当进一步完善常规化验、自身抗体、胃肠镜,以及相应影像学检查,必要时行皮肤活检,协助诊断并排除感染及肿瘤性病变。

(三)辅助检查

1. 主要内容及目的

(1)血常规:白塞病病情活动期可有外周血WBC升高,贫血。

(2)粪常规:白塞病胃肠道受累患者可有隐血阳性。

(3)肝肾功能:炎症状态下可有白蛋白下降,肾受累相对少见。

(4)炎症指标:通常查ESR及CRP,BD病情活动期升高,病情控制后恢复正常。

(5)自身抗体:主要查ANA,抗ENA抗体、抗ds-DNA抗体和ANCA,以排除其他的结缔组织病,白塞病的自身抗体均为阴性。

(6)感染相关筛查:查PCT、G/GM、病毒及T-SPOT。

(7)胸部CT:评估有无感染。

(8)心脏及血管彩超:评估是否有心脏和血管受累。

(9)眼科检查:有相应临床表现时可通过裂隙灯、超声、眼底血管造影评估有无眼睛受累。

(10)胃肠镜:评估胃肠道受累情况,有无消化道溃疡、穿孔。

(11)头颅MRI及腰椎穿刺:有神经系统症状时评估有无白塞病脑病可能。

辅助检查结果

(1) 血常规：WBC $3.92×10^9/L$，N% 70%，L% 26%，RBC $3.32×10^{12}/L$，Hb 98.0 g/L，PLT $314×10^9/L$。

(2) 粪常规：隐血（-）。

(3) 肝肾功能：ALT 31 U/L，AST 28 U/L，Alb 32.6 g/L，Glb 34.5 g/L，Scr 66 μmol/L。

(4) 炎症指标：ESR 68 mm/H，CRP 84 mg/L。

(5) 自身抗体：ANA、ds-DNA、抗 ENA 及 ANCA 均阴性。

(6) 胸部 CT：双肺平扫未见明显异常。

(7) 感染指标：PCT、G/GM、病毒及 T-SPOT 均为阴性，大便培养及涂片（-）。

(8) 心脏及血管彩超：心房心室结构正常，全身大血管未见明显异常。

(9) 胃肠镜：食管上端及回盲部可见巨大溃疡（图 4-10）。

(10) 胃肠镜组织病理：食管黏膜重度慢性活动性炎症伴溃疡，部分鳞状上皮呈非典型性改变；回盲部溃疡，炎性肉芽组织增生，部分腺体呈非典型性改变。

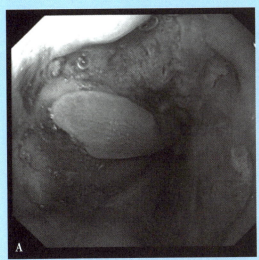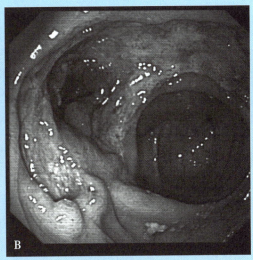

A. 食管上段 3.0 cm×4.0 cm 大小溃疡；B. 回盲部深大溃疡

图 4-10　胃肠镜下所见

2. 思维引导　该病例特点可做如下总结：①青年男性，慢性病程。②多脏器受累，具体表现为全身症状，如发热；皮肤、黏膜受累，如口腔及生殖器溃疡、结节红斑、毛囊炎；消化系统受累，表现为食管和回盲部的溃疡。③炎症指标 ESR 及 CRP 升高。④自身抗体阴性。⑤针刺反应阳性。

（四）初步诊断

白塞病目前无特异性生物标志物和病理组织学特征。本病的诊断主要依靠临床症状和辅助检查，依据 2014 年 ICBD（International criteria for Behcet's disease）新的分类和诊断标准，总评分≥4 分可以诊断为白塞病，该标准的敏感性 94.8%，特异性 90.5%，目前已被广泛应用于临床（表 4-7），该患者总分为 6 分，可以诊断为白塞病。

表4-7 2014年ICBD分类和诊断标准

症状/体征	分数
眼部病变(前葡萄膜炎、后葡萄膜炎、视网膜血管炎)	2
生殖器阿弗他溃疡	2
口腔阿弗他溃疡	2
皮肤病变(结节性红斑、假性毛囊炎)	1
神经系统表现	1
血管受累(动静脉血栓、静脉炎或浅静脉炎)	1
针刺反应阳性	1 *

注: * 针刺试验不是必需的,最初的评分系统未包括其在内。但如果进行了针刺试验,且结果为阳性,则加上额外的1分。

背景知识

白塞病(Behect's disease,BD)是多系统、多器官受累的全身性疾病,基本病理表现是血管炎,临床表现为反复发作的口腔及生殖器溃疡、眼葡萄膜炎,以及关节炎、皮肤、消化道、血管、神经系统损害的表现。2014年由来自27个国家的BD国际研究小组专家提出了新标准。该标准没有强调口腔溃疡作为必备条件,增加血管病变、神经系统损害为诊断条件,将针刺反应检查作为可选项,总评分≥4分可以诊断为BD。2014年ICBD标准敏感度为94.8%,特异度为90.5%,目前已被广泛应用于临床。

二、治疗经过

1. 初步治疗

(1)糖皮质激素:泼尼松60 mg,分3次口服。

(2)免疫抑制剂:环磷酰胺0.6 g每2周1次,静脉注射;沙利度胺50 mg每晚1次。

(3)补充钙剂和维生素D_3。

2. 思维引导1

白塞病的治疗应结合患者脏器受累情况个体化治疗,本例患者有皮肤黏膜和胃肠道受累,对于皮肤黏膜受累的患者,沙利度胺和硫唑嘌呤可用于口腔溃疡和生殖器溃疡。秋水仙碱(0.5 mg,每日2~3次)可以改善结节红斑和口腔溃疡,并可预防复发。沙利度胺(25~100 mg,每晚)对口腔、生殖器溃疡和假性毛囊炎有效。需要注意妊娠妇女禁用沙利度胺,可导致胎儿畸形。阿普斯特是一种新型的口服磷酸二酯酶-4抑制剂,可有效改善口腔和外阴溃疡,且不良反应少。以上治疗控制不佳或不能耐受的患者,可考虑生物制剂TNF-α拮抗剂或干扰素(interferon,IFN)-α。对胃肠道受累的白塞病患者,糖皮质激素可帮助溃疡快速愈合,往往用于中重度白塞病肠病,建议起始剂量泼尼松0.5~1.0 mg/kg。对中重度活动期病例,国内常用环磷酰胺0.4~0.6 g/2周诱导缓解,硫唑嘌呤2.0~2.5 mg/(kg·d)常用于维持缓解和预防手术后复发。此外,难治性病例可给予单抗类TNF-α拮抗剂。伴严重全身症状或肠道并发症(如深大溃疡、狭窄、瘘管、出血和穿孔)的患者可短期给予全胃肠外营养,须警惕导管感染和血栓风险,尽快过渡到肠内营养。肠穿孔、严重狭窄致肠梗阻、脓肿和大量胃肠道出血患者需要进行外科治疗。药物治疗反应差且因肠瘘等肠道并发症导致生活质量低下的患者建议外科治疗。肠白塞术后复发风险高,2年的累积复发率为30%~44%,通常发生在吻合口附近,围手术期控制疾病活动有助于减少复发。

3. 病情变化

应用泼尼松、沙利度胺和静脉环磷酰胺后,患者皮肤黏膜病变逐渐好转,体温恢复正常,腹痛逐渐消失。应用泼尼松治疗 20 d 时,患者进食后再次出现发热,剧烈腹痛,难以忍受,查体有右下腹压痛,无反跳痛。

患者病情变化的可能原因及应对

经过大剂量激素和免疫抑制剂治疗,患者的症状在逐渐改善的过程中突然加重,须考虑以下几种可能:①急腹症,如胃肠道溃疡、穿孔,肠套叠、肠系膜血栓等,特别是在大剂量激素治疗过程中更应警惕这种可能;②合并感染,应用激素和免疫抑制剂治疗后出现发热,须排除感染可能;③原发病活动,经过前期治疗后,疾病仍重度活动,肠白塞并未得到有效控制。须复查血常规、粪常规、肝肾功能、炎症及感染指标、胸部 CT,必要时复查胃肠镜等。

复查血常规:WBC 13.4×10⁹/L,N% 81%,L% 13%,RBC 3.4×10¹²/L,Hb 102 g/L,PLT 286×10⁹/L。尿常规:RBC(-),蛋白(-);ESR 106 mm/h,CRP 125 mg/L。胸部 CT 平扫未见明显异常。感染筛查:PCT、G/GM、病毒及 T-SPOT 均为阴性。大便培养及涂片(-)。

4. 思维引导 2 患者在激素和免疫抑制剂治疗后,皮肤黏膜症状好转,腹痛和发热症状也一度好转,说明初始治疗是有效的。复查腹部 CT 并进行多学科讨论,通过查体和完善的辅助检查,考虑目前不存在感染及急腹症的情况,腹痛加重仍然是白塞病累及肠道所致,加用英夫利西单抗(5 mg/kg)治疗。

治疗后随访

加用英夫利西单抗治疗后,患者腹痛、发热症状迅速缓解,炎症指标逐渐恢复正常,院外糖皮质激素快速减量至 5 mg 维持。出院 3 个月复查胃肠镜,食管溃疡范围明显缩小,回盲部溃疡基本愈合(图 4-11)。

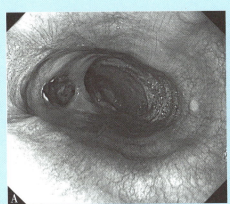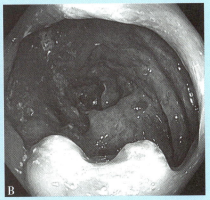

A. 胃镜示食管溃疡范围明显缩小;B. 肠镜示回盲部溃疡基本愈合

图 4-11 胃肠镜下所见

三、思考与讨论

该患者表现为皮肤黏膜和消化道受累,具体包括口腔和生殖器的溃疡、结节红斑、毛囊炎,针刺反应阳性,支持 BD 的诊断。BD 胃肠道受累目前不在 2014 年 ICBD 关于 BD 的分类和诊断标准中,临床医生要加强对 BD 胃肠道受累的认识,争取做到早诊断、早治疗。BD 可累及食管至肛门的全消化道,可单一部位或多部位受累,以回肠末端、回盲部、升结肠受累最多见。临床表现为腹痛、腹部包块、腹泻、腹胀、吞咽困难、嗳气、呕吐、便血、便秘等,溃疡累及食管时可出现顽固性胸骨后疼痛,严重者出现消化道溃疡、出血、肠穿孔、肠梗阻和瘘管形成等。对非风湿科医生来讲,腹痛患者出现皮肤黏膜病变、关节炎及其他全身症状,如发热等,应及时请风湿免疫科医生会诊;对风湿免疫科医师来讲,BD 患者出现下腹痛,要考虑到 BD 肠病可能。除此之外,BD 肠病与炎症性肠病、肠结核和其他感染性肠炎等鉴别也颇具挑战,希望通过此病历,加深医师对 BD 肠病的认识。

四、练习题 ▶▶▶

1. BD 为什么被称为古丝绸之路病?

2. 如何进行 BD 疾病活动评分?

3. BD 肠病如何与克罗恩病、肠结核鉴别?

4. BD 的疾病分型有哪些? BD 除了胃肠道受累,还有哪些常见的脏器受累?

五、推荐阅读 ▶▶▶

[1] RODRÍGUEZ-CARRIO J, NUCERA V, MASALA I F, et al. Behcet disease: from pathogenesis to novel therapeutic options[J]. Pharmacol Res, 2021, 167: 105593.

[2] International Team for the Revision of the International Criteria for Behçet's Disease (ITR-ICBD). The International Criteria for Behçet's Disease (ICBD): a collaborative study of 27 countries on the sensitivity and specificity of the new criteria[J]. J Eur Acad Dermatol Venereol, 2014, 28(3): 338-347.

(丁艳霞　李　伟　孙金磊)

第五章 炎性肌病

案例 22 抗合成酶综合征

34 岁女性,2 年前出现双手雷诺现象,1 个月前出现咳嗽、四肢无力,查体双手可见技工手,双侧肘关节伸侧可见戈特隆征(Gottron's sign),四肢肌力减弱,检查抗 Jo-1(++),肺 CT 可见间质性肺炎,诊断为抗合成酶综合征间质性肺炎,给予泼尼松、环磷酰胺治疗,治疗 1 个月后,皮疹消退,肺间质病变较前减轻。

一、病历资料

(一)接诊

女性患者,34 岁。

1. **主诉** 双手雷诺现象 2 年,技工手、四肢无力、咳嗽 1 月余。

2. **问诊重点** 患者有雷诺现象,咳嗽闷喘提示性呼吸系统受累,应着重询问结缔组织病相关的其他系统症状,技工手是皮肌炎尤其抗合成酶综合征的特征性表现,应注意询问是否有抗合成酶综合征的其他脏器受累,尤其是肺部受累。

3. **问诊内容**

(1)诱发因素:患者以雷诺现象为首发表现,应注意询问有无诱发因素,比如有无寒冷、情绪激动、吸烟等诱因。

(2)主要症状:①雷诺现象,是否有指端遇冷变白、变紫、保暖后变红的过程,持续时间,雷诺现象的诱因,如寒冷、情绪激动,缓解因素。②四肢无力,应当注意日常生活的常见动作能否完成,以此鉴别疲乏与肌肉病变所导致的乏力,例如蹲下站起、自行穿衣、上抬上臂、上下楼梯等。③咳嗽,咳嗽的性质、有无诱发因素等。

(3)伴随症状:①雷诺现象可见于系统性自身免疫性疾病,因此应当询问有无发热、蝶形红斑、关节肿痛、肌力下降、口眼干燥、皮肤硬紧等;咳嗽注意询问有无伴随咳痰以及咳痰的性状、量等;有无上呼吸道感染的相关表现,有无声音嘶哑、饮水呛咳等。

(4)诊治经过:外院检查结果,尤其关注是否有免疫相关化验以及肺 CT、肺功能等,用药经过以及治疗转归。

(5)既往史:应当注意询问有无糖尿病、高血压、脑梗死等既往病史。

(6)个人史:有无长期吸烟史、有无粉尘等职业暴露史。

(7)家族史:有无自身免疫性疾病家族史。

问诊结果

2 年前,患者出现双手指末端遇凉后发白,随后发紫,后逐步恢复正常皮肤颜色,每次发作持续约 5 min,保暖后症状可逐渐改善,无发热、蝶形红斑、关节肿痛、口眼干燥,未诊治。1 个月前,无明显诱因出现间断咳嗽、闷喘,咳少量白痰,无发热、咯血、盗汗,双下肢肌肉乏力,蹲下站起困难,伴双手肘关节伸侧皮肤发红粗糙、双手示指桡侧皮肤粗糙脱屑,无吞咽困难、饮水呛咳。1 周前,咳嗽闷喘加重,遂至当地县人民医院查肺 CT 示双侧间质性肺炎,肺功能提示:弥散功能中度降低,激发试验阴性,今为求进一步诊治至我院就诊。发病以来,神志清,精神可,食欲欠佳,睡眠正常,大小便正常,体重无减轻。

既往无糖尿病史,无变应性鼻炎、荨麻疹。家族无过敏性疾病病史,无血液病病史,无药物、化学和放射性毒物接触史,无吸烟、饮酒史。无药物过敏史。

4.思维引导 患者出现雷诺现象,合并肘关节伸侧红色皮疹、双手皮肤粗糙脱屑、间质性肺炎以及肌肉受累,同时多个系统受累,考虑系统性自身免疫性疾病可能性大,同时应当警惕肿瘤相关的副肿瘤综合征。

(二)体格检查

1.重点检查内容及目的 患者的皮肤黏膜、心肺听诊、四肢神经肌肉应当作为重点查体。皮肤黏膜体格检查应当注意检查有无斑秃、关节伸侧皮疹、皮肤溃疡、网状青斑,颈后、颈前区有无皮肤红斑,注意浅表淋巴结的触诊,有无异常肿大淋巴结;肺部重点听诊,有无干湿啰音、哮鸣音、胸膜摩擦音,心脏区注意听诊肺动脉瓣区有无心音亢进、心音分裂。四肢神经肌肉,按照肌力 0~5 级查体分级,神经查体注意有无感觉、运动神经异常。

体格检查结果

T 36.9 ℃ P 86 次/min R 20 次/min BP 134/76 mmHg 身高 165 cm 体重 68 kg

轮椅推入病房,患者查体配合,右侧颈部可触及 2 枚黄豆大小淋巴结,质软、可移动,无压痛,双手可见技工手(图 5-1B),双侧肘关节伸侧可见 Gottron 征(图 5-1A),呼吸运动正常,语颤正常,无胸膜摩擦感,无皮下捻发感,叩诊清音,双肺呼吸音粗,双肺底可闻及 velcro 啰音、湿啰音,无胸膜摩擦音,语音共振正常,心率 86 次/min,律齐,心脉率一致,各瓣膜听诊区未闻及杂音,四肢肌张力减弱,四肢肌肉无明显压痛,肱三头肌肌力 5 级,肱二头肌肌力 5 级,握力 5 级,双下肢伸肌群肌力 4 级、屈肌群肌力 4 级,肱二头肌反射正常,桡骨膜反射正常,肱三头肌反射正常。

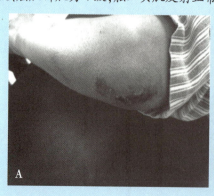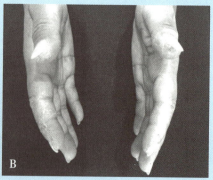

A. Gottron 征;B. 技工手

图 5-1　患者的皮肤表现

2. 思维引导　通过详细体格检查发现患者存在技工手、肘关节处 Gottron 疹，双下肢肌力减弱，肺部听诊双侧肺底可闻及 velcro 啰音，提示肺间质纤维化，综合考虑，提示皮肌炎可能性大，应当进一步完善抗核抗体、肌炎抗体谱。此外皮肌炎合并肿瘤的发生率高，应注意筛查肿瘤。

(三)辅助检查

1. 主要内容及目的

(1)血常规：评估有无血液系统受累，有无贫血、血小板、白细胞减少。

(2)尿常规：评估有无肌红蛋白尿。

(3)肝肾功能、肌酶、电解质、血糖：评估有无肝肾功能损伤、电解质紊乱，评估有无肌肉损伤，肌酸激酶升高程度。

(4)炎症指标：ESR、CRP 在疾病活动期时可以显著升高，经过治疗病情缓解后可降至正常。

(5)血气分析：根据动脉血氧分压(PaO_2)、动脉血二氧化碳分压($PaCO_2$)、血液 pH 评估患者是否合并酸碱中毒、呼吸衰竭。

(6)ANA 抗体谱：评估有无自身抗体阳性，同时 ENA 抗体可与其他的自身免疫疾病如系统性红斑狼疮、混合型结缔组织病等鉴别。

(7)肌炎抗体：肌炎抗体分为肌炎特异性抗体(MSA)和肌炎相关抗体(MAA)，是诊断皮肌炎的重要依据，抗体的分型对预后也有重要指导意义。

(8)脏器及淋巴结超声：完善各脏器超声、淋巴结超声，用于排查有无合并肿瘤，肝大、脾大、淋巴结增大。

(9)涎液化糖链抗原-6(KL-6)：肺间质纤维化进展时，KL-6 水平显著升高，也与患者的预后相关。

(10)胸部 CT：评估肺间质纤维化程度，有无进展，是否合并肺部感染、纵隔气肿。

(11)肺功能：评估患者通气、换气功能，指导预后。

(12)肌电图：评估有无肌肉受累。

辅助检查结果

(1)血常规：WBC $9.17×10^9$/L，RBC $3.76×10^{12}$/L，Hb 108 g/L，PLT $355×10^9$/L。

(2)尿常规：未见异常。

(3)肝肾功能、肌酶、电解质、血糖：ALT 41 U/L，AST 113 U/L，肌酸激酶 674 U/L，LDH 813 U/L，α-羟丁酸 553 U/L，余正常。

(4)炎症指标：ESR 45 mm/h，CRP 61 mg/L。

(5)血气分析：pH 7.37，$PaCO_2$ 46.40 mmHg，PaO_2 61.10 mmHg↓。

(6)ANA 抗体：ANA 1∶320，Ro52(+++)，抗 Jo-1(++)。

(7)肌炎抗体：抗 Jo-1(++)。

(8)脏器及淋巴结超声：颈部可见数枚肿大淋巴结，最大 9 mm×4 mm，余正常。

(9)KL-6：1214 IU/mL。

(10)胸部 CT：CT 提示肺间质性改变(图 5-2)。

(12)肺功能：用力肺活量(forced vital capacity，FVC)49.1%，FEV_1 51%，肺－氧化碳弥散量(TLCo-SB)20.42%。

(13)肌电图：四肢神经电图及肌电图均未见明显异常。

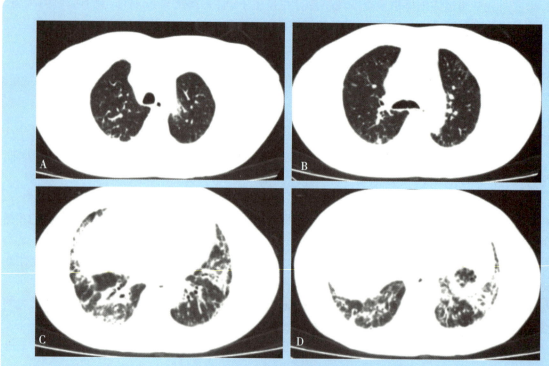

A、B、C、D.可见双肺多发渗出实变影、增粗条索,以双下肺为主

图 5-2   胸部 CT

2. 思维引导   总结该病例特点:青年女性,亚急性起病;多系统受累。①雷诺现象;②典型的皮肌炎相关的皮疹:Gottron 征、技工手;③骨骼肌肉:肌力减退,肌酶升高;④呼吸系统:胸部 CT、肺功能均提示肺间质纤维化,血气分析提示呼吸衰竭;⑤自身抗体阳性:ANA 1∶320,Ro52(+++),抗 Jo-1(++)。诊断考虑抗合成酶综合征。

(四)初步诊断

分析上述病史、查体、实验室检查结果,根据抗合成酶综合征分类标准支持以下诊断:①抗合成酶综合征;②肺间质病变;③Ⅰ型呼吸功能衰竭。具体如下。

1. 2011 年 Solomon's 关于抗合成酶综合征分类标准

主要标准:①间质性肺病(除外其他病因);②符合 Bohan 与 Peter 诊断的多发性肌炎或皮肌炎。

次要标准:①关节炎;②雷诺现象;③技工手。

必须存在抗合成酶抗体,满足 2 条主要标准或 1 条主要+2 条次要标准即可诊断为抗合成酶综合征。

2. 2010 年 Connor's 关于抗合成酶综合征分类标准

临床标准:①雷诺现象;②关节炎;③间质性肺炎;④发热(除外其他原因);⑤技工手。

必须存在抗合成酶抗体,满足抗合成酶抗体+1 条临床标准即可诊断抗合成酶综合征。

二、治疗经过

1. 初步治疗

(1)糖皮质激素:泼尼松 1 mg/(kg·d),晨 8:00 顿服。

(2)免疫抑制剂:环磷酰胺 2 mg/(kg·d),口服。

(3)补充钙剂及维生素 D_3。

2. 思维引导　目前暂无针对 ASS 的临床治疗指南,治疗方法和药物多参考既往临床研究。一线治疗药物为糖皮质激素、免疫抑制剂。激素能够抑制炎症、免疫反应及增殖过程,对以炎症为主的早期间质性肺病有效,通常作为首选药物,起始剂量为泼尼松 $0.5 \sim 1.0$ mg/(kg·d),如果为急性加重患者,可以用 500 mg 或 1000 mg 大剂量冲击治疗。常用的免疫抑制剂主要包括硫唑嘌呤、环磷酰胺、他克莫司、环孢素 A、甲氨蝶呤等。目前越来越多的证据提示生物制剂对于抗合成酶综合征同样有治疗作用,利妥昔单抗是较多使用的药物,该药可用于急进性进展的间质性肺病及严重肌炎患者,对于难治性患者,也可选用阿巴西普和托珠单抗。此外,对于危急重症的抗合成酶综合征患者,也可以选用静脉注射免疫球蛋白 0.4 g/(kg·d)冲击治疗 5 d,每月 1 次,以及血浆置换。治疗期间注意监测药物不良反应,同时在开始或即将开始泼尼松治疗时评估骨密度,防治糖皮质激素性骨质疏松症。

治疗后随访

(1)症状:治疗 4 周后患者咳嗽、皮疹、乏力症状明显减轻,雷诺现象有所改善。

(2)体格检查:T 36.8 ℃,皮肤无明显红疹、脱屑,Gottron 征、技工手消失,双侧颈部、锁骨上、锁骨下、腋窝、腹股沟未触及肿大淋巴结,双肺呼吸音粗,双侧肺底闻及少量爆裂音。双下肢肌张力正常,肱三头肌肌力 5 级,肱二头肌肌力 5 级,握力 5 级,双下肢伸肌群肌力 5-级,屈肌群肌力 5 级。

(3)辅助检查:包括以下几个方面内容。

1)血常规:WBC 11.21×10^9/L,RBC 4.1×10^{12}/L,Hb 116 g/L,PLT 221×10^9/L。

2)肝肾功能、肌酶谱、血糖、电解质:LDH 271 U/L,余未见异常。

3)炎症指标:ESR 11.00 mm/h,CRP 1.93 mg/L。

4)胸部 CT:渗出、实变影较前明显吸收,肺间质病变较前明显改善(图 5-3)。

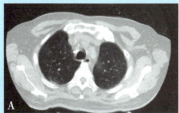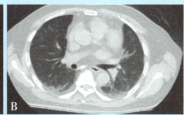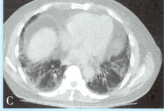

A、B、C. 可见肺部实变影及增粗条索较前(图 5-2)明显改善

图 5-3　治疗后复查胸部 CT

三、思考与讨论

抗合成酶综合征(Anti-synthetase syndrome,ASS)的发病率为 $1 \sim 9/10$ 万,但目前尚无发病率的精确数据。ASS 更常见于女性,平均发病年龄为 $40 \sim 55$ 岁。ASS 确切病因与发病机制尚不清楚。有研究显示,环境暴露与 ASS 的发病有关,包括烟草、清洁化学品、鸟粪、霉菌和空气颗粒物等。在环境因素暴露的情况下,携带有相应遗传易感基因的人群,免疫系统发生异常,最终可能引起 ASS。在欧美患者中,发现 HLA-DRB1 * 03∶01 与 ASS 密切相关。

ASS 标志性抗体是抗合成酶抗体,包括抗组氨酰 tRNA 合成酶(Jo-1)抗体、抗苏氨酰 tRNA 合成酶(PL-7)抗体、抗丙氨酰 tRNA 合成酶(PL-12)抗体、抗甘氨酰 tRNA 合成酶(EJ)抗体、抗亮氨酰 tRNA 合成酶(OJ)抗体、抗门冬氨酰 tRNA 合成酶(KS)抗体、抗苯丙氨酰 tRNA 合成酶(Zo)抗体等。

其中抗 Jo-1 抗体最常见,占 70%~90%,其次为抗 PL-7 抗体和抗 PL-12 抗体,约占 10%。

ASS 是特发性炎性肌病中的一种特殊类型,以血清中抗氨酰 tRNA(ARS)抗体阳性为特征,临床常表现为肌炎、间质性肺病、发热、关节炎、技工手、雷诺现象等。通常 ASS 患者上下肢近端肌肉均无力,但下肢肌肉受累要多于上肢及颈部肌群受累,大约 1/3 患者有颈部肌无力。临床上,亦有少部分患者无肌肉受累,肌酸激酶正常或肌电图正常,称之为"低肌病或无肌病"。肺间质病变是 ASS 最常见的肌外临床表现,发生率为 67%~100%。

一线治疗为糖皮质激素联合免疫抑制剂,但治疗方案应遵循个体化的原则。通常 ASS 在用药 1~2 个月后症状开始改善,然后糖皮质激素开始逐渐减量,每月减量 20%~25%,直至最小维持剂量。激素的减量应遵循个体化原则,若减药过快出现病情复发,则需要重新加大激素或调整免疫抑制剂控制病情。

四、练习题

1. ASS 的临床症状特征有哪些?
2. ASS 抗体有哪些?
3. ASS 有哪些治疗新进展?

五、推荐阅读

[1] 中国研究型医院学会呼吸病学专业委员会. 特发性炎性肌病相关间质性肺疾病诊断和治疗中国专家共识[J]. 中华结核和呼吸杂志,2022,45(7):635-650.

[2] SAWAL N,MUKHOPADHYAY S,RAYANCHA S,et al. A narrative review of interstitial lung disease in anti-synthetase syndrome:a clinical approach[J]. J Thorac Dis,2021,13(9):5556-5571.

[3] GARY S. FIRESTEIN,RALPH C. BUDD,SHERINE E. GABRIEL,et al. 凯利风湿病学(第 10 版)[M]. 栗占国,主译. 北京:北京大学出版社,2020.

(杨绮华)

案例 23 抗 MDA5 型皮肌炎

61 岁女性,1 个月前无诱因出现皮疹,肌力下降、伴食欲缺乏、消瘦,20 d 前皮疹加重并破溃,检查出现转氨酶升高,给予保肝、护胃、促胃肠道蠕动等药物,症状无好转且出现胸闷,检查抗 MDA5 抗体阳性,胸部 CT 提示双肺间质性炎症,明确诊断为"抗 MDA5 型皮肌炎",给予甲泼尼龙抗炎、他克莫司、托法替布等药物应用,病情逐渐稳定。

一、病历资料

(一)接诊

女性患者,61 岁。

1. **主诉** 皮疹、肌力下降 1 个月,胸闷 20 d。

2. **问诊重点** 皮疹首先易考虑过敏、湿疹等各种皮肤病,问诊应注意询问皮肤疾病以外的其他伴随症状,如有无肌力下降等。肌力下降可以是肌炎,也可以是其他肌肉疾病或全身性疾病所致,应注意询问特定动作是否能完成,有助于判断肢体近端还是远端肌力下降,注意询问肌力下降背后有无其他全身因素,如有无内分泌疾病因素、药物因素、肿瘤性疾病因素等。胸闷应重点询问心肺部疾病的鉴别症状。

3. 问诊内容

(1)诱发因素:有无受凉、劳累、接触化学物质以及有害物质等诱发因素。

(2)主要症状:①皮疹。皮疹的部位、形态、颜色、加重缓解因素、有无瘙痒、溃破等。②肌力下降。远端肌力下降还是近端肌力下降,双上肢是否可以上举、梳头,上楼、蹲下站起是否有困难等。③胸闷。有无咳嗽、咳痰、咳血等,有无活动后胸痛、胸闷、气喘、心悸等。

(3)伴随症状:有无体重下降、发热等全身症状,有无吞咽困难、饮水呛咳;有无恶心、呕吐、腹痛、便秘、黑便等,有无肌痛、关节肿痛,有无双手遇冷后变白、发紫。

(4)诊疗经过:就诊过程、既往化验结果,治疗用药及用药反应。

(5)既往史:除询问常规既往病史外,应当注意询问有无甲状腺相关疾病、肿瘤病史。

(6)个人史:生于何地,久居于何地,有无疫区、疫情、疫水接触史,有无职业相关有害物质接触史,有无吸烟、饮酒、冶游史、静脉药瘾史,有无烟酒嗜好、饮食偏好等。

(7)家族史:有无肿瘤、传染病、自身免疫病家族史。

问诊结果

61岁女性,农民,1个月前无明显诱因出现颜面部皮疹,皮疹以眼周、颊部为主,四肢近端无力、蹲下起立困难、双上肢上举困难,伴有食欲缺乏、消瘦,无吞咽困难、饮水呛咳,于当地医院查上消化道造影示"胃炎",按"胃炎"给予护胃药物(具体不详)应用,食欲缺乏稍好转,乏力及颜面部皮疹无好转,逐渐出现双侧肘部、骶尾部皮疹伴破溃、疼痛、双肩外侧片状皮疹、颈前区、颈背部、臀部外侧皮疹,再次于当地医院检查提示贫血(Hb 86 g/L)、肝损伤(ALT 218 U/L,AST 371 U/L,LDH 493 U/L),给予保肝、护胃、促胃肠道蠕动等药物(具体不详),症状仍无好转,并逐渐出现胸闷,伴轻微咳嗽、活动后胸闷加重。化验显示贫血呈加重趋势(Hb 78 g/L),转氨酶呈升高趋势(ALT 412 U/L,AST 1330 U/L,LDH 626 U/L)。彩超提示前壁、室间隔、下壁、心尖部运动降低;心电图示下壁心肌缺血;胸部CT示肺部感染;给予输血、保肝、护胃、抗血小板聚集等治疗后,症状无好转。为进一步诊治至我院。无传染性疾病病史,无肿瘤家族史,无自身免疫病家族史;无糖尿病、高血压、骨质疏松等病史。余既往史、个人史、家族史无特殊。

---

4. 思维引导

(1)皮疹:可考虑皮肤科疾病、风湿科疾病,有些风湿性疾病具有特征性/特异性的皮疹,例如皮肌炎的眶周红斑、向阳性皮疹、披肩疹、枪套征、技工手等皮疹,须注意识别。

(2)肌力下降/AST和/或CK升高:①肝脏疾病所致;②心脏疾病所致;③甲状腺疾病所致;④肌肉疾病所致等。如果同时有肌力下降和AST异常,需要考虑甲状腺疾病所致肌肉病变、肌肉疾病以及肌肉疾病中的肌炎。常有肌肉受累疾病就诊于其他科室而被忽视或误诊。肌酸肌酶同工酶(CK-MB)也会稍升高,易被其他专科医师诊断为心脏疾病等。

(3)胸闷:可考虑心脏、肺部疾病,也可考虑其他原因继发心脏、肺部疾病。例如部分风湿性疾病会继发肺动脉高压、肺栓塞、间质性肺炎、肺间质纤维化等,继而导致胸闷,需要根据相应检查全面考虑。

（4）此患者首诊于消化科，未能明确诊断，说明风湿性疾病表现多样，较易误诊漏诊。因此，非风湿科医师应适当关注本专业之外的临床表现，例如该患者皮疹、胸闷、近端肌无力、AST 升高等，可能是皮肌炎的皮疹、肺部间质性病变、肌肉受累表现，食欲缺乏、消瘦可能为皮肌炎的伴随表现。需要进一步完善心肌酶谱、自身抗体谱、肌炎抗体谱、肌电图、肌活检及胸部 CT 等明确诊断。因皮肌炎易合并肿瘤性疾病，还需要根据病情完善检查。

（二）体格检查

1. 重点检查内容及目的　皮肌炎是经典的结缔组织病之一，主要受累器官为皮肤，即皮疹表现和肌肉、肺及其他器官表现。患者全身皮肤黏膜、淋巴结、心肺、腹部、四肢肌肉/关节应作为重点。全身皮肤黏膜查体应注意以下几个方面。

（1）有无颊部蝶形红斑、眶周皮疹、盘状红斑、脐形皮疹、指掌部/甲周红斑，有无颈部/颈肩部/双侧上臂外侧/臀部外侧/骶尾部/双侧肘部/膝部等皮疹，有无指端缺血、雷诺现象。

（2）淋巴结体检应注意有无颈部、腋窝等部位淋巴结肿大、压痛等。

（3）心、肺、腹查体应注意：①心率、节律、心脏杂音、心音改变等；②有无啰音，尤其是 velcro 啰音，有无胸腔积液等。

（4）注意有无肌肉压痛、肌力下降、肌肉萎缩、关节肿痛等表现。

体格检查结果

　　T 36.6 ℃ P 92 次/min R 23 次/min BP 108/77 mmHg

　　神志清晰，自由体位。眶周、颊部红色皮疹，双侧肘部、骶尾部皮疹伴皮肤破溃、双肩外侧片状皮疹、颈前区、颈背部、臀部外侧皮疹（图 5-4）。全身淋巴结无肿大。无眼睑水肿、巩膜黄染、突眼、结膜炎等。耳郭无畸形，扁桃体无肿大，颈软无抵抗，双侧呼吸运动正常，双下肺可闻及 velcro 啰音。心界无扩大，心率 92 次/min，律齐，心音无增强或减弱，A₂>P₂，未闻及奔马律及心脏杂音。腹软，肝、脾肋下未触及。双下肢无水肿。四肢肌力 4 级，肌肉压痛（-）。余查体正常。

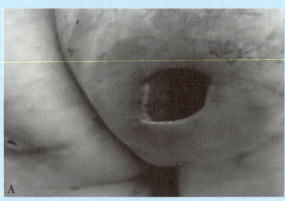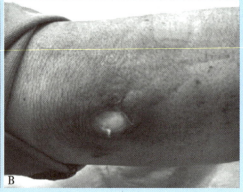

A. 臀部；B. 肘部

图 5-4　患者臀部、肘部皮疹

---

2. 思维引导　通过详细体格检查发现患者 Gottron 疹伴皮肤破溃，向阳性皮疹，颈前 V 区皮疹、披肩征、枪套征等皮疹表现，符合皮肌炎（dermatomyositis，DM）皮疹特点（多表现为眼周、颊部红色皮疹，双侧肘部、膝部、骶尾部皮疹，双肩外侧片状皮疹、V 形征、颈背部、臀部外侧皮疹）；肺部可闻及 velcro 啰音；四肢肌力均有下降。无脱发、蝶形红斑、关节肿痛、口腔溃疡、尿液泡沫等，

提示系统性红斑狼疮的可能性较小,但仍须结合自身抗体进一步判断。由于患者并非直接就诊于风湿免疫科,所以其他相关专科医师需要提高对风湿病的警惕,以尽快明确诊断,进行专科治疗。须加强对皮肌炎皮疹特点的识别,针对 DM 易累及的脏器进行体检,如肌力、肌肉、肺部等检查;要注意乏力可能是患者自身的描述,可能是全身症状,也可能是肌肉受累后导致的肌肉无力症状被误认为乏力。

(三)辅助检查

1. 主要内容及目的

(1)血、尿、粪常规:入院常规检查,血常规有助于明确三系情况。尿常规有助于判断有无蛋白尿、低比重尿、尿路感染等。粪常规有助于判断有无大便潜血。皮肌炎患者血常规中白细胞一般正常或者偏高,出现类巨噬细胞活化综合征时也可稍低,此时注意排除其他因素所致的白细胞低,红细胞及血红蛋白水平可偏低,血小板多正常。尿常规一般多无异常,DM 累及肾少见。粪常规一般多无异常。

(2)肝肾功能、电解质、心肌酶谱:判断有无肝肾功能异常、球蛋白升高、肌酸肌酶(CK)升高、LDH 升高。与其他血清肌酶相比,CK 具有相对特异性,提示肌组织损伤的程度,但是 CK 增高不是肌炎特异性表现,须注意其他疾病也可致 CK 升高,如代谢性肌病、重症肌无力、横纹肌溶解、甲状腺疾病等;部分患者 CK-MB 也会升高,注意排除心脏疾病;部分患者合并 ALT、AST、LDH 升高,AST升高水平一般多高于 ALT,常常须与肝病所致的转氨酶升高鉴别。

(3)传染病四项:入院常规检查,明确有无病毒性肝炎及其他传染病,筛查用药禁忌。

(4)炎症及感染指标:包括 ESR、CRP、铁蛋白、PCT 等。了解有无感染性疾病,评估疾病活动度及严重程度。ESR 多轻度升高或正常;CRP 多轻度升高或正常;铁蛋白可轻度升高,也可达上千及数千以上,须注意铁蛋白水平较高的患者容易出现快速进展型间质性肺病(rapidly progressive interstitial lung disease,RP-ILD),预后差。

(5)自身抗体:主要查抗核抗体谱、肌炎抗体谱、RF、抗 CCP 抗体、ANCA 等,主要明确诊断及排除其他结缔组织病。

(6)免疫全套:多数患者免疫全套球蛋白及补体正常,治疗过程须注意有无免疫球蛋白水平下降,注意合并感染的风险。

(7)淋巴细胞亚群测定:患者可出现淋巴细胞水平偏低,淋巴细胞亚群计数偏低,如 CD4 水平低,须注意治疗过程中感染的风险。

(8)pro-BNP:判断有无合并心功能问题。

(9)胸部 CT:判断有无早期间质性肺病改变、感染及特殊感染,如结核等情况。

(10)肺功能:合并间质性肺病时评估肺功能及预后。

(11)心脏超声:可查看患者有无基础心脏疾病,部分患者可合并心肌、心包、血管、瓣膜等病变,可用于筛查皮肌炎心脏受累。

(12)PET-CT:必要时用于筛查肿瘤等疾病。

(13)肌电图:用于筛查有无肌肉损害。

辅助检查结果

(1)血、尿、粪常规检查:WBC 6.92×10^9/L,N% 85.1%,L% 7.1%,RBC 4.71×10^{12}/L,Hb 107 g/L,PLT 228×10^9/L;尿常规无异常,粪常规无异常。

（2）肝肾功能、电解质、心肌酶谱：ALT 204.9 U/L，AST 866.7 U/L，Alb 28.6 g/L，Glb 30.40 g/L，甘油三酯（TG）3.35 mmol/L，Scr 51 μmol/L；LDH 1212 U/L，CK 842 U/L，CK-MB 28 U/L。

（3）传染病四项：均无异常。

（4）炎症及感染指标：ESR 43 mm/h，CRP 14.43 mg/L，铁蛋白 2438 ng/mL，PCT < 0.05 ng/mL。

（5）自身抗体：抗 Ro-52 阳性，余 ANA+ENA 阴性，RF 无异常，抗 CCP 无异常，ANCA 无异常。肌炎抗体谱，抗 Ro-52 抗体阳性，抗 MDA-5 抗体 IgG：1：3200（免疫斑点法）。

（6）免疫球蛋白+补体：IgG 17.51 g/L，IgA、IgM 无异常；补体 C3、C4 无异常。

（7）淋巴细胞计数测定：淋巴细胞绝对数目 368/μL（1530～3700/μL），辅助 T 淋巴细胞（CD4$^+$T）绝对数目 138/μL（550～1440/μL），毒性 T 淋巴细胞（CD8$^+$）绝对数目 T 58.1/μL（320～1250/μL）。

（8）pro-BNP：6340 ng/L。

（9）胸部 CT：双肺见多发斑片状、条片状、结节状高密度影，左肺上叶可见斑片状低密度影。气管、支气管通畅，纵隔内结构清晰，可见稍大淋巴结，双侧胸膜局限性增厚（图5-5）。

（10）心电图：窦性心动过速；部分导联 ST-T 异常。

（11）心脏超声：左室壁运动幅度弥漫性减弱，左室收缩功能测值减低，二尖瓣轻度反流。

（12）四肢肌电图：肌源性损害。

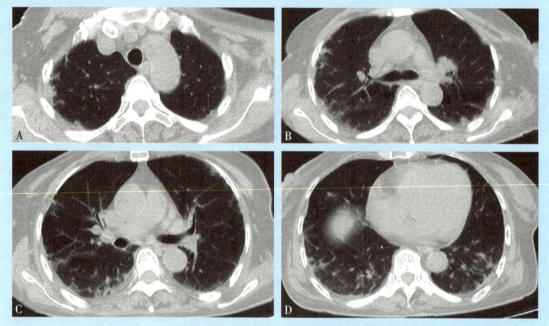

A、B、C、D.可见双肺近胸膜下可见实变影（实变影改成多发斑片状影，以小叶间隔增厚、渗出为主）

图5-5　患者入院后胸部 CT

2. 思维引导　该病例特点可做如下总结。①老年女性，慢性病程逐渐加重。②主要症状包括：皮疹、四肢近端肌力下降，胸闷。③体检可见：眼周、颊部红色皮疹，双侧肘部、骶尾部皮疹伴皮肤破溃、双肩外侧片状皮疹、颈前区、颈背部、臀部外侧皮疹。皮疹分布特点：符合皮肌炎的皮疹分布特点，Gottron 疹、向阳性皮疹、V 形征、披肩征、枪套征等；患者有四肢近端肌肉肌力下降、蹲下起立困难、高尔征阳性。④辅助检查：LDH 1212 U/L，CK 842 U/L，CK-MB 28 U/L，抗 MDA5 抗体 IgG 1∶3200（免疫斑点法）。⑤四肢肌电图：肌源性损害。⑥胸部 CT：肺部可疑间质性肺病。根据以上证据，诊断为 DM，合并溃破性皮疹最常见于抗 MDA5 型 DM，患者抗 MDA5 抗体阳性，进一步明确诊断抗 MDA5 型 DM。须注意，多数 DM 患者皮疹无破溃，此患者不寻常处在于 Gottron 疹部位伴有溃疡、疼痛；未见关节、肾等部位出现系统性红斑狼疮常见临床表现，抗 Ro-52 阳性，余 ANA 及 ENA 谱阴性，不考虑系统性红斑狼疮。

(四)初步诊断

依据 2018 欧洲神经肌肉中心（European Neuromuscular Centre，ENMC）DM 分类标准符合其临床表现、DM 肌肉表现和特异性抗体（抗 MDA5 阳性），诊断为抗 MDA5 型 DM。

背景知识

抗黑色素瘤分化基因 5（MDA5）蛋白的自身抗体，是一种最近被认可的 MSA，与一种独特的临床综合征相关，通常称为抗 MDA5 型 DM。这类患者通常出现 Gottron 疹，皮疹处皮肤溃疡常见；多数患者的肌肉病变较轻或无明显肌无力，既往的临床无肌病皮肌炎（clinically amyopathic dermatomyositis，CADM)主要见于抗 MDA5 阳性患者；另外一个突出特点是发生 RP-ILD 比例高，也可发生较为严重的纵隔气肿，且常伴有高铁蛋白、低淋巴细胞血症。预后差，死亡率高，因此，临床应及早进行识别、诊断、治疗。

二、治疗经过

1. 初步治疗

（1）糖皮质激素：甲泼尼龙注射液 80 mg qd ivgtt。

（2）免疫抑制剂：他克莫司 1 mg bid，托法替布 5 mg bid。

（3）丙球冲剂治疗：静脉丙种球蛋白针 20 g qd，共 5 d。

（4）预防感染：复方磺胺甲噁唑片 2 片 qod po。

（5）补充钙剂及维生素 D_3。

2. 思维引导

DM 的治疗方案及原则为：糖皮质激素是治疗 DM 的基础药物，但是用法尚无统一标准，一般初始剂量为醋酸泼尼松片 1~2 mg/（kg·d）或等效剂量的其他糖皮质激素；常联用免疫抑制剂（甲氨蝶呤、硫唑嘌呤、环孢素 A、他克莫司、霉酚酸酯及环磷酰胺等）；对于部分难治性及复发性的患者，可考虑加用静脉注射免疫球蛋白。除此之外，抗 B 细胞抗体或 JAK 抑制剂等手段用于治疗常规激素联合免疫抑制剂效果不佳患者的研究逐渐增多，可尝试用于以上患者，但长期的有效性及安全性仍待大样本研究。抗 MDA5 型 DM 易合并 ILD/RP-ILD，其治疗方案以糖皮质激素联合免疫抑制剂为主。一项来自日本的研究研究显示，接受激素、环磷酰胺、他克莫司联合治疗方案的患者 6 个月生存率明显提高，但须警惕感染的发生。在本患者的治疗方案中，给予甲泼尼龙 80 mg/d，加用免疫抑制剂他克莫司，视病情再决定是否加用环磷酰胺针。感染是全程需要注意的问题，可造成原发病治疗的延误和病情加重，因此给予复方磺胺甲噁唑片预防卡氏肺孢菌的机会性感染。对于复发和难治性的病例，可考虑加用静脉注射免疫球蛋白［0.4 g/（kg·d），每月 5 d］。因肝酶升高，且血常规中淋巴细胞较低（0.49×10⁹/L），暂缓免疫抑制剂环磷酰胺的使用。

研究显示，与细胞因子风暴相关的高铁蛋白血症（铁蛋白>600 ng/mL）、抗 MDA5 抗体滴度高、CRP 升高、淋巴细胞计数降低是抗 MDA5 型 DM 患者发生 RP-ILD 的独立危险因素，尤其是铁蛋白>

1500 ng/mL 时,抗 MDA5 型 DM 相关 ILD 患者 6 个月生存率约 50%,而 RP-ILD 是造成患者死亡的因素之一。此患者铁蛋白水平>1500 ng/mL,低淋巴细胞水平、抗 MDA5 抗体滴度较高,现已合并 ILD,是发展为 RP-ILD 的高危人群。研究显示,单细胞/巨噬细胞过度激活所致的细胞因子风暴如 Ⅰ 型干扰素、IL-6、IL-18、巨噬细胞集落刺激因子、CX3CL1 等的大量释放可能在抗 MDA5 型 DM 的 RP-ILD 进展中起促进作用。于是,加用靶向 JAK-stat 通路的托法替布,然而,应注意 JAK 抑制剂的血栓风险,该患者合并冠心病,使用中须严密注意心脏疾病有无加重及新发心脏事件的可能。

治疗后随访

患者双肘部皮肤破溃伴疼痛给予植皮,疼痛好转,植皮处逐渐愈合。患者胸闷好转,乏力、四肢近端无力好转;淋巴细胞有所上升;血沉、CRP 水平正常;铁蛋白水平下降;肺部病变好转(图 5-6);pro-BNP 水平下降。

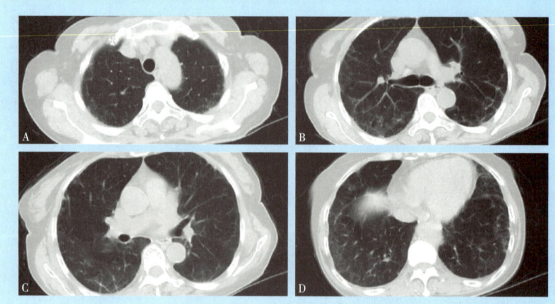

A、B、C、D.可见双肺炎性渗出病变较前(图 5-5)好转

图 5-6　治疗后的胸部 CT

三、思考与讨论

近年来,抗 MDA5 型 DM 因其易合并 RP-ILD、病情进展快、预后差,受到风湿免疫专科医师的极大关注。随着对其关注的增加及研究的积累,发现并非所有的抗 MDA5 型 DM 均死亡率高、预后差。研究显示抗 MDA5 型 DM 可能有三种不同的抗 MDA5 抗体阳性 DM 亚群,一种皮肤病形式,无肌肉或肺受累;一种慢性皮肤病形式,伴有类似抗合成酶综合征的 ILD;第三种是最严重的皮肤病表现形式,伴有 RP-ILD。抗 MDA5 型 DM 相关 ILD 患者 6 个月生存率 60%~89%,发展为 RP-ILD 的患者生存率尤差,第一年死亡率高,但早识别、早治疗可极大改善患者预后,降低死亡率。因此,对于抗 MDA5 型 DM 合并 ILD/RP-ILD,加强对发病机理的理解、早期识别及早期诊断,尽早明确易发展为 RP-ILD 的高危患者,分层精准地对高危患者进行早期有效的识别、干预治疗以避免其发展为 RP-ILD,避免危及生命,是改善死亡率及预后的关键。

近年的关注焦点主要在第三种形式,即抗 MDA5 型 DM 合并 RP-ILD 的诊治。2020 年,一项抗

MDA5 型 DM 相关 RP-ILD 的治疗建议指出了涉及初始治疗、难治性患者、联合免疫抑制剂无效的患者的治疗选择，以及相对不推荐药物。抗 MDA5 型 DM 合并 RP-ILD 的治疗应首选联合治疗。联合治疗包括糖皮质激素联用钙调磷酸酶抑制剂（环孢素 A 或他克莫司），或三联疗法即激素联合钙调磷酸酶抑制剂联合环磷酰胺，均是良好的初始备选方案。钙调磷酸酶抑制剂环孢素 A 或者他克莫司均为可选药物，主要根据患者特点和安全性来选择，须监测药物血药浓度。如果钙调磷酸酶抑制剂不适合使用时，可选择糖皮质激素联合其他免疫抑制剂的治疗，如环磷酰胺和/或吗替麦考酚酯，或先前的任一方案叠加利妥昔单抗的治疗。对于 CADM 相关 RP-ILD 抗 MDA5(+)患者中，糖皮质激素加免疫抑制剂联合治疗无效属难治性患者，须考虑以下替代方案：在当前治疗中添加一种免疫抑制药物（环磷酰胺、霉酚酸酯、利妥昔单抗、巴利昔单抗或托法替布）；或更换免疫抑制剂。对于联合免疫抑制剂无效的患者，可以考虑单独或连续使用以下替代救援疗法：多黏菌素 B 血液灌流、血浆置换、免疫球蛋白。对于危及生命的严重和难治性呼吸功能不全患者，应考虑给予体外肺膜氧合系统（ECMO）支持，以便为患者争取时间等待强化和联合免疫抑制治疗方案的临床反应，或作为肺移植的桥梁维持患者的生命。肺移植应被视为抗 MDA5 相关的难治性 RP-ILD 患者的治疗选择。建议在诊断为 ILD 时尽早转诊进行移植合格性评估。

研究表明使用 JAK 抑制剂如托法替布/抗 B 细胞抗体利妥昔单抗联合糖皮质激素和/或免疫抑制剂等治疗 ILD/RP-ILD/难治性 ILD 等取得了一定效果；也有抗 IL-6 受体抗体托珠单抗应用于抗 MDA5 型 DM 合并 RP-ILD 且对常规联合免疫抑制治疗无效的患者后成功康复的探索。这为部分 RP-ILD/难治性 ILD 的患者提供了新的希望，未来需要更多研究的验证其疗效性及安全性。

总之，早期诊断，高危患者的早期识别、早期治疗、改善预后是此类患者关注的重点。然而，合并高危因素、易发展为 RP-ILD 的患者有效治疗方案的探索尚需要更多的研究。

四、练习题

1. 抗 MDA5 型 DM 的皮疹有哪些特征？
2. 识别抗 MDA-5 型 DM 易合并 RP-ILD 的高危因素有哪些？

五、推荐阅读

[1] ALLENBACH Y, UZUNHAN Y, TOQUET S, et al. Different phenotypes in dermatomyositis associated with anti-MDA5 antibody: Study of 121 cases [J]. Neurology, 2020, 95(1): e70-e80.

[2] ROMERO-BUENO F, DIAZ DEL CAMPO P, TRALLERO-ARAGUÁS E, et al. Recommendations for the treatment of anti-melanoma differentiation-associated gene 5-positive dermatomyositis-associated rapidly progressive interstitial lung disease [J]. Seminars in arthritis and rheumatism, 2020, 50(4): 776-790.

[3] TAKANASHI S, KANEKO Y, TAKEUCHI T. Tofacitinib in interstitial lung disease complicated with anti-MDA5 antibody-positive dermatomyositis: a literature review [J]. Modern rheumatology, 2022, 32(1): 231-237.

[4] ZHANG X, ZHOU S, WU C, et al. Tocilizumab for refractory rapidly progressive interstitial lung disease related to anti-MDA5-positive dermatomyositis [J]. Rheumatology (Oxford, England), 2021, 60(7): e227-e228.

（王　培）

案例 24　免疫介导坏死性肌病

56 岁男性,1 月余前出现双下肢无力,肌酶升高,抗 SRP 抗体阳性,肌电图提示肌源性损伤,肌肉活检提示肌束内肌纤维坏死,诊断为免疫介导坏死性肌病,给予甲泼尼龙 0.5 g 冲击 3 d 后调整为大剂量激素口服,联合甲氨蝶呤治疗后症状好转,激素减量至每日 10 mg 时症状反复,出现双下肢肌无力,肌酶升高且同时伴饮水呛咳、双上肢抬举受限。调整激素用量为每日 40 mg 联合静脉注射人免疫球蛋白,症状好转,肌酶稳定下降。

一、病历资料

(一)接诊

男性患者,56 岁。

1. **主诉**　双下肢无力 1 月余,加重 1 d。

2. **问诊重点**　患者主诉为双下肢无力,应注意有无蹲起困难、肌痛、麻木、黏液性水肿、消瘦、软瘫。应注意鉴别诊断,判断病变主要累及的系统及主要病灶。此外,亦应问诊是否有其他系统症状。

3. **问诊内容**

(1)诱发因素:有无明显诱因,比如剧烈运动、上呼吸道感染、服用药物等。

(2)主要症状:患者双下肢乏力,可能涉及神经系统因素、内分泌系统因素、运动系统因素、遗传因素、免疫系统因素及药物不良反应等,均应予以鉴别。患者病程为亚急性,可排除一些急性起病疾病,如脊柱外伤导致的下肢无力等。患者主诉表现为运动系统受累,可详细询问具体症状,如肌力等级、近端或远端肌力下降、症状是否晨轻暮重等。

(3)伴随症状:询问有无伴随发热、晨僵、口干眼干、脱发、皮疹、光过敏、口腔溃疡、其他关节肿痛等伴随症状。

(4)诊治经过:如有诊治史,须询问相关检查结果、用药情况及疗效转归如何。

(5)既往史:既往有无高血压、糖尿病、心脏疾病、结核等病史,预防接种情况,有无手术、外伤、输血史,有无卖血史、献血史,有无药物和食物过敏史。

(6)个人史:生于何地,在何地久居,有无疫区、疫情、疫水接触史,有无职业相关有害物质接触史,有无吸烟史、饮酒史、冶游史、静脉药瘾史。

(7)家族史:有无肌痛、肌无力家族史,有无肿瘤家族史。

> **问诊结果**
>
> 　　1 个月前无明显诱因出现双下肢无力,多于行走 300～400 m 后出现,休息数分钟后症状稍减轻,有蹲起困难,无眼睑下垂、晨轻暮重,无麻木,无头痛、头晕,无胸闷、发热、皮疹,无水肿,无下肢肌痛,咳嗽咽痛、腹泻,无不自主运动,无大小便失禁,无黏液性水肿,无软瘫。于当地医院就诊,具体检查及治疗不能详述,症状无明显改善。1 d 前出现双下肢无力明显加重,抬腿稍困难,单侧下肢抬高 15 cm 需要双手辅助,平地步行数十米需要休息,伴双下肢肌痛,无咳嗽咳痰、无胸闷气短。自发病以来,体重无明显改变。
>
> 　　既往史、个人史、家族史无特殊。

4. 思维引导　①中老年男性，双下肢无力，无晨轻暮重、眼睑下垂、吞咽困难，重症肌无力可能性较小；②亚急性病程，考虑遗传性肌肉肌病可能性较小；③无水肿，精神可，考虑甲状腺减退症、原发性肾上腺皮质激素减退症可能较小；④无呼吸道感染症状、腹泻，考虑感染因素较小；⑤无剧烈运动、服药史，考虑药物、运动相关肌病可能性小；⑥有蹲起困难，考虑近端肌无力，需要完善肌酶谱及进一步检查明确肌无力病因。

（二）体格检查

1. 重点检查内容及目的　双下肢查体应该注意肌力分级、双下肢是否对称，有无肌肉压痛、关节肿胀，有无水肿。神经系统查体应该注意是否出现病理反射，观察不同胸椎、腰椎平面的运动及感觉，双侧病变范围及程度是否对称。头颈部应注意观察甲状腺是否出现结节、肿大，以及颈部肌肉力量。一般检查应注意是否触及肿大淋巴结，全身皮肤是否出现皮疹、溃疡、瘀点瘀斑。

体格检查结果

T 36.6 ℃ P 80 次/min R 20 次/min BP 124/75 mmHg

神志清晰，自由体位。全身皮肤未见皮疹、瘀点瘀斑，全身未见无水肿。颈部、锁骨上、腋窝、腹股沟淋巴结无肿大。甲状腺无肿大，气管居中，双侧呼吸运动正常，双侧呼吸音无增强或减弱，无干、湿啰音。心界无扩大，心率 80 次/min，律齐，心音无增强或减弱，A$_2$>P$_2$，未闻及奔马律及心脏杂音。腹软，肝脾肋下未触及。双下肢肌力 3 级，肌张力正常。双下肢肌肉压痛。肌肉无萎缩。桡骨骨膜反射存在，肱二头肌反射存在，肱三头肌反射存在，跟腱反射存在，无病理反射，无脑膜刺激征。

---

2. 思维引导　①通过详细体格检查发现患者神经系统查体未见明显异常，甲状腺无肿大，全身无水肿，无皮疹、瘀点瘀斑，未见肿大淋巴结，无发热，提示肌源性损伤可能性较大。②遗传性疾病、代谢性疾病、肿瘤等不可排除。应当进一步完善常规化验、自身抗体（尤其是肌炎抗体）、相关影像学检查，必要时行肌肉活检。③患者近端肌无力，考虑肌炎可能性大，应完善肌酶谱、肌炎抗体、肌肉 MRI，必要时行肌肉活检。

（三）辅助检查

1. 主要内容及目的

（1）血常规：有无贫血、白细胞减少、血小板下降。

（2）尿常规：协助评估有无蛋白尿、肌红蛋白尿。

（3）肝肾功能：评估患者肝肾功能。

（4）炎症指标：肌炎急性期 ESR 和 CRP 可升高。

（5）肌酶谱：肌源性损伤时，CK、LDH 等可显著升高。

（6）电解质：评估有无低钾血症。

（7）甲功三项、甲状腺抗体：评估是否存在甲状腺疾病。

（8）自身免疫抗体：主要检测抗核抗体谱，肌炎抗体谱。

（9）胸部高分辨率 CT（HRCT）：自身免疫性疾病可累及肺部，明确是否有肺部受累。

（10）双下肢肌肉 MRI：肌肉 MRI 是评估免疫介导坏死性肌病中特征性肌肉损伤的重要工具，可提示肌肉炎症、纤维化（脂肪浸润）分布和程度。

（11）肌电图：有助于提示肌源性损害或神经源性损害特征，并可评价肌肉损伤的活动性。

（12）肌肉活检（右股四头肌）：鉴别先天性肌病、代谢性肌病、免疫性肌病、横纹肌溶解等，为明确诊断,必要时需要对受累及肌肉进行活检。

辅助检查结果

(1)血常规、尿常规:无异常。

(2)肝肾功能:ALT 87 U/L,AST 42 U/L,Alb 37.5 g/L,Glb 24.9 g/L,Scr 41 μmol/L。

(3)炎症指标:ESR 8 mm/h(0~15),CRP 0.6 mg/L(0~10)。

(4)肌酶谱:CK 10160 U/L,CK-MB 287.1 U/L,LDH 798 U/L,LDH-1 78 U/L,α-羟丁酸脱氢酶(HBDH) 613 U/L。

(5)电解质:钾(K^+)4.64 mmol/h,镁(Mg^{2+})1.23 mmol/h。

(6)甲功三项、甲状腺抗体:均正常。

(7)自身抗体:ANA 1:1000(++),抗 Ro-52 抗体强阳性(+++),抗 Ro-52 抗体 24.69 RU/mL(0~20)。

(8)肌炎抗体:抗 SRP 抗体强阳性(+++)。

(9)胸部 HRCT:未见明显异常。

(10)肌肉 MRI:双侧头颈部、双侧胸背部、双侧上肢、双侧臀部、双侧部、盆底、双侧腰大肌、髂肌及髂腰肌、双侧大腿及小腿诸肌群肌肉软组织多发异常信号,请结合临床及相关检查协诊;双侧大腿、双侧小腿、双侧臀部、双侧髂腰部皮下软组织水肿。

(11)双下肢肌电图:呈肌源性损伤。

(12)肌肉活检:HE 及 GT 染色示,肌束内结缔组织及脂肪组织无明显增生,肌间小血管周围及结缔组织内少量炎细胞浸润。肌束内部肌纤维大小不均匀,可见萎缩肌纤维,呈圆形或角形,散在分布,可见肌纤维坏死、吞噬及再生,可见固缩核团块,未见典型和不典型破碎红纤维。

---

2. 思维引导 该病例特点可做如下总结:①中老年男性,亚急性病程。②双下肢近端无力,肌酶谱明显升高,肌电图提示肌源性损伤,肌肉活检提示肌束内肌纤维坏死。③肌炎抗体阳性,抗信号识别颗粒抗体(抗 SRP 抗体)强阳性(+++),抗 Ro-52 抗体强阳性(+++),需要考虑免疫性肌病。

(四)初步诊断

分析上述病史、查体、化验室检查结果,依据 2017 年 ENMC 有关免疫介导坏死性肌病(immune-mediated necrotizing myopathy,IMNM)的分类诊断标准,患者存在对称性近端肌无力、肌酸肌酶显著升高,抗 SRP 抗体强阳性,肌肉病理提示肌束内肌纤维坏死,诊断为 IMNM。

2017 年 ENMC 的诊断标准包括临床、血清和病理标准。

1. 临床标准 为四肢近端对称性肌无力,CK 升高和肌电图呈肌源性损害。

2. 血清标准 包括抗 SRP 抗体和 HMGCR 抗体阳性。

3. 病理标准 ①肌束内散在分布的坏死肌细胞;②可见坏死、吞噬、再生等各阶段的肌细胞;③吞噬细胞为主的炎症或者少炎症;④未坏死或未变形的肌细胞膜上表达 MHC-I 类分子上调;⑤肌细胞膜上攻膜复合物(membrane-attack complex,MAC)沉积;⑥可能伴有肌内膜的纤维化和毛细血管扩张。其中①~③条是 IMNM 的主要特征,④~⑥条是 IMNM 的次要特征。

二、治疗经过

1. 初步治疗

(1)糖皮质激素:甲泼尼龙每日 500 mg 连用 3 d,静脉滴注;后调整为醋酸泼尼松 60 mg/d 口服(每周减量 5 mg,减量至 30 mg 后每周减 2.5 mg)。

（2）免疫抑制剂：甲氨蝶呤 15 mg qw 口服。

2.思维引导1　①IMNM 治疗尚无统一标准，目前治疗多参考多发性肌炎及皮肌炎。糖皮质激素的一般初始剂量为醋酸泼尼松 1 mg/（kg·d）或等效剂量的其他糖皮质激素，最大量一般不超过醋酸泼尼松 80 mg/d。伴有吞咽障碍和/或行走困难的严重 IMNM 患者，先静脉注射，然后改为口服。对严重病例可初始应用甲基强的松龙 0.5 ~ 1 g/d，连用 3 d 冲击治疗，随后改为醋酸泼尼松 1 mg/（kg·d）。该患者行走困难属难治型病例，给予 500 mg/d 的甲基强的松龙治疗 3 d。随后调整为醋酸泼尼松 60 mg qd 口服。②糖皮质激素单一疗法常不足以控制大多数 IMNM 患者的病情，绝大多数患者在开始治疗的 1 个月内，除糖皮质激素外还需要联合免疫抑制剂治疗。甲氨蝶呤是最常用的二线药物，应在 IMNM 初始治疗时或开始治疗的 1 个月内应用，用量为 0.3 mg/kg，每周 1 次。其他常用的免疫抑制剂包括硫唑嘌呤、吗替麦考酚酯和环孢素 A 等，可帮助减少糖皮质激素的用量。③如果在治疗后 6 个月内未观察到足够的反应，除上述糖皮质激素和免疫抑制剂外，还应使用静脉注射免疫球蛋白治疗，用法为 0.4 g/（kg·d），连用 3 ~ 5 d，每 4 周 1 次，至少应用不少于 3 个月。

3.病情变化　患者规律复查，定期服药，激素减量至 10 mg qd 时，患者诉双下肢肌无力症状反复，且出现饮水呛咳，双上肢抬举受限。肺部听诊未闻及明显干、湿啰音，肝肋下未触及，无颈静脉怒张，双下肢无水肿。

> **患者病情变化的可能原因及应对**
>
> 患者激素减量过程中双下肢肌无力症状加重，且出现饮水呛咳，双上肢抬举受限，属于难治性抗 SRP 抗体阳性的 IMNM。调整为激素用量为 40 mg/d，联合应用静脉注射免疫球蛋白治疗。

复查肌酶谱：CK 8370 U/L，肌红蛋白 1422 ng/mL，cTNI 0.049μg/L。

4.思维引导2　①目前临床表现表明患者双下肢肌无力症状复发，且出现饮水呛咳，双上肢抬举受限，肌酶升高，属于难治性抗 SRP 抗体阳性的 IMNM；②难治性抗 SRP 抗体阳性的 IMNM，在激素联合免疫抑制剂治疗过程中症状反复，应联合应用静脉注射免疫球蛋白治疗。

> **治疗后随访**
>
> 静脉注射人免疫球蛋白 1 周后 CK 4492 U/L，肌无力症状较前稍缓解，出院后定期复诊，肌酶稳定下降。

三、思考与讨论

IMNM 首发症状常为双下肢无力或四肢无力，患者多就诊于神经内科或内分泌科，此时对于非风湿免疫科医师来说鉴别诊断较为困难。因此非风湿免疫科医师多了解风湿免疫疾病的相关临床表现及常见病，接诊时发现非本专业疾病则显得十分重要。该患者首诊就诊于神经内科，排除神经系统疾病后神经内科医师考虑可能为风湿免疫相关疾病，从而得以明确诊断。

IMNM 大多数患者有肌无力，甚至是严重的肌力下降。患者通常表现为四肢近端对称性肌无力，虽然上肢和下肢均可受累，但以下肢肌无力为主。在病程缓慢进展的患者中，下肢肌无力先于上肢肌无力发生。约 1/3 或更多的患者伴有吞咽困难。

免疫介导坏死性肌病诊断标准包括临床、血清和病理标准。对抗 SRP 抗体或抗 HMGCR 抗体阳性的患者不一定需要肌活检来确诊 IMNM,但对血清阴性的 IMNM 患者则必须行肌活检来确诊。

糖皮质激素是治疗 IMNM 的基础药物,但糖皮质激素单一疗法常不足以控制大多数 IMNM 患者的病情,绝大多数 IMNM 患者在开始治疗的 1 个月内,除糖皮质激素外还需要联合免疫抑制剂治疗。对于难治型抗 SRP 抗体阳性和抗 HMGCR 抗体阳性 IMNM 患者,除上述糖皮质激素和免疫抑制剂外,还应使用静脉注射免疫球蛋白治疗。

四、练习题

1. 哪些疾病可以表现为双下肢无力?
2. IMNM 治疗除了激素、免疫抑制剂,还有哪些治疗方法?

五、推荐阅读

[1] GARY S. FIRESTEIN, RALPH C. BUDD, SHERINE E. GABRIEL, et al. 凯利风湿病学(第 10 版)[M]. 栗占国,主译. 北京:北京大学出版社,2020.

[2] MAMMEN AL, ALLENBACH Y, STENZEL W, et al. 239th ENMC International Workshop:Classification of dermatomyositis, Amsterdam, the Netherlands, 14−16 December 2018[J]. Neuromuscul Disord, 2020, 30(1):70−92.

[3] ALLENBACH Y, BENVENISTE O, STENZEL W, et al. Immune−mediated necrotizing myopathy:clinical features and pathogenesis[J]. Nat Rev Rheumatol, 2020, 16(12):689−701.

(贺玉杰　李天方)

案例 25　肿瘤相关性皮肌炎

35 岁女性,4 个月前出现右手示指伸侧红色皮疹,3 个月前面部出现点片状红色皮疹,2 个月前出现明显乏力,伴 CK 升高,1 个月前皮疹范围扩大。入院后发现右侧乳房包块,血清抗 TIF1−γ 抗体阳性,病理报告乳腺浸润性癌,诊断"肿瘤相关性皮肌炎"。予以泼尼松联合环孢素 A 治疗,部分皮疹消退,肌酶恢复至正常,后经过手术、放化疗治疗,乳腺癌病情稳定,无复发或转移。

一、病历资料

(一)接诊

女性患者,35 岁。

1. **主诉**　皮疹 4 月余,发现肌酶升高 2 个月。

2. **问诊重点**　患者以皮疹为首发表现,病程中出现肌酶升高,除问诊皮疹的部位、性质,肌痛、肌无力之外,还应问诊有无发热、关节痛、雷诺现象、胸闷、咳嗽、消瘦等系统性表现。

3. **问诊内容**

(1)诱发因素:患者以皮疹为首发表现,应注意询问皮疹有无诱发因素,比如日光暴晒、饮食、药物等。病程中发现肌酶升高,则问诊有无药物、剧烈活动等诱因。

(2)主要症状:皮疹出现的具体部位、有无瘙痒或疼痛、破溃,加重或减轻的因素。有无肌痛、肌无力、乏力、心悸、胸痛、胸闷等症状,明确肌酶升高的来源是骨骼肌还是心肌。

（3）伴随症状：患者以皮疹和肌酶升高为主要表现，应考虑有无皮肌炎、系统性红斑狼疮、成年型斯蒂尔病、药物或过敏性疾病等，因此需要询问有无发热、咽痛、关节痛、雷诺现象等。

（4）诊治经过：是否用药，何时开始用药，采用何种药物，具体剂量及效果。

（5）既往史：应着重注意询问有无食物、药物过敏史；有无肿瘤、结节等病史；有无慢性疾病，如高脂血症，是否长期口服他汀类药物；疫苗接种史。

（6）个人史：有无吸烟、饮酒史，有无从事有毒有害工种史。

（7）家族史：有无关节炎、风湿免疫病、肿瘤等家族史。

问诊结果

4月余前，无明显诱因出现右手示指伸侧红色皮疹，伴瘙痒，轻微凸出于皮面，压之褪色，未予重视，3个月前面部出现点片状红色皮疹，伴瘙痒，无发热、关节痛、肌痛无力、雷诺现象，至当地医院皮肤科就诊，查抗核抗体：1∶100，考虑"湿疹"，给予外用药治疗，效果不佳。2个月前出现明显乏力，无发热、咳嗽、咳痰、胸闷、气喘等症状，再次至当医院就诊，查心肌酶 AST 47 U/L，LDH 380 U/L，CK 355 U/L，CK-MB 25.70 U/L，给予"辅酶Q10、果糖二磷酸钠"药物治疗10余天，复查心肌酶：AST 55 U/L，LDH 400 U/L，CK 440 U/L，CK-MB 50.70 U/L。1个月前胸前区、双手、左侧髋部相继出现红色片状皮疹，伴瘙痒，不伴破溃。3 d前再次至当地医院就诊，查心肌酶 AST 68 U/L，LDH 416 U/L，CK 461 U/L，CK-MB 31 U/L，胸部CT未见明显异常，建议至我院明确诊断和治疗。自发病以来，食欲正常，睡眠正常，大小便正常，精神正常，体重无减轻。

5年前于当地医院行剖宫产手术。无高血压、心脏疾病病史，无糖尿病、脑血管疾病病史，无肝炎、结核、疟疾病史，随社会计划进行疫苗接种，近来未曾接种疫苗。无外伤、输血史，无食物、药物过敏史，无吸烟饮酒史，未曾从事有毒有害工种。无关节炎、风湿免疫病、肿瘤等家族史。

4.思维引导　患者以皮疹为首发表现，分布于面部、胸前区、双手、左侧髋部，色红、轻微凸出于皮面，伴有瘙痒，无破溃，既往无食物药物过敏史，按照"湿疹"治疗效果不佳，检查 ANA 1∶100，应注意有无皮肌炎、系统性红斑狼疮等自身免疫性疾病。患者肌酶升高，既往无药物、剧烈活动等诱因，且无肌痛、肌无力、乏力、心悸、胸痛、胸闷等症状，因此肌酶升高具体来源不明确，需要进一步查体及化验检查。

（二）体格检查

1.重点检查内容及目的　患者皮肤、四肢肌肉和关节、有关心脏及肺部的查体应作为重点。皮肤查体方面应注意皮疹的色泽、部位及范围，有无脱屑、破溃，有无凸出皮面，有无向阳性皮疹（Heliotrope 皮疹）、Gottron 疹/征、技工手、枪套征、蝶形红斑、盘状红斑，头面部及颈部皮疹是否沿发际线分布，有无肢端血管炎、甲周微血管病等。四肢肌肉和关节查体方面应注意肢体近端以及远端的肌力、肌张力有无改变，有无下肢水肿，双手掌指关节及指间关节、肩、肘、膝、踝等关节有无肿胀压痛、活动受限。

体格检查结果

T 36.8 ℃ P 75 次/min R 18 次/min BP 120/80 mmHg

神志清,精神可,自由体位。双手多关节伸侧、双手示指桡侧、左侧髋部见片状红色皮疹,稍凸出于皮面,压之褪色,无鳞屑(图5-7A)。面部、沿发迹及双侧前臂可见点状红色皮疹,无压痛,压之不褪色(图5-7B)。颈部、锁骨上未触及肿大淋巴结。双侧腋窝均可触及黄豆大小淋巴结,质软,活动度可,无压痛。心、肺查体未见异常,腹软,肝、脾肋下未触及。右乳可触及包块,质硬,活动度欠佳。四肢肌力5级,四肢关节无肿胀压痛,双下肢无水肿。深、浅感觉存在,巴宾斯基征未引出。

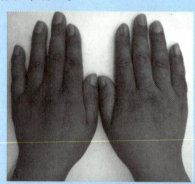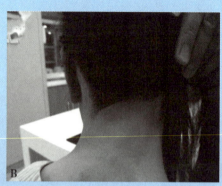

A.手部皮疹;B.沿发际线皮疹

图5-7   查体所见皮肌炎患者皮疹情况

2.思维引导   通过详细的体格检查发现患者病变符合皮肌炎的皮疹特点,查体过程中还发现了患者右侧乳房包块,性质不明确,应当进一步完善肌炎抗体谱、肌肉MRI,以明确是否存在皮肌炎,且完善乳腺超声或者钼靶检查初步明确病变性质。

(三)辅助检查

1.主要内容及目的

(1)血常规:病情活动期可有白细胞、淋巴细胞下降,贫血,少数患者可以合并血小板减低,三系的高低与疾病活动有一定相关性。

(2)尿常规:评估有无肾受累。

(3)肝肾功能:炎症状态下白蛋白下降,肝功能轻度异常,肌肉受累时,ALT、AST亦可升高。

(4)炎症指标:ESR、CRP、铁蛋白,在皮肌炎病情活动期可有不同程度升高,病情控制后恢复正常。

(5)自身抗体:检查ANA ENA抗体谱,肌炎抗体谱,明确是否存在肌炎特异性抗体,如抗TIF1-γ抗体、抗NXP2抗体、抗MDA5抗体、抗SAE1抗体、抗Mi-2抗体、抗合成酶综合征相关抗体,同时鉴别其他结缔组织病,如系统性红斑狼疮。肌炎相关抗体主要包括抗PM-SCL抗体、抗Ku抗体、Ro52抗体、抗SSA抗体等,可在少部分皮肌炎患者中检出。

(6)肌酶谱检查:血清肌酶谱检查是本病最常用的实验室检查方法,其中CK的改变对肌炎诊断及其活动性判断最为敏感和特异,是肌肉炎症损伤的标志酶。但多种组织(如心肌、肝、脑等)损伤时都会有CK释放入血,可用CK同工酶来区别,如CK-MM多在肌炎时升高,CK-MB在心肌受累时升高明显。合并CK-MB明显升高的患者,化验肌钙蛋白I可及时发现有无心肌损伤。

(7)胸部CT:评估是否合并肺间质病变、胸腔积液、肺部感染、纵隔及腋窝淋巴结肿大等。

(8)心脏彩超:评估是否有心脏受累,如合并肺动脉高压、心功能不全等。

(9)肌电图:可以协助明确诊断及鉴别其他骨骼肌或神经系统受累的疾病,但对于临床可明确诊断的皮肌炎无须进行肌电图检查。

(10)肌肉病理:可以协助明确诊断及鉴别其他骨骼肌受累的疾病,但对于临床可明确诊断的皮肌炎无须进行肌肉病理检查。

（11）乳腺彩超、钼靶、MRI 检查:必要时行乳腺结节病理检查,明确乳腺结节性质。

辅助检查结果

（1）血常规:WBC 8.3×10^9/L,N% 62.7%,L% 22%,E% 3%,RBC 4.38×10^{12}/L,Hb 133 g/L,PLT 293×10^9/L。

（2）尿常规、粪便常规:未见异常。

（3）肝肾功能、电解质:ALT 85 U/L,AST 67 U/L,Alb 38.5 g/L,Glb 25.7 g/L,Cr 42 μmol/L,电解质正常。

（4）肌酶谱:LDH 507 U/L,CK 381 U/L,CK-MB 52.9 U/L,HBDH 380 U/L,肌钙蛋白 I 正常。

（5）补体及炎症指标:C3 1.13 g/L,C4 0.29 g/L,ESR 54 mm/h,CRP 105 mg/L,铁蛋白 128.9 ng/mL。

（6）自身抗体和肌炎抗体谱:抗 TIF1-γ 抗体阳性,ANA 和 ENA 谱均阴性。

（7）肿瘤标记物:CEA,CA125,CA199,CA153,CA724 等均在正常范围内。

（8）ECG:T 波改变,性质待定。

（9）双侧大腿肌肉 MRI:肌肉组织弥漫炎症水肿(图 5-8)。

（10）心脏彩超:心房心室结构正常,肺动脉压 25 mmHg。

（11）双侧乳腺超声:右侧乳腺低回声结节(BI-RADS 分类为 4a 类),双侧腋窝未见肿大淋巴结。

（12）双侧乳腺钼靶:双侧乳腺增生。BI-RADS 分类 3 类,可能良性,建议短期随访。(图 5-9A)。

（13）乳腺 MR 平扫+增强:右侧乳腺 6 点钟方向病变,考虑 BI-RADS4 级,伴周围软组织水肿,右侧胸壁及右侧腋窝肌肉软组织广泛水肿(图 5-9B)。

（14）右乳肿块病理报告:浸润性癌,非特殊类型,组织学Ⅲ级。免疫组化,ER(-),PR(-),乳腺 Her-2(局灶 1+),CK5/6(+),P63(-),E-cadherin(+),P120(膜+),EGFR(+),TOP-2(30%+),AR(-),Ki-67(40%)。

（15）胸部 CT:双肺未见炎症病变。

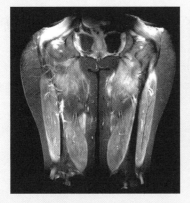

STIR 信号序列可见臀区及双大腿肌肉广泛弥漫水肿信号

图 5-8 双侧大腿肌肉 MRI

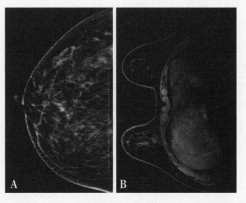

A. 钼靶图像;B. 乳腺 MR

图 5-9 乳腺影像学检查

2.思维引导　该病例特点如下。①年轻女性,亚急性病变进程。②皮肤和肌肉受累:面部向阳性皮疹、技工手、枪套征、Gottron 征,这些表现高度提示皮肌炎;肌酶升高,伴有乏力,肌肉耐力下降,检查心脏无心肌受累,因此判断其以骨骼肌受累为主要表现。③化验结果异常:肌酶升高,TIF1-γ阳性。④检查结果异常:双侧大腿肌肉 MR 提示肌肉组织弥漫炎症水肿信号,乳腺超声提示右侧乳腺 4a 级别结节,乳腺 MR 提示乳腺 4 级结节,右侧胸壁及右侧腋窝肌肉软组织广泛水肿,病理报告示乳腺浸润性癌。

(四)初步诊断

依据 2018 年 ENMC 有关皮肌炎的分类诊断标准,符合皮肌炎诊断。

背景知识

皮肌炎是一种累及多脏器系统的自身免疫性疾病,常表现为典型的皮疹,如向阳性皮疹、Gottron 疹/征以及肌痛或肌无力,部分患者合并心肌受累、消化道受累、肺间质病变,或者肿瘤等,与抗合成酶综合征和免疫介导坏死性肌病特点不同(详见相应章节)。临床可检出 5 种类型的皮肌炎相关抗体,其中每一种抗体对应一种皮肌炎亚型。

皮肌炎合并肿瘤的风险显著升高,大约 15% 皮肌炎患者合并肿瘤,其中 80% 左右病例在皮肌炎发生前后 3 年内出现肿瘤,其中抗 TIF1-γ 型皮肌炎发生肿瘤的风险是普通人群的 3.5 倍。抗 SAE 抗体、抗 NXP2 抗体与肿瘤的发生也具有一定的相关性。

2018 年 ENMC 提出皮肌炎的分类标准,具体如下。

1. 如果满足临床和皮肤活检特征,则诊断为皮肌炎:①临床诊查至少符合 Gottron 征、Gottron 疹、向阳性皮疹之中两项;②皮肤活检发现符合皮肌炎皮肤活检标准的真表皮交界面皮炎。

2. 如果满足如下临床特征(临床诊查至少符合 Gottron 征、Gottron 疹、向阳性皮疹中的一项),以及皮肌炎肌肉特征表现或者皮肌炎特征性抗体,则诊断为皮肌炎。

注:(1)皮肌炎肌肉特征:①近端肌无力;②肌酶升高;③提示皮肌炎的肌肉活检特征:淋巴细胞浸润(常见血管周围),束周病理表现(分布于束周为主的肌纤维 COX 淡染和/或 NCAM 染色阳性);④确定的皮肌炎肌肉活检特征,即束周萎缩和/或束周黏病毒抗性蛋白 A(myxovirus resistance protein 1,MxA)过表达而束周坏死纤维少见或缺如。如果患者满足①②;①③;②③;④,这四组中任何一组则符合皮肌炎肌肉特征。

(2)皮肌炎特异性抗体:抗 TIF1-γ 抗体,抗 NXP2 抗体,抗 Mi2 抗体,抗 MDA5 抗体,抗 SAE 抗体。

(3)诊断皮肌炎必须具备皮疹特征;存在抗合成酶抗体者分类诊断为抗合成酶综合征;即使出现皮肌炎样皮疹,抗 HMGCR 抗体和抗 SRP 抗体阳性者分类诊断为免疫介导坏死性肌病;掌指关节、指间关节伸面溃疡等同于 Gottron 疹。

二、治疗经过 ▶▶▶

1.初步治疗

(1)糖皮质激素:泼尼松 1 mg/(kg·d),晨起顿服。

(2)免疫抑制剂:环孢素 A 3 mg/(kg·d),分两次口服。

(3)补充钙剂及维生素 D_3。

(4)相关科室会诊:请乳腺外科及肿瘤科会诊,诊断乳腺癌明确,建议乳腺手术后行放化疗。

2.思维引导　皮肌炎的治疗分为一般治疗和药物治疗。一般治疗包括防晒、心理支持、物理治疗等。对于合并有低氧血症的患者,需要氧疗,对于合并吞咽困难者,建议胃管鼻饲营养,以防误吸,对于肌肉受累肌无力者,需要进行肢体康复锻炼、物理治疗,防止肌肉萎缩。药物治疗主要包括糖皮质激素、免疫抑制剂或 DMARDs、静脉注射免疫球蛋白、生物制剂等。糖皮质激素是治疗皮肌炎的一线用药,通常 1~1.5 mg/(kg·d)起始,病情危重者排除禁忌证可给予 0.5 g~1.0 g 冲击治疗3 d,序贯大剂量激素静脉或口服,根据病情好转情况逐步减量至维持剂量。免疫抑制剂常配合激素应用,发挥较强的免疫抑制效果,同时作为激素助减剂,常用有环磷酰胺、吗替麦考酚酯、他克莫司、环孢素 A 等,在维持缓解期,常应用甲氨蝶呤或硫唑嘌呤维持,也有部分患者起病较轻,可激素联合甲氨蝶呤或硫唑嘌呤控制病情。对于危重症患者,以及难治性肌肉受累、吞咽困难,或合并感染者,可联合静脉注射免疫球蛋白治疗,免疫球蛋白可封闭自身抗体、发挥抗炎作用,同时可协助抗感染治疗,剂量 0.4 g/(kg·d)连用 3~5 d,根据患者情况,每月可应用 1 次。托珠单抗、利妥昔单抗和托法替布近年来也有应用于肌炎治疗的案例报道。本患者特殊之处在于合并肿瘤,对于此类患者,需要积极处理肿瘤,部分患者可手术切除肿瘤,或肿瘤治疗好转而皮肌炎病情随之好转。在应用激素和免疫抑制剂治疗时,需要考虑患者免疫功能状况,以免影响肿瘤康复,因此本患者采用了激素联合环孢素 A 的治疗方案。

治疗后随访

经过泼尼松及环孢素 A 的治疗,患者因皮肌炎产生的部分皮疹消退,肌酶恢复至正常。乳腺癌方面,经过手术和放化疗治疗后,患者乳腺癌病情得以控制,复查显示无复发或转移。

三、思考与讨论

皮肌炎合并肿瘤的风险比较高,目前有学者认为皮肌炎是副肿瘤综合征之一,尤其是部分患者在肿瘤切除或好转后皮肌炎病情随之减轻。因此,在临床确诊皮肌炎时,需要格外注意筛查肿瘤,如乳腺癌、甲状腺癌、宫颈癌、肺癌、胃肠道肿瘤、胸腺癌、淋巴瘤等,必要时可完善胃肠镜和 PET-CT检查。

确诊皮肌炎需要完善肌炎抗体谱检查,肌炎抗体谱可以帮助进一步鉴别皮肌炎的亚型,每一种亚型对应不同的临床特点,比如抗 TIF1-γ 型皮肌炎容易合并肿瘤,抗 MDA5 型皮肌炎容易合并快速进展肺间质病变,抗 NXP2 型皮肌炎容易合并水肿或皮下钙化,抗 Mi-2 型皮肌炎容易合并典型皮肌炎皮疹,少见合并肿瘤,且治疗反应和预后相对较好。识别肌炎抗体有助于皮肌炎的亚型及进展预后有更深刻的认识和理解,对治疗方案的制订也有重要的意义。

在治疗皮肌炎过程中,常面临三个困难:一是原发病病情不容易控制,对治疗反应不佳,面临更换或调整治疗方案的难题;二是治疗中出现感染,尤其是经过激素免疫抑制剂治疗后,患者免疫功能受到严重干扰,淋巴细胞明显下降,导致容易出现机会性感染,因此预防感染、及时发现、治疗感染非常重要;三是药物不良反应,部分患者在用药中出现白细胞低、肝功能或肾功能损害,胃肠道不良反应,骨质疏松等,要求医师要熟练掌握药物不良反应,在治疗中密切观察,监测血常规、肝肾功能、血糖、骨密度等,做到早发现早干预,避免出现严重不良反应。

四、练习题

1. 皮肌炎有哪些特征性皮疹?常累及哪些脏器?
2. 皮肌炎和免疫介导坏死性肌病、抗合成酶综合征的特点有何不同?
3. 如何评价皮肌炎患者的肌肉受累状况?肌肉活检的特征性表现是什么?

五、推荐阅读

[1]杨阙波,舒晓明,彭清林,等.血清抗转录中介因子1-γ抗体在多发性肌炎/皮肌炎合并肿瘤诊断中的价值[J].中国风湿病学杂志,2012,17(1):10-15.

[2] MAMMEN AL, ALLENBACH Y, STENZEL W, et al. 239th ENMC International Workshop:Classification of dermatomyositis, Amsterdam, the Netherlands, 14 – 16 December 2018 [J]. Neuromuscul Disord,2020,30(1):70-92.

[3]LU X,YANG H,SHU X,et al. Factors predicting malignancy in patients with polymyositis and dermatomyostis:a systematic review and meta-analysis[J]. PLoS ONE,2014,9(4):e94128.

（张寅丽）

第六章　自身炎症性疾病及其他

案例 26　成人斯蒂尔病

25岁男性,因"发热伴皮疹、关节痛1月余"住院,排除感染、肿瘤、代谢性疾病及其他自身免疫病后,诊断为"成人斯蒂尔病",给予足量糖皮质激素治疗,病情控制欠佳,病情进展后并发噬血细胞综合征,给予大剂量糖皮质激素冲击联合环孢素A治疗,病情缓解后出院。

一、病历资料

(一)接诊

男性患者,25岁。

1. 主诉　发热伴皮疹、关节痛1月余。

2. 问诊重点　患者以发热作为主要临床表现,对发热原因待查的患者,应重点询问发热的特点、热峰及热型,有无畏寒和寒战,有无肌痛、乏力、消瘦等全身症状,发热的伴随症状(可按系统回顾,对各个系统进行问诊),有无感染、肿瘤、自身免疫/自身炎症性疾病、代谢性疾病等相关特异性表现,职业史、毒物和动物接触史、旅居史及既往史有无特殊,从而在详细全面的病史询问和细致认真的体格检查中寻找出有助于疾病诊断的蛛丝马迹,并根据患者的症状体征归纳总结病例特点,为下一步诊治提供线索和方向。

3. 问诊内容

(1)诱发因素:有无受凉、劳累等诱发因素,或有无外地旅居史。

(2)主要症状:发热是临床常见的症状,可见于感染、肿瘤、自身免疫/自身炎症性疾病、代谢性疾病等多种疾病,因此需要对发热的特点进行全面细致的问诊以从中寻找线索。关于发热本身的特点,可以从以下内容进行详细的问诊,如发热的热峰和热型,主要表现为高热还是低热,持续发热还是间断发热,发热时间有无规律(比如容易出现在上午、下午还是夜间),体温是否能不经药物干预自行退热,发热时有无畏寒和寒战等。

(3)伴随症状:由于发热可能的原因多种多样,因此对于发热的伴随症状更需要全面细致的问诊。①该患者伴随有皮疹,需要详细询问皮疹的特点,包括颜色、分布部位、是否高出皮面、压之是否褪色、是否伴随瘙痒、与发热是否有伴随关系、退热后皮疹是否完全消退,另外,出现皮疹前有无药物服用史或特殊接触史等诱因。②咽痛,应注意询问发生时间、疼痛程度、持续时间以及有无诱发加重或缓解的因素等。③关节痛,应询问关节疼痛的性质、部位和持续时间,有无关节肿胀。④其他伴随症状的询问也特别重要,可以按照系统回顾对各个系统进行详细全面的问诊。例如有无咳嗽、咳痰、胸闷、胸痛等呼吸系统不适症状,有无尿频、尿急、尿痛、血尿、泡沫尿等泌尿系统不适症状,有无恶心、呕吐、食欲缺乏、腹痛、腹泻等胃肠道不适症状,有无皮肤破溃、结节性红斑等皮肤表现,有无头痛、恶心、四肢麻木、嗜睡等神经系统症状,有无颈痛、甲状腺肿大、手抖等甲状腺功能亢进相关症状。还应注意询问有无雷诺现象、光过敏、口腔溃疡、虹膜炎史等自身免疫病/自身炎症性疾病常见的伴随症状,有无消瘦、乏力、肌痛等非特异性全身症状。

(4)诊治经过:询问患者曾经做过何种检验和检查,结果如何,以利于诊断和指导下一步诊治;询问患者是否曾应用药物治疗,曾用过哪些药物(包括药物名称、用法用量及疗程),疗效如何,以利于判断疾病诊断的方向。

(5)既往史:有无肝炎、艾滋病、结核等传染病病史,有无糖尿病等基础疾病,有无系统性红斑狼疮等风湿免疫系统疾病,有无甲状腺功能亢进等内分泌系统疾病。有无输血史。

(6)个人史:有无牛、羊等动物接触史,有无药物、化学和放射性毒物接触史,发病前有无外地旅居史。

(7)家族史:自身免疫病/自身炎症性疾病及某些肿瘤有一定的遗传倾向,家族史的询问可能会为疾病的诊断带来一些线索。

问诊结果

1月余前无明显诱因出现发热,体温最高38.6 ℃,伴畏寒、咽痛,多于夜间出现发热,体温可自行降至正常,自行服用布洛芬胶囊退热治疗。后热峰逐渐升高,最高体温40 ℃,躯干及四肢皮肤间断出现斑片状红色斑疹,稍高出皮面,热退后皮疹可自行消退,伴双腕、双膝关节疼痛,发热时疼痛明显,无寒战、关节肿胀、口腔溃疡、雷诺现象、光过敏,无咳嗽、咳痰、胸痛,无尿频、尿急、尿痛,无腹痛、腹泻,无头痛、头晕、恶心,至当地诊所予以输液治疗(具体不详),疗效欠佳。10 d前至当地县医院,查血常规:白细胞16.4×10^9/L,中性粒细胞百分数92%,红细胞4.03×10^{12}/L,血红蛋白105 g/L,血小板264×10^9/L,血培养阴性,给予"头孢哌酮钠舒巴坦钠2.0 g q12h ivgtt"抗感染治疗1周,疗效欠佳,建议来我院进一步诊治。患者神志清,精神可,职业为学生,无基础疾病,无牛、羊等动物接触史,无药物、化学和放射性毒物接触史,发病前无外地旅居史。家族史无特殊。

4.思维引导 患者青年男性,病程1个月,以高热为主要表现,发病初期有咽痛,伴皮疹和膝关节痛。皮疹的特点是与发热相伴随,热退后皮疹可完全消退。关节疼痛以腕、膝关节为主,发热时疼痛明显,无关节肿胀。对于患者发热的原因可从以下几个方面考虑。

(1)感染性发热:据文献报道,感染性发热仍为发热原因待查最主要的病因。患者发病初始有咽痛,查白细胞和中性粒细胞偏高,当地怀疑感染性发热,给予抗生素治疗;但患者目前不支持感染性发热的原因如下。无明确的感染灶或感染相关症状体征;患者表现为"逍遥热",不发热时一般情况良好;于当地使用三代头孢抗感染治疗1周疗效欠佳。此外,患者无牛、羊等动物接触史,提示布氏杆菌病感染的可能性不大。因此,患者目前感染性发热证据不足,但还需要进一步排查隐匿部位感染或非典型病原菌感染。

(2)自身免疫/自身炎症性疾病:自身免疫性疾病如系统性红斑狼疮等可出现发热、皮疹、关节疼痛这些症状,但该患者的皮疹非自身免疫病典型皮疹。患者虽有膝关节疼痛,但并无关节肿胀等炎症性关节炎的表现。因此,目前自身免疫性疾病待排,尚需要完善自身抗体检测。此外,自身炎症性疾病常会出现发热、皮疹、关节痛等表现,而且该患者皮疹与发热伴随发生,这是成人斯蒂尔病(adult-onset Still's disease,AOSD)的典型皮疹表现,因此目前考虑成人斯蒂尔病可能。但由于成人斯蒂尔病为排除性诊断,发热、皮疹、关节痛等这些症状均为非特异性表现,可见于包括淋巴瘤、结核等在内的多种疾病。因此,尚需要充分排除感染、肿瘤等其他原因后方可诊断。

（3）肿瘤性疾病：肿瘤性疾病主要考虑实体瘤和血液淋巴系统肿瘤两个方面。患者青年男性，无肿瘤家族史，无不良生活习惯，考虑实体瘤可能性不大，需要重点排查淋巴瘤等血液系统肿瘤。淋巴瘤可出现发热、皮疹、关节痛这些表现。因此，需要仔细进行体格检查，注意有无浅表淋巴结肿大、肝大、脾大、胸骨压痛等体征。

（4）内分泌及代谢性疾病：甲状腺功能亢进、亚急性甲状腺炎等内分泌疾病也会出现发热表现，但患者无手抖、突眼等甲亢表现，而且甲亢难以解释患者皮疹症状，因此考虑内分泌及代谢性疾病可能性不大。

（二）体格检查

1. 重点检查内容及目的　患者发热原因待查，目前考虑 AOSD 可能，但需要充分排除感染、肿瘤等其他疾病。体格检查时应注意患者皮疹的特点，关节有无肿胀、压痛，浅表淋巴结有无肿大，有无肝大、脾大，有无胸骨压痛等。此外，应对各个系统进行全面细致的体格检查，如听诊有无心脏杂音，双肺有无干、湿啰音。此外，还应注意听诊大血管走行区有无血管杂音。

> **体格检查结果**
>
> T 39.2 ℃ R 22 次/min P 110 次/min BP 115/75 mmHg
>
> 神志清晰，自由体位。躯干及四肢皮肤可见斑片状淡红色皮疹，皮肤黏膜无黄染；颈部及腋窝可触及多发稍肿大淋巴结，质软，无压痛，活动度可，胸骨无压痛，双肺呼吸音清，未闻及干、湿啰音；心率 110 次/min，律齐，心脉率一致，各瓣膜听诊区未闻及明显杂音，无心包摩擦音；腹平软，肠鸣音正常，无触痛、压痛及反跳痛；肝、脾肋下未触及，双肾区无叩击痛，双腕及双膝关节有压痛，无明显肿胀，双侧桡动脉搏动对称，颈动脉、腹主动脉走行区未闻及血管杂音，双下肢无水肿。

2. 思维引导　通过详细体格检查发现患者发热时伴有躯干及四肢皮肤的淡红色斑片状皮疹，双腕、双膝关节有压痛，无明显肿胀，颈部及腋窝可触及多发稍肿大淋巴结，质软，活动度可，无压痛，肝、脾无肿大。目前初步考虑 AOSD 可能性大，但需要完善相关化验检查排除感染、肿瘤性病变。

（三）辅助检查

1. 主要内容及目的

（1）血常规+网织红细胞计数+外周血细胞形态分类：AOSD 可出现白细胞计数增高及中性粒细胞比例增高，患者外院查白细胞及中性粒细胞计数偏高，初步符合 AOSD 诊断，可复查血常规追踪其动态变化情况。另外，可根据外周血有无原始及幼稚细胞，初步筛查血液系统恶性肿瘤。

（2）尿常规：协助排除泌尿系统感染。

（3）肝肾功能、电解质、血糖、血脂：AOSD 可出现肝酶升高，而且患者长期发热，曾应用退热药和抗生素治疗，需要明确有无肝肾功能异常、电解质紊乱。此外，患者目前初步怀疑 AOSD，后期可能需要应用糖皮质激素，需要评估基线血糖情况，排查糖尿病。再者，AOSD 可合并噬血细胞综合征这一严重并发症，因此需要完善血脂检测。

（4）感染相关指标：完善降钙素原、血培养、病毒系列（包含巨细胞病毒和 EB 病毒）、G 试验和GM 试验，完善传染病筛查，排查乙肝、丙肝、梅毒、艾滋病等，另外，还需要筛查结核、布鲁氏菌病、伤寒等特殊感染。

（5）自身抗体检测：完善 ANA 谱、ANCA、RF、抗 CCP 抗体等自身抗体检查。大多数 AOSD 患者RF 和 ANA 阴性，仅少数患者可呈低滴度阳性。

（6）炎症指标：完善血沉和 CRP，AOSD 会出现血沉和 CRP 显著增高。

（7）铁蛋白：血清铁蛋白水平在 AOSD 患者中显著增高，高于正常参考值5倍以上对 AOSD 诊断具有重要的提示作用，铁蛋白水平增高与 AOSD 活动有关，且通常认为是评估 AOSD 活动及预测巨噬细胞活化综合征（macrophage activation syndrome，MAS）风险的标志。

（8）影像学检查：患者可触及浅表淋巴结肿大，完善浅表淋巴结彩超，评估淋巴结形态，必要时完善淋巴结活检。完善胸部 CT、心脏彩超、肝胆胰脾彩超、泌尿系彩超及妇科彩超筛查肿瘤。

（9）骨髓穿刺术：AOSD 须充分排除血液系统肿瘤及感染，可完善骨髓细胞涂片及骨髓培养。

（10）其他：完善甲状腺功能检查，排查甲亢所致发热。必要时完善 PET-CT 鉴别肿瘤及大血管炎。

辅助检查结果

（1）血常规+网织红细胞百分数：WBC 17.5×10^9/L，N% 93%，RBC 4.03×10^{12}/L，Hb 101 g/L，PLT 276×10^9/L，网织红细胞百分数2.0%。

（2）尿常规：正常。

（3）血生化：肝功能，ALT 72 U/L，AST 58 U/L；肾功能、电解质、血糖、血脂正常。

（4）感染相关指标：PCT 正常，病毒全套阴性，G 试验和 GM 试验均阴性，T-SPOT 阴性，布氏杆菌凝集试验阴性，血培养及骨髓培养均阴性。

（5）自身抗体检测：ANA（-），ANCA（-），RF（-），抗 CCP 抗体（-）。

（6）炎症指标：ESR 86 mm/h，CRP 125 mg/L。

（7）铁蛋白：2662 ng/mL。

（8）甲状腺功能：正常。

（9）骨髓涂片：正常。

（10）彩超：颈部、双侧腋窝可见多发肿大淋巴结，体积最大者2.4 cm×1.0 cm，皮髓质分界清，未见明显血流信号。肝、脾未见肿大。

（11）胸部 CT：双侧少量胸腔积液。

（12）腋窝淋巴结活检：符合淋巴结反应性增生。

---

2. 思维引导　患者青年男性，病程1月余，发热伴皮疹、关节疼痛。虽白细胞计数及中性粒细胞比例明显增高，但无感染相关症状体征，未发现明确感染灶，且入院查细菌、真菌、病毒、结核、布氏杆菌等感染相关指标均阴性，目前不支持感染性发热。其次，患者自身抗体检测均阴性，且无自身免疫性疾病特异性症状体征，目前结缔组织病等自身免疫病证据不足。此外，患者虽有颈部、腋窝淋巴结肿大，但彩超提示淋巴结形态正常，且已行淋巴结活检提示反应性增生，目前淋巴瘤证据不足；再者，患者已行骨髓穿刺涂片排除白血病等血液系统肿瘤；胸部 CT 及腹部等彩超未见实体肿瘤占位提示。综上，青年男性患者，高热伴皮疹和关节疼痛，白细胞计数及中性粒细胞百分比明显增高，肝酶轻度升高，炎症指标显著增高，铁蛋白明显增高，且无感染、肿瘤、结缔组织病等其他系统性疾病证据，目前考虑诊断为 AOSD。

（四）初步诊断

综合患者的症状、体征及辅助检查结果，符合1992年 Yamaguchi 标准，可以诊断为 AOSD。

背景知识

AOSD 目前尚无特异性诊断标准，临床诊断标准有日本 Yamaguchi 标准、法国 Fautrel 标准、美国 Cush 标准等，目前最常用的诊断标准是 Yamaguchi 标准（表 6-1），其敏感度为 96.3%，特异度为 98.2%。此外，AOSD 的诊断最重要的是鉴别诊断，须充分排除感染、肿瘤及其他系统性疾病。

表 6-1　AOSD 1992 年日本 Yamaguchi 标准

主要标准	次要标准	排除标准
发热≥39 ℃并持续 1 周以上	咽炎或咽痛	感染性疾病（尤其是败血症和 EB 病毒感染）
关节痛持续 2 周以上	淋巴结和/或脾大	恶性肿瘤（尤其是淋巴瘤）
典型皮疹	肝功能异常	其他风湿性疾病（尤其是系统性血管炎）
白细胞计数≥10×10^9/L 且中性粒细胞百分比>80%	类风湿因子（RF）和抗核抗体（ANA）阴性	

诊断：否定排除标准后，符合上述 5 条标准或以上（其中至少 2 条是主要标准）即可诊断为 AOSD。

二、治疗经过

1. 初步治疗

（1）糖皮质激素：泼尼松 1 mg/（kg·d）。因患者发热，激素予以每日 3 次分次服用。

（2）免疫抑制剂：待患者肝功能恢复正常后，拟加用甲氨蝶呤。

（3）保肝及对症治疗：患者肝酶轻度升高，予以口服复方甘草酸苷片保肝治疗。补充钙剂及维生素 D_3 预防骨质疏松。

2. 思维引导 1

患者 AOSD 诊断相对明确，目前对 AOSD 患者的治疗证据主要来自小样本的回顾性病例报道，因此 AOSD 的治疗推荐仍然是经验性建议。轻症者可单独采用 NSAIDs，疗效不佳者可改为激素联合 DMARDs。此外，近些年生物制剂的出现为难治性 AOSD 提供了更多的治疗选择。AOSD 的治疗主要有以下选择。

（1）NSAIDs：作为 AOSD 治疗的基础用药，在急性发热期可首先使用，但大多数 AOSD 患者仅靠 NASAIDs 难以控制炎症，该患者外院间断服用布洛芬退热治疗，疗效欠佳。

（2）糖皮质激素：目前激素仍为 AOSD 治疗的一线用药，推荐激素的起始剂量为泼尼松 0.5～1 mg/（kg·d），一般起始治疗 2～4 周后，当症状和炎症指标恢复正常后，开始逐渐减量。当患者对常规剂量的激素反应不佳或合并噬血细胞综合征等严重并发症时，可考虑大剂量激素冲击治疗。此外，对每日顿服体温控制不佳的患者，可考虑每日激素剂量分次给药（如每 6～8 h 1 次）。使用糖皮质激素须警惕感染、骨质疏松、高血压、高血糖、高血脂、胃肠道风险等激素相关不良反应，常规补充钙剂和维生素 D_3 预防骨质疏松。

（3）免疫抑制剂：目前 AOSD 最常使用的免疫抑制剂是甲氨蝶呤。对甲氨蝶呤控制欠佳或合并噬血细胞综合征的患者，可选用环孢素 A 或他克莫司。其他的一些免疫抑制剂，如来氟米特、羟氯喹、硫唑嘌呤等亦可酌情使用。

（4）生物制剂或小分子靶向药：越来越多的研究提示，针对 IL-1、IL-6、TNF-α 及潜在的 IL-18 细胞因子的抑制剂可有效控制炎症反应，改善 AOSD 的症状。目前报道对 AOSD 可能有效的生物制剂或小分子靶向药有包括 IL-6R 抑制剂（托珠单抗）、IL-1 抑制剂、TNF-α 抑制剂和 JAK 抑制剂。

（5）静脉注射免疫球蛋白（Intravenous immunoglobulin，IVIG）：对复杂和激素依赖的 AOSD 患者，可加用 IVIG 治疗。

3. 病情变化　患者足量口服糖皮质激素 3 d，未再高热，但仍有间断低热，体温最高 37.6 ℃，第 5 天时再次出现高热，体温最高 39 ℃，无皮疹、关节痛，无咳嗽、咳痰、胸闷。复查血常规提示白细胞及血小板明显下降，铁蛋白较前进一步显著增高，甘油三酯升高，纤维蛋白原下降。

患者病情变化的可能原因及应对

　　患者服用足量激素后仍体温控制欠佳，且再次出现高热，伴血细胞三系进行性下降，肝酶较前升高，甘油三酯升高及纤维蛋白原下降，铁蛋白显著增高，考虑合并噬血细胞综合征可能性大。可完善可溶性 CD25 和 NK 细胞活性检测，进一步确认噬血细胞综合征诊断。另外，需要尽快再次完善 EB 病毒、CMV 病毒检测，排除病毒感染继发噬血细胞综合征。

　　复查血常规：WBC 1.5×10^9/L，RBC 4.01×10^{12}/L，Hb 98 g/L，PLT 67×10^9/L，中性粒细胞 0.9×10^9/L；肝功能：ALT 156 U/L，AST 123 U/L；血脂，甘油三酯 3.2 mmol/L；肾功能、电解质正常；凝血功能，纤维蛋白原 1.51 g/L，余正常；铁蛋白 15261 ng/mL；感染指标，EBV-DNA（-），CMV-DNA（-），血培养阴性；骨髓涂片可见吞噬血细胞现象。

---

4. 思维引导 2　患者 AOSD，应用足量激素后体温仍未完全正常，后再次出现高热，伴血细胞三系进行性下降，甘油三酯升高，铁蛋白显著增高，纤维蛋白原下降，骨穿可见噬血现象，符合噬血细胞综合征诊断标准。该患者病毒检测阴性，考虑为 AOSD 继发噬血细胞综合征，积极予以噬血细胞综合征药物治疗。与家属充分沟通后，予甲泼尼龙 1.0 g 冲击治疗 3 d，后序贯醋酸泼尼松 20 mg tid po 并逐渐减量。免疫抑制剂选择环孢素 A 100 mg bid po，患者病情逐渐好转。

治疗后随访

　　（1）症状：体温正常，未再出现发热、皮疹、关节疼痛。

　　（2）查体：全身皮肤黏膜无黄染，无皮下出血，浅表淋巴结未触及明显肿大，双肺呼吸音清，双侧肺底未闻及干、湿啰音，心率 75 次/min，律齐，心脉率一致，各瓣膜听诊区未闻及杂音，无心包摩擦音，腹平软，无触痛、压痛及反跳痛，肝、脾肋下未触及。双下肢无水肿。

　　（3）辅助检查：包含以下几方面内容。

　　1）血常规：WBC 7.8×10^9/L，RBC 4.32×10^{12}/L，Hb 106 g/L，PLT 189×10^9/L。

　　2）血生化：正常。

　　3）凝血功能：正常。

　　4）炎症指标：ESR 21 mm/h，CRP 7.6 mg/L。

　　5）铁蛋白：576 ng/mL。

三、思考与讨论

　　AOSD 是一种少见的、病因不明的全身性自身炎症性疾病，20～40 岁发病率最高，其临床特征不具有特异性,容易造成误诊和漏诊。AOSD 以发热、皮疹、关节炎或关节痛、咽痛、肝脾及淋巴结肿大、外周血白细胞总数及中性粒细胞比例增高等为主要表现。目前,AOSD 仍缺乏特异性诊断指标,因此 AOSD 的诊断仍主要为排除性诊断,在充分排除感染、肿瘤、其他风湿性疾病等系统性疾病之后方可诊断。

该患者常规足量激素口服治疗疗效欠佳,继而并发噬血细胞综合征,经大剂量激素冲击和环孢素 A 积极治疗后病情稳定。噬血细胞综合征(hemophagocytic syndrome,HPS)又称噬血细胞淋巴组织细胞增多症(hemophagocytic lymphohistiocytosis,HLH),其中继发于风湿性疾病的 HLH 亦被称为 MAS。MAS 是 AOSD 的一种严重且危及生命的并发症,发生率为 12%~15%。当 AOSD 患者出现持续性发热,血常规两系或三系下降,纤维蛋白原下降或甘油三酯升高时,须警惕 MAS 的发生。因此,对 AOSD 患者,要动态监测血常规、纤维蛋白原、甘油三酯、铁蛋白等 HPS 相关指标并注意其变化趋势。AOSD 患者若出现血细胞和纤维蛋白原进行性下降,甘油三酯进行性升高,即使其仍在正常范围内,仍需警惕 MAS。此外,当 MAS 发生时,首先要明确其发生是由于 AOSD 的剧烈炎症反应所致,还是治疗过程中应用免疫抑制剂等继发感染所致,其中病毒的重新激活是最常见的原因。AOSD 其他的并发症,比如血栓性微血管病、弥散性血管内凝血、暴发性肝衰竭、急性呼吸窘迫综合征等则相对少见。

四、练习题

1. AOSD 的诊断标准是什么?
2. 出现哪些表现须警惕 HPS?
3. HPS 的诊断标准是什么?
4. 铁蛋白升高可见于哪些疾病?

五、推荐阅读

[1]朱小霞,李芹,王悦等.成人斯蒂尔病诊疗规范[J].中华内科杂志,2022,61(4):370-376.

[2]中国医师协会血液科医师分会,中华医学会儿科学分会血液学组,噬血细胞综合征中国专家联盟.中国噬血细胞综合征诊断与治疗指南(2022 年版)[J].中华医学杂志,2022,102(20):1492-1499.

[3]EFTHIMIOU P, KONTZIAS A, HUR P, et al. Adult-onset Still's disease in focus:clinical manifestations,diagnosis, treatment, and unmet needs in the era of targeted therapies[J]. Semin Arthritis Rheum,2021,51(4):858-874.

(胡文露)

案例 27　混合性结缔组织病

57 岁女性,7 年前开始出现双手雷诺现象,3 年前开始出现胸闷,胸部 CT 发现间质性肺炎,自身抗体检测发现抗核抗体及抗 U1RNP 强阳性,诊断为"混合性结缔组织病",给予泼尼松及环磷酰胺应用,雷诺现象及胸闷症状好转。受凉后再次出现右侧面部麻木疼痛,考虑原发病累及三叉神经,加用营养神经药物,症状逐渐好转后出院。

一、病历资料

(一)接诊

女性患者,57 岁。

1. 主诉　双手遇冷变白、变紫 7 年,胸闷 3 年。

2. 问诊重点　双手遇冷变白、变紫是雷诺现象,雷诺现象常常继发于风湿免疫性疾病,需要重点询问患者有无风湿免疫性疾病常见的其他临床表现,如有无皮疹、关节肿痛,有无肌痛、乏力,有无胸闷气喘、咳嗽咳痰,有无反复口腔溃疡等症状。另外患者近 3 年出现胸闷症状较前加重,可着重询问有无诱发及缓解的相关因素,有无吸烟及油烟环境工作史等。

3. 问诊内容

(1)诱发因素:有无受凉、精神紧张等诱发因素。

(2)主要症状:典型雷诺现象的表现,注意发生的诱因及持续时间,手指缺血的程度。有无诱发胸闷的原因,注意询问活动后乏力是否加重。

(3)伴随症状:有无四肢皮肤发紧变硬、肢端坏疽、颜面部肿胀、皮疹、四肢肌力下降、端坐呼吸、夜间呼吸困难、反复口腔溃疡等伴随症状。

(4)诊疗经过:是否用药,何时开始用药、用何种药物、具体剂量、效果如何。

(5)既往史:应注意询问患者既往有无其他自身免疫病相关的疾病,有无其他慢性病史,有无手术、外伤史,有无输血、献血史,有无传染病病史,预防接种史,有无食物、药物过敏史等。

(6)个人史及婚育史:有无不良妊娠病史,如不明原因流产、早产、先兆子痫、胎儿发育不良等,有无吸烟、饮酒、冶游史。

(7)家族史:有无肿瘤家族史和与患者类似疾病或家族遗传倾向的疾病。

问诊结果

　　7 年前发现双手遇冷或者紧张时出现指端变白、发紫,保暖后变红,随后恢复正常,伴有轻微麻木及疼痛,冬天时明显,症状反复发生,逐渐加重。后双足足趾有类似症状发生,伴有双手指肿胀,皮肤发紧,偶有四肢关节疼痛(多为双手小关节),无关节肿胀,无皮疹及反复口腔溃疡,无口干眼干,无明显脱发,未诊治。3 年前出现间断胸闷气短,活动后加重,休息可缓解,无夜间咳醒及端坐呼吸,于当地按"支气管肺炎"治疗,效果一般。上述病情反复,为进一步诊治来院就诊。自发病以来,食欲欠佳,睡眠正常,大小便正常,精神正常,体重无明显变化。

　　既往史:无高血压、心脏病史,无糖尿病、脑血管疾病病史,无肝炎、结核、疟疾病史,预防接种史不详,无手术、外伤、输血史,无食物、药物过敏史。

　　婚姻史、月经生育史、家族史均无特殊。

---

4. 思维引导　患者主要表现为雷诺现象、皮肤发紧、关节疼痛、胸闷,多个系统受累,应考虑结缔组织病的可能。下一步的免疫学检查尤为重要,包括抗核抗体、抗磷脂抗体、免疫球蛋白及补体、血沉等。另外,患者肺部症状明显,须行肺部高分辨 CT 的检查以明确肺部情况。患者雷诺现象往往伴有肺动脉高压可能,因此心脏超声的评估也是极其必要的。

(二)体格检查

1. 重点检查内容及目的　患者有雷诺现象,查体注意观察有无指腹溃疡及甲周梗死,有无肢端溃疡及坏疽,有无颜面部的肿胀,注意有无肺部 velcro 啰音,有无肺动脉瓣听诊区第二心音亢进等,以及四肢肌力如何。

体格检查结果

T 36.8 ℃ R 18 次/min P 73 次/min BP 113/80 mmHg

神志清晰,自由体位。浅表淋巴结无肿大。双手指皮肤发紧,指腹较薄,无缺血、溃疡,甲皱无异常。气管居中,呼吸稍急促,双侧肺底可闻及细湿啰音。心界无扩大,心率73 次/min,律齐,心音 $P_2>A_2$,未闻及奔马律及心脏杂音。腹软,肝、脾肋下未触及。双手掌指关节、腕关节、膝关节有压痛,无明显肿胀,双下肢无水肿。双下肢肌力4级。

---

2. 思维引导　通过详细体格检查发现患者双手指皮肤发紧,指腹较薄,双手掌指关节、腕关节、膝关节有压痛,肺部听诊有典型的细湿啰音,心脏听诊可闻及 $P_2>A_2$ 的异常心音增强,肌力下降。目前初步考虑结缔组织病可能性大,但须完善相关化验检查排除类风湿关节炎、系统性红斑狼疮等其他风湿病的情况。

(三)辅助检查

1. 主要内容及目的

(1)血常规、尿常规、粪常规:了解患者一般情况。

(2)炎症指标:通常查 ESR、CRP、C3、C4、IgG、IgA、IgM,结缔组织病活动期会出现 ESR、CRP 升高,C3、C4 下降或升高,免疫球蛋白可有不同程度升高。

(3)生化指标:肝肾功能有助于了解患者基础状况,肌酶谱有助于评估有无肌肉受累及受累严重程度,BNP 可协助评估心脏负担。

(4)自身抗体:主要查抗核抗体及抗 ENA 抗体谱,风湿结缔组织病常会出现抗核抗体阳性。

(5)彩超:心脏彩超评估是否有心脏受累,有无肺动脉压升高。

(6)胸部 CT:明确有无肺炎、胸腔积液。

辅助检查结果

(1)血常规:WBC $7.5×10^9$/L,RBC $4.03×10^{12}$/L,Hb 110 g/L,PLT $276×10^9$/L。

(2)尿常规:正常。

(3)血生化:肝功能、肾功能、电解质、血糖、血脂均正常。

(4)肌酶谱:CK 520 U/L。

(5)自身抗体检测:ANA 1∶3200(斑点型),抗 U1-核蛋白抗体(+++),抗磷脂抗体(-),ANCA(-),RF(-),抗 CCP 抗体(-)。

(6)炎症指标:ESR 66 mm/h,CRP 25 mg/L。

(7)心脏彩超:肺动脉压估测 60 mmHg。

(8)胸部 CT:两下肺间质性肺炎。

---

2. 思维引导　患者中年女性,病程7年,有雷诺现象及关节炎和肌炎症状,多系统受累,同时伴有高滴度 ANA 和抗 U1-核蛋白抗体(抗 U1-RNP 抗体)阳性,混合性结缔组织病(mixed connective tissue disease,MCTD)诊断明确,且已出现肺部间质性病变及肺动脉高压。

(四)初步诊断

综合患者的症状、体征及辅助检查结果,可以诊断为 MCTD。MCTD 是一种罕见的自身免疫性疾病,其至少具有两种结缔组织疾病的特征,包括系统性红斑狼疮、系统性硬化症、多发性肌炎、皮肌炎和类风湿关节炎,以及一种特异性抗体,即抗 U1-RNP 抗体。

对有雷诺现象、关节痛或关节炎、肌痛、手肿胀的患者,若有高滴度斑点型 ANA 和高滴度抗 U1-RNP 阳性,要考虑 MCTD 的可能,高滴度抗 U1-RNP 是诊断 MCTD 必不可少的条件。如果同时有抗 Sm 抗体阳性,应首先考虑SLE。目前较为常用的是 Alarcon-Segovia 标准和 Kahn 标准。部分患者起病时倾向 MCTD 诊断,进一步发展的临床表现可能更符合 SLE 或 RA,在长期随诊中仍有 50% 以上的患者符合 MCTD 的诊断标准。

知识拓展

1. Alarcon-Segovia 标准

(1)血清学标准:抗 U1-RNP 滴度≥1∶1600。

(2)临床标准:①手肿胀;②滑膜炎;③肌炎;④雷诺现象;⑤肢端硬化。

若血清学标准伴有 3 条或 3 条以上的临床标准,则可诊断为 MCTD。若手肿胀、雷诺现象、指端硬化同时存在,则临床标准应再加上滑膜炎或肌炎的任何一项,方可诊断为 MCTD。

2. Kahn 标准

(1)血清学标准:高滴度抗 U1-RNP,相应斑点型 ANA 滴度≥1∶1200。

(2)临床标准:①手肿胀;②滑膜炎;③肌炎;④雷诺现象。

若血清学标准伴有雷诺现象和 3 条临床标准中的至少 2 条,则可诊断为 MCTD。

二、治疗经过

1. 初步治疗

(1)糖皮质激素:泼尼松 0.5 mg/(kg·d),因患者肺动脉压升高,给予足量激素控制炎症。

(2)免疫抑制剂:环磷酰胺 100 mg qd po,因肺动脉高压,选用环磷酰胺免疫抑制治疗。

(3)降肺动脉压治疗:波生坦 60 mg bid po。

(4)硝苯地平片 30 mg qd po,改善雷诺现象,同时嘱患者注意保暖。

(5)补充钙剂及维生素 D$_3$:患者需要长期应用糖皮质激素,因此给予补充钙剂及维生素 D$_3$ 预防骨质疏松。

2. 思维引导 1

由于 MCTD 累及血管、关节、肌肉、肺以及肺动脉,引起症状较多,在给予激素及免疫抑制剂治疗的同时,也应注意降肺动脉药物的及时使用,用药期间注意避免发生机会性感染。MCTD 的治疗目标为控制症状,并以临床表现和器官受累情况为指导来用药。雷诺现象的对症处理包括避免咖啡因、吸烟和受凉因素的影响,另外口服钙通道阻滞剂(如降低外周阻力的硝苯地平),静脉注射前列腺素和局部硝酸甘油可能有一定的疗效。关节炎和关节痛患者通常对非甾体抗炎药和羟氯喹有反应,对于难治性滑膜炎患者,可使用糖皮质激素和甲氨蝶呤。胸膜炎、心包炎、肌炎、心肌炎和无菌性脑膜炎患者通常对糖皮质激素有反应,甲氨蝶呤、环孢素 A、硫唑嘌呤和霉酚酸酯通常作为二线药物使用。激素治疗反应差的肌炎患者可能对静脉注射免疫球蛋白有反应。肺动脉高压通常对糖皮质激素反应较弱,在右心漂浮导管检查过程中对血管扩张剂有反应的患者可接受钙通道阻滞剂治疗。前列腺素、内皮素受体拮抗剂、磷酸二酯酶 5 抑制剂、糖皮质激素和环磷酰胺也都可考虑用来治疗肺动脉高压。

3. 病情变化

患者足量口服糖皮质激素 3 d,诉关节症状好转,仍有胸闷症状,第 5 天受凉后出现右侧面部麻木疼痛,难以忍受。

患者病情变化的可能原因及应对

患者服用足量激素及免疫抑制剂治疗过程中,受凉后出现右侧面部的麻木疼痛,须警惕MCTD 累及三叉神经病变,可行相关神经肌电图检查,同时注意加强营养神经的药物应用。

4.思维引导2　患者诊断为 MCTD,应用足量激素后关节及肌肉症状好转,胸闷、气喘症状有所减轻,其间因面部受凉再次出现新发的面部麻木疼痛症状,需要考虑神经系统受累,而MCTD 最常出现的神经病变即为三叉神经,予以加强营养神经及对症支持治疗后,患者面部疼痛症状逐渐好转。

治疗后随访

治疗1 周后复查 CK、ESR 及 CRP 等相关指标均较前下降,关节及肌肉症状较前减轻,肺部症状有所缓解,嘱患者定期随诊血清学及影像学检查。因该病目前尚不能治愈,且较易复发,因此在风湿免疫专科医师的指导下,规律随诊、监测病情,同时,治疗过程中对药物不良反应的监测也是提高预后和生活质量的关键因素。

三、思考与讨论

临床工作中,把具有系统性红斑狼疮、系统性硬化症、皮肌炎/多发性肌炎等重叠症状,无肾脏损害,血清学检查有高滴度斑点型 ANA 及高滴度抗 U1-RNP 抗体,且又不能诊断为某一明确的结缔组织病患者,归属于 MCTD,即把 MCTD 从那些尚未分化为典型的、表现得十分混杂的结缔组织病中区分出来,有着一定的临床意义。MCTD 虽具备多种结缔组织病的重叠症状,但按传统分类标准不能确诊为某一特定的结缔组织病,且临床以手指雷诺现象和肿胀最常见,MCTD 有高滴度的 ANA和抗 U1-RNP 抗体,而其他抗体滴度不高或阴性,与系统性红斑狼疮相比,该病的网状内皮系统清除免疫复合物的能力是正常的,该病血管的病理改变与系统性硬化症一样,均表现为广泛的血管内膜和/或中层增殖性损害,导致大血管和许多脏器小血管狭窄,常有肺动脉高压伴轻度纤维化的增生性血管病变。因此 MCTD 患者临床上以雷诺现象及肺部症状起病者多见,需要呼吸科及风湿免疫科医生的共同关注,对该病的早诊断及早治疗仍然决定着疾病的预后。

四、练习题

1.什么是雷诺现象,常见于何种疾病?
2.MCTD 的诊断标准是什么?
3.MCTD 的肺部表现有哪些?

五、推荐阅读

[1]中华医学会风湿病学分会.混合性结缔组织病诊断及治疗指南[J].中华风湿病学杂志,2011,15(1):42-45.

(连超峰)

案例 28 抗磷脂综合征

29 岁女性,3 年前体检发现血小板减少,7 d 前出现消化道出血及多发血栓形成,收住我院后最终诊断为"灾难性抗磷脂综合征"。患者入院后立即给予激素冲击、丙种球蛋白冲击、抗凝及免疫抑制治疗,病情得以较好控制。该病治疗需要重点关注抗凝治疗与抑制炎症因子风暴的免疫治疗,加强后续病情的监测,考验临床医生对于重症患者的及时正确处理及思维逻辑能力。

一、病历资料

(一)接诊

女性患者,29 岁。

1. 主诉 发现血小板减少 3 年余,排棕红色大便 7 d。

2. 问诊重点 患者发现血小板减少 3 年,应注意询问是否存在其他伴随症状,多种原因可导致血小板降低,包括自身免疫性疾病、药物、血液系统肿瘤、感染等,问诊时应对以上多种病因进行排查,同时亦应兼顾是否有其他系统症状。另外,患者近期出现消化道出血症状,注意询问疾病诱因及合并症,以及院外的治疗经过。

3. 问诊内容

(1)主要症状:应询问有无血小板下降导致的出血症状及出血倾向,如牙龈出血、皮下出血点、皮下瘀斑、鼻出血、血尿、阴道出血等。便血应询问性质,血液是否与粪便相混合,或单独排出;便血的颜色是鲜红色还是暗红色;是否附于粪便表面不与粪便混合,排便前后是否滴血或喷血;便血的次数及每次排出的血量。

(2)伴随症状:有无风湿免疫的相关症状,如发热、皮疹、关节肿痛、口干、眼干、口腔溃疡、脱发、雷诺现象、反复不良妊娠、动静脉血栓事件等。是否伴有腹痛、脓液、呕血、黄疸,腹痛是否有规律,是慢性的还是发作性的;是否伴有头晕、冷汗、口渴、心慌、少尿等周围循环衰竭症状。

(3)诊疗经过:既往治疗及用药史,有无具有诊断意义的检查结果等,近期病情加重后院外检查结果及治疗方案。

(4)既往史:应注意询问患者有无引起消化道出血的病史,如肝病、肝硬化、胃溃疡、直肠肿瘤、白血病等。有无药物接触史,排除药物引起的血小板下降。

(5)个人史及婚育史:有无疫区、疫情、疫水接触史;有无不良妊娠病史,如不明原因流产、早产、先兆子痫、胎儿生长受限等。

(6)家族史:有无肝病及风湿免疫疾病家族史。

问诊结果

3 年前体检发现血小板减少,血小板计数为 $70 \times 10^9/L$(未见报告),无发热、皮疹、紫癜、口腔黏膜溃疡、脱发、口干眼干、关节肿痛、雷诺现象等不适,就诊于当地医院,具体治疗不详,其间监测血小板波动在 $(70 \sim 90) \times 10^9/L$。7 d 前进食苹果后出现腹痛,随后排棕红色不成形便,无脓液、呕血、黄疸,就诊于当地医院,查血小板 $13 \times 10^9/L$,白细胞 $17.53 \times 10^9/L$,血红蛋白 99 g/L,抗心磷脂抗体阳性,腹部 CT 示:门脉、肠系膜上静脉、脾静脉血栓形成,于当地医院应用激素治疗,效果不佳,为求进一步诊治至我院。

　　生育史:4年前出现不明原因流产史(孕11周)。

　　既往史、个人史、家族史无特殊。

4. 思维引导　患者年轻女性,血小板减少3年,腹痛伴血便7 d,外院检查示多发血栓形成,无高血压、糖尿病、长时间卧床等动静脉血栓形成的高风险因素,既往曾有一次孕11周不明原因流产史。血液病较少出现多系统受累,必要时可完善骨髓穿刺及活检术明确诊断;患者发病前无特殊用药史,暂不考虑药物引起;可进行骨髓穿刺,明确有无合并血液系统恶性疾病;患者无发热,无呼吸系统、消化系统、泌尿系统等感染的证据,因此暂不考虑重症感染引起的血小板降低;该患者既往无肝炎及自身免疫性肝病病史,传染病检查和肝超声可证实是否有肝硬化;炎性肠病多慢性起病,血便可伴脓液、腹泻,不伴血小板减少及血栓形成,与上述症状不符;消化道肿瘤多见于中老年人,且多有消瘦、乏力等消耗症状,暂不考虑。该患者血小板减少伴血栓形成、不良孕产史,考虑抗磷脂综合征(antiphospholipid syndrome,APS)可能性大,应在查体时重点关注患者的一般状态、腹部及皮肤、肢体查体,关注有无合并其他自身免疫病的体征。

(二)体格检查

1. 重点检查内容及目的　患者消化道活动性出血,应首先关注患者的一般状态,是否有周围循环衰竭的体征。其次,皮肤黏膜及消化道检查应作为重点。皮肤黏膜检查应注意有无皮疹(紫癜、网状青斑、蝶形红斑、盘状红斑等)、脱发、口腔溃疡等。腹部检查包括有无腹腔积液(腹部膨隆、移动性浊音阳性)、压痛及反跳痛、肝大、脾大、听诊有无肠鸣音亢进或减弱。应注意患者有无下肢静脉血栓形成的体征(如双下肢不对称性肿胀、压痛等)。此外,其他重要脏器检查也不能忽视,心脏检查包括有无心包积液(心脏浊音界增大)、心律失常、心脏杂音;肺部检查应注意有无啰音、胸腔积液导致呼吸音减弱;有无关节肿胀;有无浅表淋巴结肿大等。

体格检查结果

T 36.5 ℃ P 94 次/min R 20 次/min BP 101/66 mmHg

神志清晰,精神可,自由体位。双上肢、双下肢皮肤散在紫癜样皮疹,口腔无溃疡、猖獗齿。颈部、锁骨上、腋窝淋巴结无肿大。心、肺听诊未见明显异常。腹软,轻度压痛,无反跳痛,肝、脾肋下未触及肿大,移动性浊音阴性,肠鸣音减弱,1 次/min。双下肢腿围对称,无肿胀、压痛。余查体未见明显异常。

---

2. 思维引导　通过详细体格检查发现患者四肢散在紫癜样皮疹,消化道症状突出。应当进一步完善常规化验、自身抗体(特别是抗磷脂抗体)等检查。必要时完善肠镜明确肠道病变。

(三)辅助检查

1. 主要内容及目的

(1)血常规:患者血小板减少伴活动性消化道出血,应监测血小板及血红蛋白变化,必要时申请输注血小板及红细胞。监测血红蛋白及网织红细胞有助于判断患者消化道出血状态。

(2)尿常规:有无蛋白尿、血尿,协助评估有无肾受累。

(3)粪常规:注意大便性质及潜血结果,后期有助于判断出血是否停止。

(4)肝肾功能、电解质、LDH:肝功能有助于判断是否合并肝硬化等肝脏疾病;肾受累时可出现血肌酐升高,若失血量过多导致周围循环血量不足可出现血尿素氮升高;患者消化道丢失大量体液,应评估有无电解质紊乱;LDH 有助于判断是否有血栓性微血管病所致细胞破坏。

（5）血凝试验:评价患者的凝血功能状态。

（6）炎症指标:ESR、CRP 协助评估患者目前的炎症状态及是否合并感染。

（7）自身抗体:查狼疮抗凝物、抗心磷脂抗体、抗 β2-糖蛋白 1 抗体进一步明确诊断;完善 ANA、ENA 抗体,明确有无合并其他自身免疫病。

（8）Coombs 试验:抗磷脂综合征可合并自身免疫性溶血性贫血。

（9）传染病四项:明确患者有无肝炎及其他传染病。

（10）外周血破碎红细胞:筛查是否合并血栓性微血管病。

（11）彩超:肝脾彩超评估患者有无肝大、脾大,心脏彩超评估是否有心脏瓣膜受累。

（12）骨髓液涂片及流式检查:明确有无造血功能障碍及血液系统恶性疾病。

辅助检查结果

（1）血常规:WBC 8.78×10^9/L,N% 93%,L% 3.9%,Hb 88 g/L,PLT 10×10^9/L,网织红细胞2.63%。

（2）尿常规:未见明显异常。

（3）粪常规:潜血阳性。

（4）肝肾功能、电解质、肌酶谱:K^+3.19 mmol/L,ALT 38 U/L,AST 36 U/L,Alb 30 g/L,Glb 43.2 g/L,Scr 90 μmol/L,LDH 315。

（5）血凝试验:APTT 50.2s。

（6）炎症指标:ESR 38 mm/h,CRP 35 mg/L。

（7）自身抗体:抗心磷脂抗体 IgG 338.90CU,抗心磷脂抗体 IgA >352.00 CU,抗心磷脂抗体IgM 52.20 CU,抗 β2-糖蛋白 1 抗体 IgG 3096.10 CU,抗 β2-糖蛋白 1 抗体 IgA >512.00 CU,抗β2-糖蛋白 1 抗体 IgM 54.40 CU;狼疮抗凝物归一化率2.01;ANA、ENA 谱均阴性。

（8）Coombs 试验:阴性。

（9）传染病四项:未见明显异常。

（10）外周血破碎红细胞:未见。

（11）彩超:肝脾及心脏彩超未见明显异常。

（12）骨髓穿刺及活检

1）细胞学:①涂片、染色良好,取材尚可,髓小粒(±),脂滴(+),骨髓增生尚活跃,粒红比=3.8 : 1。②粒系占64.2%,中性分叶核粒细胞比值增高,余各阶段粒细胞比值减低或缺如,形态大致正常,嗜酸性粒细胞、嗜碱性粒细胞可见。③红系占16.9%,成熟红细胞大小基本一致,血红蛋白充盈可。④淋巴细胞、单核细胞形态未见明显异常,浆细胞可见。⑤全片见巨核细胞31 个,分类26 个,其中颗粒巨21 个,裸核巨5 个,血小板少见。

2）骨髓活检病理:①倾向免疫性血小板减少。②未见幼稚细胞增多,巨核细胞未见明显病态造血。

---

2. 思维引导　该病例特点可做如下总结:青年女性,慢性病程,急性加重。主要表现为血小板减少伴多发静脉血栓形成,既往有不良孕产史。本次病情急性加重,病情凶险,实验室检查回示患者抗磷脂抗体高滴度阳性,狼疮抗凝物强阳性。抗磷脂综合征诊断明确。抗磷脂综合征患者体内为高凝状态,体外为低凝状态,故出现体外试验 APTT 延长。

(四)初步诊断

根据 2023 年 ACR/EULAR 抗磷脂综合征分类标准(表 6-2),患者临床标准评分 5 分,实验室标准评分 9 分,符合抗磷脂综合征诊断。

另外,该患者病情危重,1 周内出现全身多发静脉血栓形成,3 个及以上器官或组织受累证据(门静脉、肠系膜上静脉、脾静脉),根据 2012 年更新版灾难性抗磷脂综合征(catastrophic antiphospholipid syndrome,CAPS)的分类诊断标准(表 6-3),符合 CAPS 的诊断。

表 6-2 2023 年 ACR/EULAR 抗磷脂综合征分类标准

临床标准	权重	临床标准	权重
D1.大血管病变:静脉血栓事件(VTE)		D2.大血管病变:动脉血栓事件(AT)	
·伴高风险因素的 VTE	1	·伴高风险心血管疾病(CVD)因素的 AT	2
·不伴高风险因素的 VTE	3	·不伴高风险 CVD 因素的 AT	4
D3.微血管病变		D4.产科	
·可疑(≥1 项以下情况)	2	·孕 10w 以内胚胎死亡 和/或 早期(孕 10w0d~14w6d)胎儿死亡,连续≥3 次	1
网状青斑(体格检查)		·妊娠 16w0d~33w6d 的胎儿死亡,但不伴先兆子痫或胎盘功能不全的严重表现	1
青斑样血管炎病变(体格检查)			
急性/慢性抗磷脂肾病(体格检查或实验室检查)		·孕 34w0d 以内出现先兆子痫或胎盘功能不全的严重表现,伴或不伴胎儿死亡	3
肺出血(症状及影像学检查)			
·确定(≥1 项以下情况)	5	·孕 34w0d 以内同时出现先兆子痫和胎盘功能不全的严重表现,伴或不伴胎儿死亡	4
青斑样血管炎(病理)			
急性/慢性 抗磷脂肾病(病理)			
肺出血(肺泡灌洗液或病理)			
心肌疾病(影像学或病理)			
肾上腺出血(影像学或病理)			
D5.心脏瓣膜		D6.血液学	
·增厚	2	·血小板减少[(20~130)×10^9/L]	2
·赘生物	4		
实验室标准(aPL)	权重	实验室标准(aPL)	权重
D7.基于凝血功能检测的狼疮抗凝物		D8.基于固相 ELISA 检测的 aCL/aβ2 - GP1,持续阳性(至少间隔 12 周)	
·狼疮抗凝物单次阳性	2	·中高滴度阳性 IgM 型 aCL 和/或 aβ2-GP1	1
·持续阳性(至少间隔 12 周)	4	·中等滴度 IgG 型 aCL 和/或 aβ2-GP1	4
		·高滴度 IgG 型 aCL 或 aβ2-GP1	5
		·高滴度 IgG 型 aCL 和 aβ2-GP1	7
		备注:中度滴度阳性(40~79 U)	
		高滴度阳性(>80 U)	

注:①临床及实验室评分均达到 3 分及以上即可被分类为以研究为目的的抗磷脂综合征。②该分类标准应用的前提是满足准入标准,即符合 D1~D6 条目中至少一项临床标准且被病历所记载+3 年内抗磷脂抗体阳性。注意,若临床表现能够用其他原因解释,则不计算在内。且每个条目中只计算最高分。③aPL,抗磷脂抗体;aCL,抗心磷脂抗体;αβ₂-GP1,抗 β₂-GP1 抗体。

表 6-3　2012 年更新版 CAPS 的分类诊断标准

类别	诊断标准
临床标准	1. 涉及 3 个或 3 个以上器官、系统和/或组织的证据 2. 同时或在不到 1 周的时间内出现症状 3. 组织病理学检查证实至少 1 个器官或组织存在小血管闭塞 4. 至少 2 次实验室检查确认存在 aPL(包括狼疮抗凝物或抗心磷脂抗体),间隔至少 12 周
明确的 CAPS	符合全部上述 4 项诊断标准
可能的 CAPS	(1)符合上述第 2、3、4 项标准,但仅累及 2 个器官、系统和/或组织; (2)符合上述第 1、2、3 项标准,由于患者过早死亡,未能在 CAPS 发病前检测 aPL,因而无法间隔 12 周确认 aPL 持续阳性; (3)符合上述第 1、2、4 项标准; (4)符合上述第 1、3、4 项标准,尽管进行了抗凝治疗,但在 1 周后~1 月内的时间段发生了第 3 次血栓事件

　　结合以上分析,该患者最终诊断:①CAPS,多发血栓形成,消化道出血;②中度贫血;③低钾血症。CAPS 是临床罕见的急危重症,是 APS 最严重的特殊类型,发生于约 1% 的 APS 患者中,以快速进展的多脏器血栓形成和伴随的高滴度抗磷脂抗体为特征,可导致多脏器功能衰竭,起病急,病情重,即使经过积极救治,患者的死亡率仍高达 37%。及时的诊断及治疗,对改善患者预后至关重要。

二、治疗经过 ▶▶▶

1. 初步治疗

(1)糖皮质激素:甲泼尼龙注射液 0.5 g/d,静脉滴注冲击治疗 3 d,续贯甲泼尼龙 80 mg 静脉滴注,每日 1 次。

(2)静脉注射免疫球蛋白冲击治疗:0.4 g/(kg·d),缓慢滴注,连用 5 d。

(3)免疫抑制剂:环磷酰胺 1.0 g 静脉滴注,每月 1 次。

(4)治疗消化道出血,纠正出血倾向:禁食、水,申请机采血小板输注;奥美拉唑 40 mg 静脉滴注,每日 1 次;生长抑素 6 mg/d,持续泵入;卡络磺钠针 80 mg 及酚磺乙胺针 0.5 g 静脉滴注止血,每日各 1 次。

(5)营养支持治疗:每日补充葡萄糖、电解质、氨基酸及脂肪乳。

2. 思维引导

CAPS 是一种罕见的高死亡率的急危重症,早期诊断和积极治疗十分关键。目前 CAPS 的治疗主要集中在两个方面,抑制炎症因子风暴的免疫治疗和抗凝治疗。一线治疗方案为肝素抗凝,联合糖皮质激素及血浆置换和/或静脉注射免疫球蛋白冲击治疗。同时积极寻找并控制诱因,如感染、合并自身免疫性疾病、恶性肿瘤等。对于难治性 CAPS 患者,可考虑应用环磷酰胺、CD20 单克隆抗体利妥昔单抗或补体 C5a 抑制剂依库珠单抗治疗。该患者出现肠系膜上静脉、门静脉、脾静脉等多发血栓形成,多发血栓形成导致缺血性肠炎,进而影响肠道功能、破坏肠道屏障,形成肠道炎症、肠梗阻及消化道出血等并发症。入院后立即给予激素冲击、丙种球蛋白冲击治疗。患者目前血小板较低、合并活动性出血,暂缓抗凝治疗。同时给予护胃、抑酸、补充血小板、止血剂预防出血治疗。

治疗效果及随访

经上述治疗后,患者停止排血便,血小板升至 $55×10^9/L$ 时,加用低分子量肝素 5000 IU 皮下注射,每 12 h 1 次,复查血小板逐渐升至正常,血红蛋白稳定,未再下降,网织红细胞下降。后该患者恢复排气排便,逐渐恢复正常饮食,停用静脉营养。

患者出院后治疗方案:

(1)激素:泼尼松片 10 片/d,口服,依据病情逐步减量,治疗 3 个月后激素减至 4 片/d。

(2)免疫抑制剂:环磷酰胺 1.0 g 静脉输注,每月 1 次。

(3)抗凝:低分子量肝素续贯华法林治疗,调整 INR 于 2～3 之间。

(4)钙片、维生素 D_3:预防激素诱导的骨质疏松。

出院追踪随访 3 个月,该患者未再出现血小板下降及新发血栓。

三、思考与讨论

由于 CAPS 所累及器官的广泛性,其临床表现与很多疾病相似,故与下列各病症的鉴别诊断至关重要。

1. 弥散性血管内凝血(disseminated intravascular coagulation,DIC)　DIC 是一种凝血与纤溶系统广泛激活的全身性疾病,可发生于重症感染、恶性肿瘤、病理产科等疾病基础之上。重症感染或脓毒血症可能出现的微血栓形成及血小板减少等临床症状与 CAPS 相似,尤其当 CAPS 合并有 DIC 时,两者将难以区分。在临床上,对于广泛出血、血小板减少且合并低纤维蛋白原血症时,常提示诊断为 DIC 而非 CAPS。

2. 肝素诱导血小板减少症(heparin-induced thrombocytopenia,HIT)　HIT 是一种免疫介导的血小板减少症,通常在肝素治疗后 4～10 d 内发生。重症患者形成抗肝素-血小板因子 4(PF4)复合物的抗体,该复合物与血小板结合,导致其活化和聚集,从而促进血栓形成。因此,当难以鉴别 CAPS 和 HIT 时,应结合患者近期肝素应用史、抗磷脂抗体(aPL)滴度以及是否存在抗肝素-PF4 抗体综合考虑。

3. 溶血-肝酶升高-血小板减少综合征(hemolysis,elevated liver enzymes,and low platelet count syndrome,HELLP syndrome)　HELLP 综合征是妊娠高血压疾病的严重并发症,以溶血(hemolysis)、肝酶升高(elevated liver enzyme levels)和血小板减少(low platelet count)为特点。临床症状常表现为乏力、右上腹疼痛、恶心呕吐、体重骤增、脉压增宽等。其与 CAPS 存在相似的肝及血液系统表现,常常难以进行区分。然而,HELLP 综合征常发生于产前,其主要累及器官为肝,外周血管受累较少;而 CAPS 则在产后数日至数周内出现,周围血管栓塞更为常见。因此,当妊娠期及产后出现持续性微血管病性溶血性贫血,尤其 HELLP 综合征合并有 aPL 滴度升高时,要警惕 CAPS 的发生。

4. 血栓性血小板减少性紫癜(thrombotic thrombocytopenic purpura,TTP)　TTP 是一种严重的弥散性血栓性微血管病,以微血管病性溶血性贫血、血小板聚集消耗性减少,以及微血栓形成造成器官损害(如肾、中枢神经系统等)为特征。尽管临床表现具有相似性,但绝大多数 TTP 患者中 aPL 滴度很低。因此,一般来说,检测到高 aPL 水平提示 CAPS 的诊断,而 ADAMTS13 水平降低(<10%),则往往提示存在 TTP。

5. 溶血尿毒症综合征(hemolytic uremic syndrome,HUS)　HUS 是一类原因不明的急性血管内溶血性贫血伴肾功能衰竭的综合征,累及多个系统,以微血管病性溶血、急性肾功能衰竭和血小板减少为主要特征。起病较急,多见于儿童,夏季多发,一般与产生志贺毒素的大肠杆菌感染有关。CAPS 临床上也常累及肾,但其他临床症状表现以及血清 aPL 滴度对于两者的鉴别有一定的提示作用。

抗凝治疗对于治疗血栓事件及后续治疗至关重要。对于有血栓事件的抗磷脂综合征的患者需要终身抗凝。口服抗凝治疗首选华法林而不是新型口服抗凝药,INR 控制目标值为 2 ~ 3。若华法林抗凝治疗后仍再发动脉血栓事件,则可考虑调整 INR 目标值于 3 ~ 4 或加用阿司匹林。

从该病例可以看到 CAPS 典型表现是在短期内出现多脏器功能衰竭,往往病情进展迅速,死亡率高。对于难治性 CAPS 患者,除了三联治疗以外,建议联合免疫抑制剂进行治疗(环磷酰胺、吗替麦考酚酯等),也可以考虑使用利妥昔单抗或依库珠单抗进行治疗。注意患者的监测与随访,避免导致疾病复发的危险因素,包括预防感染、控制血糖、预防应激性溃疡等。

产科抗磷脂综合征主要表现为妊娠丢失和胎盘功能不全(先兆子痫、胎儿生长受限等)。标准治疗为预防剂量低分子量肝素联合阿司匹林,若患者伴血栓史,应将低分子量肝素调整为治疗剂量。对于难治性产科抗磷脂综合征患者,可考虑羟氯喹、糖皮质激素、静脉注射免疫球蛋白冲击治疗等治疗。

许多长病程抗磷脂综合征患者会合并高血压、血脂异常、肥胖等其他心血管风险因素,应注意尽可能地纠正。

四、练习题

1. 抗磷脂综合征的临床表现有哪些?
2. CAPS 的治疗策略包括哪些方面?
3. 对于出现难治性血小板下降的风湿免疫病患者,常见的鉴别诊断包括哪些方面?

五、推荐阅读

[1] GARY S. FIRESTEIN, RALPH C. BUDD, SHERINE E. GABRIEL, et al. 凯利风湿病学(第 10 版) [M]. 栗占国, 主译. 北京:北京大学出版社,2020.

[2] CERVERA R, RODRÍGUEZ - PINTÓ I, LEGAULT K, et al. 16th International Congress on Antiphospholipid Antibodies Task Force Report on catastrophic antiphospholipid syndrome[J]. Lupus, 2020,29(12):1594-1600.

[3] KAZZAZ NM, MCCUNE WJ, KNIGHT JS. Treatment of catastrophic antiphospholipid syndrome[J]. Curr Opin Rheumatol,2016,28(3):218-227.

[4] HVAS AM, FAVALORO EJ, HELLFRITZSCH M. Heparin - induced thrombocytopenia: pathophysiology, diagnosis and treatment[J]. Expert Rev Hematol,2021,14(4):335-346.

[5] BARBHAIYA M, ZUILY S, NADEN R, et al. 2023 ACR/EULAR antiphospholipid syndrome classification criteria[J]. Ann Rheum Dis,2023,82(10):1258-1270.

（王晨琼　刘佳佳）

案例 29　复发性多软骨炎

51 岁女性,耳郭红肿 1 年,双眼发红伴咳嗽 7 个月,胸部 CT 示气管、双侧主支气管及部分叶支气管管壁弥漫增厚伴管腔狭窄,诊断为"复发性多软骨炎",给予泼尼松片和环磷酰胺片口服治疗,耳郭红肿及咳嗽好转后出院。

一、病历资料

(一)接诊

女性患者,51 岁。

1. **主诉**　耳郭红肿 1 年,双眼发红 7 月余,间断咳嗽 7 月余。

2. **问诊重点**　患者症状较多,多系统累及,问诊时均应兼顾。此外,亦应问诊是否有其他系统症状。

3. **问诊内容**

(1)诱发因素:有无外伤,用眼是否卫生,是否受凉导致咳嗽症状发生等。

(2)主要症状:患者有耳郭红肿,应注意询问既往耳科检查结果、治疗经过及效果,尤其是听力检查的结果,有无听力下降,耳郭变形等。双眼发红提示可能有巩膜炎,应注意询问双眼是否有视力障碍、畏光、流泪、视力下降、视野缺损等症状,关注针对双眼的特异性检查结果及治疗效果。患者间断咳嗽提示肺部病变,应注意询问有无胸闷气喘、咳痰咳血等其他肺部表现。

(3)伴随症状:是否有呼吸困难、“三凹征”等呼吸衰竭症状。

(4)诊疗经过:是否行耳鼻喉、眼科及肺部相关检查,是否行药物治疗,效果如何。

(5)既往史:应注意询问患者有无其他自身免疫性疾病,有无其他慢性病史,有无手术、外伤史,有无输血、献血史,有无传染病病史,预防接种史,有无食物、药物过敏史等。

(6)个人史:有无吸烟史。

(7)家族史:有无肿瘤家族史。

问诊结果

1 年前无明显诱因出现双耳肿痛,主要累及耳郭,耳垂无红肿,无听力下降、声音嘶哑,未在意。7 月余前出现双眼发红,伴畏光、流泪,未规律治疗。7 月余前受凉后出现咳嗽,晨起及夜间明显,遇刺激性气味咳嗽无加重,咳嗽剧烈时可伴有前胸痛,无发热、咳痰、咯血,无口腔及外阴溃疡,无关节肿痛及皮疹,至当地诊所予以对症治疗后症状稍缓解,因受凉后咳嗽再次加重伴胸闷,至当地医院查胸部 CT 示双下肺慢性炎症(未见检查单),予输液治疗(具体不详)效果不佳,遂至我院进一步就诊。无吸烟史,无哮喘、过敏性鼻炎、鼻息肉等过敏性疾病史。

---

4. **思维引导**　患者有耳郭红肿,主要累及耳郭,无耳垂受累,无感染性软骨炎证据。双眼发红提示可能有巩膜炎,无腰背夜间疼痛、口腔及外阴溃疡,可以排除强直性脊柱炎及白塞病。咳嗽伴胸闷应注意排除感染、哮喘、肺部感染、间质性肺炎等。考虑到患者同时多个系统受累,且既往专科治疗效果不理想,因此应当考虑系统性疾病所致可能性。

(二)体格检查

1. **重点检查内容及目的**　患者头颈部以及肺部检查应作为重点。头颈部尤其应注意眼、耳、鼻、喉的检查,如有无突眼、复视、结膜炎、巩膜炎、葡萄膜炎等;有无耳部溢液流脓、耳郭软骨炎;有无鼻黏膜溃疡、鼻中隔穿孔、鼻窦炎、鞍鼻等;喉部若考虑有受累可结合喉镜检查。肺部检查应注意有无啰音。此外须注意皮肤有无血管炎表现,如紫癜、皮肤溃疡等,有无关节肿痛,有无浅表淋巴结肿大。

体格检查结果

T 36.8 ℃ P 88 次/min R 25 次/min BP 122/83 mmHg

神志清晰,自由体位。双下肢未见凹陷性水肿。颈部、锁骨上、腋窝淋巴结无肿大。双眼球结膜充血发红,无突眼、结膜炎等。双侧耳郭红肿压痛,耳垂正常(图6-1)。无鞍鼻、鼻腔溃疡、鼻中隔穿孔。气管居中,呼吸稍急促,吸气时可见轻度"三凹征",双侧呼吸音减弱,可闻及喘鸣音,无明显干、湿啰音。心界无扩大,心率88次/min,律齐,心音无增强或减弱,A$_2$>P$_2$,未闻及奔马律及心脏杂音。腹软,肝、脾肋下未触及。四肢肌力正常。余查体正常。

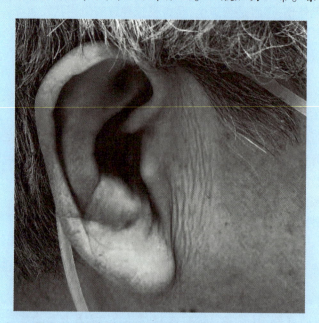

图6-1 复发性多软骨炎耳郭软骨红肿,耳垂正常

2. 思维引导 通过详细体格检查发现患者耳软骨炎和吸气性呼吸困难,且有巩膜炎等表现,提示复发性多软骨炎(relapsing polychondritis,RP)可能性大。应当进一步完善常规化验、自身抗体(注意筛查 ANCA)、胸部 CT 等相应影像学检查,必要时行气管镜查看患者是否有气道狭窄,协助诊断并排除气道梗阻、感染性病变等。

(三)辅助检查

1. 主要内容及目的

(1)血常规:结果与疾病活动有一定相关性。复发性多软骨炎病情活动期可有白细胞升高,贫血,血小板减少。

(2)尿常规:协助评估有无肾受累。

(3)肝肾功能:炎症状态可有白蛋白下降,如有异常提示存在相关的肾小球肾炎。

(4)炎症指标:通常查 ESR 及 CRP,复发性多软骨炎病情活动期升高,病情控制后恢复正常。IgA、IgG 在急性期可暂时升高。

(5)自身抗体:主要排查 ANA、抗 ENA 抗体谱和 ANCA 谱,包括 c-ANCA、p-ANCA、PR3-ANCA、MPO-ANCA,注意筛查其他结缔组织病。

(6)胸部 CT:注意评估是否有气管软骨受累,是否有气管塌陷。

（7）头颅 CT：评估是否有鼻软骨受累、眼部受累等。

（8）纤维支气管镜：检查气管、支气管是否有狭窄，气管黏膜是否有充血水肿。

（9）肺功能测定：检查是否有阻塞性通气障碍。

（10）心脏彩超：评估是否有心脏瓣膜受累。

（11）中枢及周围神经系统检查：评估是否有神经受累。

辅助检查结果

（1）血常规：WBC $9.5×10^9$/L，N% 70.7%，L% 22.5%，RBC $4.19×10^{12}$/L，Hb 120 g/L，PLT $298×10^9$/L。

（2）尿常规：RBC 364/ul，蛋白弱阳性。

（3）肝肾功能：ALT 7 U/L，AST 11 U/L，Alb 37.9 g/L，Glb 29.2 g/L，Scr 54 μmol/L。

（4）炎症指标：ESR 46 mm/h，CRP 46.9 mg/L。

（5）自身抗体：ANA 及抗 ENA 抗体谱和 ANCA 均阴性。

（6）胸部 CT：气管、双侧主支气管及部分叶支气管管壁弥漫增厚，双侧主支气管管腔狭窄（图 6-2）。

（7）头颅 CT：鼻中隔前部黏膜增厚。

（8）纤维支气管镜：镜下可见气管黏膜充血水肿，表面呈鱼鳞样改变，管腔稍狭窄，随咳嗽气管塌陷。

（9）心脏彩超：心房心室结构正常，肺动脉压 21 mmHg。

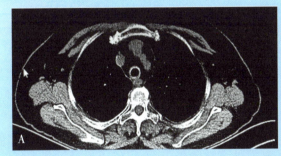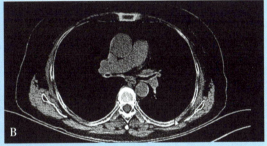

A. 气管 CT 可见气管壁增厚；B. 双侧主支气管管腔狭窄

图 6-2 胸部 CT

---

2. 思维引导 该病例特点可做如下总结：①老年女性，慢性病程。②多脏器受累，具体表现为：五官受累，表现为双耳耳郭软骨炎、巩膜炎；肺部受累，表现为气管、双侧主支气管及部分叶支气管管壁弥漫增厚，双侧主支气管管腔狭窄，气管镜下见气管随咳嗽塌陷，并排除了肿瘤、结核、真菌感染等引起的气道梗阻。③ESR 及 CRP 等炎症指标升高。④自身抗体阴性：ANA 及抗 ENA 抗体谱和 ANCA 均阴性。

（四）初步诊断

依据 1986 年 Michet 等提出的分类诊断标准诊断为复发性多软骨炎。

背景知识

复发性多软骨炎是一种软骨组织复发性退化性炎症,表现为耳、鼻、喉、气管、眼、关节、心脏瓣膜等器官及血管等结缔组织受累。复发性多软骨炎的病因目前尚不明确,实验证据提示和自身免疫反应有密切关系。软骨基质受外伤、炎症等因素的影响暴露出抗原性,导致机体对软骨局部或有共同基质成分组织(如葡萄膜、玻璃体、心瓣膜、气管黏膜下基底膜、关节滑膜、肾小球及肾小管基底膜等)的免疫反应。复发性多软骨炎发病无性别倾向,多发于 30～60 岁人群。发病初期为急性炎症表现,经数周至数月好转,以后为慢性反复发作,长达数年。晚期起支撑作用的软骨组织遭破坏,病人表现为松软耳、鞍鼻以及嗅觉、视觉、听觉和前庭功能障碍。

1986 年 Michet 分类诊断标准如下。

1. 主要标准　①耳软骨炎;②鼻软骨炎;③喉、气管软骨炎。

2. 次要标准　①眼部症状:结膜炎、巩膜炎、表层巩膜炎、色素膜炎;②听力障碍;③眩晕:前庭综合征;④血清阴性多关节炎。

备注:满足 2 项主要标准,或者 1 项主要标准加 2 项次要标准可确诊。

该患者满足 2 条主要标准:①耳软骨炎;②气管软骨炎。1 条次要标准:巩膜炎。因此分类诊断为复发性多软骨炎。

二、治疗经过 ▶▶▶

1. 初步治疗

(1)糖皮质激素:泼尼松 1 mg/(kg·d),晨起顿服。

(2)免疫抑制剂:环磷酰胺片 2 mg/(kg·d),顿服。

(3)对症治疗:补充钙剂及维生素 D_3、解痉镇咳治疗。

2. 思维引导　复发性多软骨炎的治疗:糖皮质激素可抑制病变的急性发作,减少复发的频率及严重程度,用于气道软骨受累、巩膜炎等症状较重的病人。开始剂量:泼尼松 0.5～1 mg/(kg·d),分次或晨起顿服。糖皮质激素应逐渐减量至最小有效剂量,病情稳定后可使用最低剂量泼尼松(<7.5 mg/d)维持治疗,直至病情稳定至少 3 个月后考虑减停。联合免疫抑制剂如环磷酰胺等可更好地控制病情,协助糖皮质激素减量。对气道狭窄的复发性多软骨炎患者,可给予患者扩张支气管、吸氧等对症支持治疗。

治疗后随访

治疗 1 周后患者双耳红肿明显好转,咳嗽较前减轻,闷气较前好转,出院。

三、思考与讨论 ▶▶▶

该患者主要表现为五官受累及气管软骨受累,ANA 及 ANCA 阴性,支持复发性多软骨炎的诊断。复发性多软骨炎患者往往首发五官或呼吸道受累,就诊于相应的五官科或呼吸科,此时对于非风湿科的医师挑战巨大。因此非风湿科医师应多了解风湿免疫疾病的表现,接诊患者时多留心本专业疾病所涉系统之外的表现。该患者首诊于耳科时,医师若能注意到双耳软骨炎、巩膜炎的表现,可能会更早地诊断出该病。

复发性多软骨炎与肉芽肿性多血管炎均可见鞍鼻畸形,区别是肉芽肿性多血管炎可以有头颈受累以及肺、肾受累,且多见 c-ANCA 及 PR3-ANCA 阳性,而复发性多软骨炎往往表现为耳软骨炎、巩膜炎及气管软骨炎,且无典型 ANCA 阳性结果。复发性多软骨炎肺部受累多见气管壁增厚、气道狭窄,而肉芽肿性多血管炎多表现为多发结节,病理上表现为肉芽肿的形成,伴或不伴坏死性血管炎。

复发性多软骨炎患者在随访过程中应警惕随时可能出现新的继发症状。因此严密监测病情变化、实验室指标很重要。气道阻塞可能需要行气管切开术、机械通气、气管手术或放置支架。疾病得到平稳控制后可行鼻重建术。心脏或动脉手术的一般预后较好,但患者的远期预后仍会受到瓣膜乳头肌断裂或复发性动脉瘤的威胁,即使应用免疫抑制剂也不能完全避免。另外,术前必须进行仔细的麻醉评估。

四、练习题

1. 哪些风湿免疫疾病可以表现为鞍鼻?
2. 复发性多软骨炎与 GPA、白塞病之间的异同点有哪些?
3. 复发性多软骨炎治疗除了激素、免疫抑制剂,还有哪些治疗方法?

五、推荐阅读

[1] GARY S. FIRESTEIN,RALPH C. BUDD,SHERINE E. GABRIEL,et al. 凯利风湿病学(第 10 版)[M]. 栗占国,主译. 北京:北京大学出版社,2020.

[2] 中华医学会风湿病学分会. 复发性多软骨炎诊断和治疗[J]. 中华风湿病学杂志,2011,15(7):481-483.

[3] ARNAUD L,DEVILLIERS H,PENG SL,et al. The Relapsing Polychondritis Disease Activity Index:Development of a disease activity score for relapsing polychondritis[J]. Autoimmun Rev,2012,12(2):204-209.

[4] KINGDON J,ROSCAMP J,SANGLE S,et al. Relapsing polychondritis:a clinical review for rheumatologists[J]. Rheumatology(Oxford),2018,57(9):1525-1532.

(李 晶)

案例 30 IgG4 相关性疾病

58 岁女性,1 年前因腹痛、尿量减少行腹部 CT 检查,提示腹腔肿块及肾盂积水,考虑腹腔肿块压迫输尿管,行肿块切除手术及输尿管镜下双 J 管置入,病理提示增生的纤维组织,伴较多的慢性炎细胞浸润并淋巴滤泡形成,符合炎性病变,建议行免疫组化检查。5 d 前再因突发腹部不适行腹部增强 CT,发现腹膜后再发软组织肿物,包绕腹主动脉、下腔静脉和双侧输尿管,行 CT 引导下肿物活检,病理结果符合 IgG4 相关性疾病导致的腹膜后纤维化。给予激素及环磷酰胺应用后,腹膜后纤维化好转,遂出院。

一、病历资料

(一)接诊

女性患者,58 岁。

1. 主诉　腹痛、少尿 1 年，再发腹痛 5 d。

2. 问诊重点　患者以发现腹部症状主要临床表现，因而应当重点采集腹部相关症状的病史。患者腹部疼痛的性质、位置以及是否有缓解方式，做过何种针对性的检查和治疗，效果如何，腹部肿物的良恶性判断是否有定论。患者腹膜后再次出现肿物，除要考虑肿瘤性疾病外，风湿免疫性疾病亦不能排除，尤其是 IgG4 相关性疾病，故要注意询问相关症状及进行相应体格检查。

3. 问诊内容

（1）诱发因素：有无饮食不当、腹部手术、创伤、运动、体位突然变动等诱因。

（2）主要症状：腹痛的部位、性质、疼痛程度，持续时间、加重缓解因素。少尿的诱因、尿量、尿液颜色变化等。

（3）伴随症状：有无发热、寒战、黄疸；有无恶心、呕吐、腹泻、黑便、便血；有无大便性状、排便习惯改变；有无血压升高、水肿、血尿等。

（4）诊疗经过：外院检查结果（尤其影像学检查）、诊断、治疗情况，是否行手术治疗，何种手术治疗；是否用药，何时开始用药、用何种药物、具体剂量、效果如何。

（5）既往史：有无消化道疾病，有无长期慢性炎症性疾病病史，有无其他自身免疫性疾病，有无其他慢性病史，有无手术、外伤史，有无输血、献血史，有无传染病病史，预防接种史，有无食物、药物过敏史等。

（6）个人史及婚育史：有无不良妊娠病史，如不明原因流产、早产、先兆子痫、胎儿发育不良等。

（7）家族史：有无肿瘤家族史和与患者类似疾病或家族遗传倾向的疾病。

问诊结果

1 年前无明显诱因出现腹痛，偶伴腰痛，可忍受，疼痛发生与进食无关，无腹胀、腹泻等，同时伴尿量明显减少，至当地医院行 CT 检查提示腹腔肿块及肾盂积水，行"肿块切除手术 + 输尿管镜下双 J 管置入"，术后病理提示增生的纤维组织，伴较多的慢性炎细胞浸润并淋巴滤泡形成，符合炎性病变，建议至上级医院进一步行免疫组化以明确诊断，患者术后恢复良好。5 d 前再次突发腹部不适至该院就诊，腹部增强 CT 提示腹膜后软组织肿物，且包绕腹主动脉、下腔静脉和双侧输尿管，未行治疗。今为求进一步诊治来我院，门诊以"腹膜后肿物"收入我院。自发病以来，食欲欠佳，睡眠正常，大小便正常，精神正常，体重下降 5 kg。

既往史：患者既往有腰椎间盘突出症 20 年，间断口服镇痛药物可缓解（具体不详），有冠状动脉粥样硬化性心脏病 8 年，口服药物治疗（具体不详），1 年前于当地医院行"肿块切除手术 + 输尿管镜下双 J 管置入"，无高血压病史，无糖尿病、脑血管疾病病史，无肝炎、结核、疟疾病史，预防接种史无特殊，无外伤、输血史，无食物、药物过敏史。

婚姻史、月经生育史、家族史均无特殊。

---

4. 思维引导　患者以腹痛为首发表现，外院影像学提示腹腔肿物及肾盂积水，行外科手术治疗后，上述腹痛症状缓解，病理结果提示为增生的纤维组织，伴较多的慢性炎细胞浸润并淋巴滤泡形成，符合炎性病变。但此诊断是否是最终诊断？且患者再次出现的腹部不适及发现的主动脉被软组织包绕该如何解释？

（二）体格检查

1. 重点检查内容及目的　主要关注腹部的触诊，有无压痛、反跳痛、肝大、脾大，腹部听诊有无肠鸣音亢进或减弱；心、肺听诊应注意有无心脏杂音、干湿啰音；有无关节肿胀压痛；有无浅表淋巴结肿大；外分泌腺的检查，应注意查看泪腺、颌下腺、腮腺是否肿大。

体格检查结果

T 36.7 ℃ P 72 次/min R 19 次/min BP 125/78 mmHg

神志清晰,精神可,自由体位。眼睑肿胀,无眼睑外翻,无视物模糊,无脱发,无口腔溃疡、雷诺现象等。颈部、锁骨上及腋窝淋巴结可触及肿大淋巴结,呈黄豆至花生大小不等,质软,无压痛。心、肺听诊未见明显异常。腹部脐上两指处有压痛,无反跳痛,肠鸣音减弱,双下肢无水肿。

2. 思维引导 通过详细体格检查发现患者有多处浅表淋巴结肿大,腹部检查未触及明显包块,心、肺听诊无异常,提示患者目前主要表现为淋巴结肿大,外院影像学提示腹膜后肿物,须高度警惕肿瘤性疾病及 IgG4 相关腹膜后纤维化这一罕见病,应完善相关化验检查以明确诊断。

(三)辅助检查

1. 主要内容及目的

(1)血常规、尿常规、粪常规、肝肾功能:了解患者一般情况。

(2)炎症指标:通常查 ESR、CRP、C3、C4、IgG、IgA、IgM,炎性疾病活动期会出现 ESR、CRP 升高,风湿免疫性疾病患者会出现 C3、C4 下降或者升高,免疫球蛋白分类可以大致评估患者的体液免疫状况。

(3)自身抗体:主要查抗核抗体及抗 ENA 抗体谱、抗磷脂抗体等相关自身抗体等,自身免疫性疾病会引起淋巴结肿大等相关症状。

(4)淋巴细胞亚群:可以评估患者细胞免疫功能状态。

(5)IgG 四项:明确 IgG1、IgG2、IgG3、IgG4 各亚类水平,尤其 IgG4 水平是筛查 IgG4 相关性疾病的一个重要血清学指标。

(6)腹部 CT:明确腹部肿块位置大小及与周围器官的毗邻关系。

(7)胸部 CT:明确有无肺炎、胸腔积液、肺部结节、纵隔淋巴结肿大。

(8)彩超:心脏彩超评估是否有心脏受累,腹部彩超评估有无肝大、脾大、胰腺病变,泌尿系彩超可评估肾盂、输尿管积水程度,有无周围器官组织压迫。

(9)组织病理:腹腔肿物性质最终需要靠病理确定。

辅助检查结果

(1)血常规:WBC 7.7×10⁹/L,N% 65%,L% 6%,Hb 85 g/L,PLT 393×10⁹/L。

(2)尿常规:RBC 阴性,蛋白阴性。

(3)电解质、肝肾功能:Alb 29 g/L,Glb 53.2 g/L。

(4)炎症指标:ESR 117 mm/h,CRP 129 mg/L,IgG 25.86 g/L。

(5)自身抗体及抗磷脂抗体:均阴性。

(6)IgG 四项:IgG1 16.7 g/L,IgG2 10.1 g/L,IgG3 0.953 g/L,IgG4 >3.99 g/L。

(7)彩超:少量心包积液。

(8)胸部 CT:双肺炎症,纵隔内肿大淋巴结,心包少许积液,双侧陈旧性胸膜炎考虑,双侧胸腔积液。

(9)腹部 CT:腹膜后占位,左侧附件区占位,胃外侧占位,胰尾旁边占位,请结合临床。肝内多发囊肿,胆囊壁毛糙,膈上稍大淋巴结。

（10）腹膜后肿物穿刺活检组织病理结果：胶原纤维增生伴慢性炎细胞浸润，结合病史及免疫组化结果，该病理符合特发性腹膜后纤维化/IgG4 相关硬化性疾病。免疫组化示，AE1/AE3（CK）（-），EMA（-），Desmin（-），SMA（+），CD68（-），S-100＊（-），ALK（5A4）＊（-），B-Catenin（部分+），Ki-67（5%+），IgG（+），IgG4+/IgG+比值>50%，IgG4（热点区 10～15 个/HPF）。

2. 思维引导　该病例特点可做如下总结：①中年女性，慢性病程伴急性加重，受累器官广泛，包括淋巴结、腹主动脉、输尿管、胰尾及盆腔附件；②患者血清学检测提示 IgG4>3.99 g/L，大于检测上限；③我院再次 CT 引导下腹膜后肿物穿刺活检的免疫组织化学病理结果符合特发性腹膜后纤维化/IgG4 相关硬化性疾病。

（四）初步诊断

推荐使用日本制定的《2020 年修订版 IgG4 相关性疾病综合诊断标准》。

1. 临床及影像学特征

临床检查显示 1 个或多个器官显示特征性的弥漫性/局限性肿大、肿块形成或结节样表现；单一器官受累时，不包括单纯淋巴结肿大。

2. 血清学诊断

血清 IgG4 升高（>1350 mg/L）。

3. 病理学诊断（下列 3 条标准中符合 2 条）

（1）大量淋巴细胞和浆细胞浸润，伴纤维化。

（2）组织中浸润的 IgG4+浆细胞/IgG+浆细胞比值>40%，且每高倍镜视野下 IgG4+浆细胞>10 个。

（3）典型组织纤维化，尤其席纹状纤维化，或闭塞性静脉炎。

确定诊断：1+2+3。

可能诊断：1+3。

可疑诊断：1+2。

使用此标准诊断时的注意事项如下。

（1）IgG4 相关性疾病必须与累及脏器的肿瘤（癌、淋巴瘤）以及类似疾病，如干燥综合征、继发性腹膜后纤维化、原发性硬化性胆管炎、卡斯尔曼病（Castleman disease）、肉芽肿性多血管炎、结节病、变应性肉芽肿性多血管炎等鉴别。

（2）如果根据本标准不能确诊，亦可结合脏器特异性诊断标准（如 IgG4 相关自身免疫性胰腺炎、IgG4 相关肾脏疾病以及 IgG4 米库利兹病）进行诊断。

根据上述诊断标准及患者目前的检查检验结果来判断，该患者符合 IgG4 相关性疾病的诊断。

此外 2019 年 EULAR 和 ACR 联合制定了 IgG4 相关性疾病分类标准，分为四步进行：①符合纳入标准；②不符合排除标准；③项目逐一评分；④总得分≥20 分可以诊断。但是该分类标准极其复杂，由于篇幅所限，不再赘述，感兴趣的读者可自行查阅。

二、治疗经过

1. 初步治疗

（1）糖皮质激素：甲泼尼龙 80 mg qd ivgtt。

（2）免疫抑制剂：复方环磷酰胺片 100 mg qd po。

（3）补充钙剂及维生素 D$_3$ 及其他支持治疗：住院期间给予营养支持等药物治疗。

2.思维引导 腹膜后纤维化,是指腹膜后的筋膜与脂肪组织的慢性非特异性炎症逐渐演变为纤维增生性疾病,病变可发展至腹腔、盆腔等组织。根据有无病因分为特发性和继发性。特发性腹膜后纤维化约占2/3,剩余1/3则继发于肿瘤、创伤、手术、放疗、感染以及药物等。IgG4相关性腹膜后纤维化占特发性腹膜后纤维化的比例为30%~60%。

IgG4相关性疾病的治疗目标是控制病灶炎症,恢复器官功能,并维持疾病缓解。早期治疗可防止炎性和纤维化导致不可逆的脏器损伤。治疗的原则如下:有症状、病情活动进展的患者均需要治疗;无症状性内脏器官受累的患者,如评估病情处于发展阶段,也需要及时治疗;重要脏器受累且病变为活动期者,如胰腺、胆道、肾、肺部、腹膜后纤维化、主动脉炎、中枢神经系统等,及时治疗可阻止器官损伤,改善预后;少数无症状性淋巴结病或轻度浅表腺体肿大,且疾病进展很缓慢的患者,如IgG4相关泪腺炎、颌下腺炎、淋巴结肿大,可密切观察随诊;一旦出现症状或病情活动进展加速,应给予积极治疗。该疾病的治疗分为诱导缓解和维持治疗两大阶段。目前IgG4相关性疾病的治疗方面,糖皮质激素为一线治疗,可联合传统免疫抑制剂,难治性患者可应用CD20单抗。其中,用于IgG4相关性疾病治疗的免疫抑制剂包括吗替麦考酚酯、硫唑嘌呤、环磷酰胺、来氟米特、甲氨蝶呤、环孢素A、他克莫司、艾拉莫德等,由于目前循证医学级别高的临床试验数据尚不充分,上述免疫抑制剂的应用可参考其他风湿免疫病,但应结合患者特点,给予个体化治疗。生物制剂CD20单抗对于初治或复发难治性IgG4相关性疾病患者的疗效均较显著,治疗后临床症状缓解,血清IgG4水平也显著下降。其他特殊情况的治疗包括梗阻部位行置管引流或手术解除压迫等。

治疗后随访

治疗1周后复查血清学指标IgG4、ESR等相关指标均较前明显下降,随后将静脉糖皮质激素改口服应用,嘱咐患者院外按时服药,定期随诊血清学及影像学检查。由于该病目前尚不能治愈,且容易复发,因此需要在风湿专科医师指导下规律复诊、监测病情,这对改善预后尤为重要。同时,治疗过程中对药物不良反应的监测也是提高预后和生活质量的关键因素。

三、思考与讨论

该患者的病情相对罕见,往往容易被误诊为肿瘤性疾病,在手术切除后才发现疾病的庐山真面目。因此提高对IgG4相关性疾病的认识是十分必要的。IgG4相关性疾病作为近年来新被定义的一种由免疫介导的慢性炎症伴纤维化的疾病,临床主要表现为占位性病变,可累及全身多个部位。其临床表现与受累部位密切相关,多数表现为局部占位效应,易被误诊为肿瘤性疾病。病程较长者会导致组织、器官纤维化,从而影响器官功能。绝大多数患者出现血清IgG4水平升高,受累器官组织中可见大量IgG4阳性浆细胞浸润和纤维化。在临床工作中抓住这些主要特征,在做好常见疾病诊查的同时注意本病的鉴别诊断,以免出现误诊,影响患者的最佳治疗时机。尽管该病是一种良性炎症性疾病,少数患者可有自愈倾向,但多数患者病程呈逐渐进展趋势,仍可导致重要脏器功能障碍,因此加强对此病的学习和掌握是风湿科医生的基本能力要求。

四、练习题

1.IgG4相关性疾病的临床表现有哪些?

2.IgG4相关性疾病的治疗策略包括哪些方面?

3.对于出现以脏器肿大为首发表现的风湿免疫病患者,常见的鉴别诊断包括哪些?

五、推荐阅读

[1] GARY S. FIRESTEIN, RALPH C. BUDD, SHERINE E. GABRIEL, et al. 凯利风湿病学(第10版) [M]. 栗占国,主译. 北京:北京大学出版社,2020.

[2] UMEHARA H, OKAZAKI K, KAWA S, et al. The 2020 revised comprehensive diagnostic (RCD) criteria for IgG4-RD[J]. Mod Rheumatol,2021,31(3):529-533.

[3] WALLACE ZS, NADEN RP, CHARI S, et al. The 2019 American College of Rheumatology/European League Against Rheumatism classification criteria for IgG4-related disease[J]. Arthritis Rheumatol, 2020,72(1):7-19.

[4] 张文,董凌莉,朱剑等. IgG4 相关性疾病诊治中国专家共识[J]. 中华内科杂志,2021,60(3): 192-206.

(连超峰　刘小军)

1. 关节规范化
检查法
卢甲盟

2. 类风湿关节炎
相关自身抗体
张丽娟

3. HLA-B27 基因
检测
关文娟

4. 抗核抗体在风湿免
疫性疾病中的应用
张欣

5. ANCA 实验室
检测
关文娟

6. 肌炎抗体谱
张丽娟